Willibald Gawlik

Der kurze Weg zum homöopathischen Arzneimittel

Dr. med. Willibald Gawlik

Der kurze Weg zum homöopathischen Arzneimittel

Diagnostische Kausalketten – Bewährte Indikationen

2., verbesserte Auflage

Sonntag

Die Deutsche Bibliothek – CIP-Einheitsaufnahme

Gawlik, Willibald:
Der kurze Weg zum homöopathischen Arzneimittel :
diagnostische Kausalketten, bewährte Indikationen / Willibald
Gawlik. – 2., verbesserte Aufl. – Stuttgart : Sonntag, 1999
ISBN 3-87758-188-9

Anschrift des Verfassers:
Dr. med Willibald Gawlik
Hofzaunweg 11
83677 Greiling

Wichtiger Hinweis
Wie jede Wissenschaft ist die Medizin ständigen Entwicklungen unterworfen. Forschung und klinische Erfahrung erweitern unsere Erkenntnisse, insbesondere was Behandlung und medikamentöse Therapie anbelangt. Soweit in diesem Werk eine Dosierung oder eine Applikation erwähnt wird, darf der Leser darauf vertrauen, daß Autoren, Herausgeber und Verlag große Sorgfalt darauf verwandt haben, daß diese Angabe dem Wissensstand bei Fertigstellung des Werkes entspricht.
Für Angaben über Dosierungsanweisungen und Applikationsformen kann vom Verlag jedoch keine Gewähr übernommen werden. Jeder Benutzer ist angehalten, durch sorgfältige Prüfung der Beipackzettel der verwendeten Präparate und gegebenenfalls nach Konsultation eines Spezialisten, festzustellen, ob die dort gegebene Empfehlung für Dosierungen oder die Beachtung von Kontraindikationen gegenüber der Angabe in diesem Buch abweicht. Eine solche Prüfung ist besonders wichtig bei selten verwendeten Präparaten oder solchen, die neu auf den Markt gebracht worden sind. Jede Dosierung oder Applikation erfolgt auf eigene Gefahr des Benutzers. Autoren und Verlag appellieren an jeden Benutzer, ihm etwa auffallende Ungenauigkeiten dem Verlag mitzuteilen.
Geschützte Warennamen (Warenzeichen) werden nicht besonders kenntlich gemacht. Aus dem Fehlen eines solchen Hinweises kann also nicht geschlossen werden, daß es sich um einen freien Warennamen handelt.

ISBN 3-87758-188-9

Printed in Germany 1999
Satz und Druck: Pustet, Regensburg
Grundschrift: 81/2/9,5 Helvetica

Inhaltsverzeichnis

Vorwort

Bei der Anwendung der Klassischen Homöopathie benötigen wir vor allem eine oder mehrere *Arzneimittellehren* und ein gutes *Repertorium.* Dem Anfänger aber erwächst selbst in einer »kleinen« Arzneimittellehre eine fast unüberwindliche Hürde, doch Arbeit und Ausdauer, Konzentration und Lernvermögen führen ihn letztlich zum Ziel.
Mein erster homöopathischer Lehrer forderte mich einst auf, an jedem Tage wenigstens ein Arzneimittel zu lernen oder zu lesen und dies »lebenslänglich«. Ich mache es heute noch! »Aliquid semper haeret«, sagten schon die alten Römer, und sie hatten Recht.
Das zweite Pflichtwerk, dessen Anwendung es für den Homöopathen zu erlernen gilt, ist das Repertorium, am besten das von KENT. Auch dieses verlangt eine ganz erhebliche Denkarbeit. Es dauert daher allemal eine ganze Weile, bis man beide Hilfsmittel beherrscht und auf ihrer Basis eine gute Homöopathie betreiben kann.
Kurz nach der allerersten Motivation möchte jedoch insbesondere der Anfänger schon therapeutisch tätig sein, hat hierzu aber nach seinem medizinischen Studium vorweg lediglich den naturwissenschaftlichen Zugang über die *Diagnose.* Die Zuordnung der Therapie zu einer begründeten Diagnose entspringt modernem klinischen Denken. Der Anfänger wird daher mit Freuden ein Buch annehmen, das ihn über die Diagnose, aber noch besser im homöopathischen Sinne über Symptome und Modalitäten zum richtigen Arzneimittel führt.
Dementsprechend habe ich in diesem Buch die bewährte klinische Indikation, sprich Diagnose, quasi in die im Inhaltsverzeichnis angegebenen Symptome »übersetzt«. Bevorzugt verarbeite ich dabei Symptome, die in dieser Form im Repertorium gar nicht oder allenfalls für Spezialisten zugänglich sind. Dazu zählen bsplw. »Die Folgen von...« oder »IF-IS-Symptome« oder die »Never-well-since-Symptome«. Das Auffinden gerade solcher Symptome bereitet dem Anfänger erhebliche Mühe.
Nun gibt es bereits eine ganze Reihe nützlicher Publikationen über die »Bewährte Indikation«, bsplw. von DORCSI, ENDERS und anderen. Demzufolge habe ich in meinem Buch alle Allgemeinsymptome weggelassen. Nur seltene kleine Mittel, sonderbare, ja komische Symptome wurden ausgewählt. Dazu darf ich erwähnen, daß sich alle hier von mir geschilderten Arzneimittel im Verlauf meiner mehr als 40jährigen Praxis ereignet und bewährt haben. Symptome sind darunter, die mich zunächst zum Grinsen brachten und mir völlig unmöglich erschienen, die aber dann erfolgreich zum richtigen Mittel führten.
Somit ist dieses Buch nicht nur dem Anfänger vorbehalten. Es dient vor allem selbst den Fortgeschrittenen, die sich mitunter in dem Wust von Symptomen kaum mehr zurechtfinden. Im Ablauf einer großen Praxis erschöpft die noetische Vigilanz in Stunden harter Arbeit. In dieser Lage leistet der »Kurze Weg« willkommene Hilfe. So entstand dieses Buch aus unendlich vielen, während der täglichen Praxis immer wieder notierten Symptomen, Modalitäten und Diagnosen, die jetzt als konzentriertes Wissen zur Erleichterung der Arbeit an die nächste Generation weitergegeben werden sollen.
Natürlich wird immer dann, wenn eine chronische Krankheit vorliegt, eine gute klassische Anamnese am Anfang stehen müssen (siehe GAWLIK »Homöopathische Anamnese«, Hippokrates Verlag). Andererseits trat gar nicht so selten der Fall ein, daß ich in meiner Praxis vor einer scheinbar unlösbaren Aufgabe stand und einfach das richtige Arzneimittel nicht fand. In dieser Situation kann – unter Umständen – der »Kurze Weg« über ein absonderliches, ja bisweilen komisches Symptom zum Erfolg führen. So werde ich einen Fall von Krankheitssymdromen, bei denen alle Therapieversuche scheiterten, niemals vergessen. Da erzählte mir die betroffene Patientin unter der Bemerkung, ich möge über ihr etwas ›komisches Symptom‹ nicht lachen(!): »Immer, wenn ich mich aufrege, verfärben sich meine Haare rot.« Ich kannte sie mit gewöhnlich

graublonden Haaren, am Tage ihrer Aussage waren sie tatsächlich rot. Ich maß dem keine sonderliche Bedeutung zu, denn Frauen färben ihre Haare gerne und häufiger. Sie aber hatte sich – in der Tat – frühmorgens sehr aufgeregt und siehe, ihre Haare verfärbten sich rot. Wer denkt: »So etwas gibt es doch gar nicht!«, den belehrt KENT eines besseren, denn dort findet sich dieses Symptom. Die Patientin litt an Asthma bronchiale und chronischer Bronchitis und bislang ließen sich ihre Symptome nicht beeinflussen. Nach Gaben von Kalium jodatum, langsam bei Besserung in steigender Potenzierung, verschwand das Asthma ganz und blieb bis zum heutigen Tage verschwunden. Damals bekam ich den Anstoß, dieses Buch zu schreiben, damit es auch anderen zu solch einem Erfolg verhelfen möge.
Für die Realisierung möchte ich Herrn und Frau Lückenhaus herzlich danken für alle Mühe, Lektorat, Nachsicht und Beratung der Struktur und Herstellung. Allen Lesern wünsche ich viel Erfolg bei der Anwendung.

Greiling, Sommer 1996 — Dr. med. Willibald Gawlik

Vorwort zur 2. Auflage

In kurzer Zeit fand dieses nützliche Fachbuch seinen »kurzen Weg« zum Erfolg. Durch die rasche Akzeptanz entstand so »ein neues Standardwerk der Homöopathie mit einer Fülle von Informationen und Hilfe« (»Report Naturheilkunde«) und ein »Ratgeber für verzwickte Fälle und ein Ansporn zur Erweiterung des eigenen Arzneischatzes (»Homöopathie in Österreich«).
So ist auch diese 2. Auflage für Autor und Verlag Anlaß zur Motivation und zum Wunsch, daß sich dieses Buch weitere Freunde und Anwender erarbeiten möge.

Stuttgart, im Frühjahr 1999 — Der Verlag

I.
Homöopathische Notfallbehandlung

Anwendungshinweise:

> Oberstes Gebot ist und bleibt die Entscheidung: darf ich, soll ich oder muß ich hier homöopathisch behandeln? Auf keinen Fall darf ich die Grenzen der Homöopathie oder die meiner eigenen Leistungsfähigkeit überschreiten.
> »SALUS AEGROTI SUPREMA LEX!«

Das bedeutet:

Auch der erfahrene homöopathische Arzt ist in der Lage, in sogenannten »Notfällen« hilfreich seine Mittel einzusetzen. Mit fortschreitender Kenntnis und Erfahrung wird dieser Einsatz von Homöopathika häufiger und erfolgreicher.
Ich habe nur diejenigen Mittel angegeben, die ich ständig in meiner Arzttasche mitführe, so daß ich sofort einsatzbereit bin. Alle aufgeführten Mittel habe ich in meiner eigenen Praxis mit Erfolg angewendet; dagegen wurden weitere Arzneimittel aus der Fachliteratur, deren Wirksamkeit ich nicht persönlich erleben konnte, nicht berücksichtigt.
Daß gerade im Notfall auch die notwendige Diagnostik bestmöglich durchgeführt und nach der Notbehandlung weitergeführt werden muß, ist wohl selbstverständlich.

1. Notfallarzneimittel

Klinische Diagnose Symptom/Syndrom Aussehen/Verhalten	Arzneimittel Dosierung	Wichtige Symptome Modalitäten

1.1 Anaphylaktischer Schock

Ein anaphylaktischer Schock stellt ein multifaktorielles Ereignis dar, in dem ein übersensibilisierter Organismus mit zentralen Reaktionen bis zum Kreislaufkollaps und Versagen der Herz-, Atmungs- und Kreislaufreaktionen reagiert. Es besteht eine große Entstehungsbreite vom winzigen Insektenstich über die Impfung bis hin zur Bluttransfusion, Zellimplantation und anderen Fremdeiweißapplikationen.

	Acidum hydrocyanicum D4 Dil. ▶ 5 Tropfen alle 3–5 Minuten	**Schwerer Kreislaufkollaps mit Todesgefahr.** Eiskalte Haut, Zyanose, rapider Kräfteverfall. Kleiner, sehr weicher Puls, arrhythmisch. Weite Pupillen. Unwillkürlicher Urin- und Stuhlabgang. Braucht viel Wärme, aber auch kühles Fächeln im Gesicht.
	Veratrum album D4 Dil. ▶ 5 Tropfen alle 3 Minuten	Haut blaß, kalt. Leicht zyanotisch. Kalter Schweiß auf der Stirn. Angst, Übelkeit und Wadenkrämpfe. Fadenförmiger Puls.
	Carbo vegetabilis **D4** Tabl. oder D8 Dil. ▶ alle 5 Minuten 1 Gabe	Kollaps. Athro-Zyanose. Blaß. Aufstoßen. Kälte bessert. Kalter Schweiß.

1 Gabe = 5 Tropfen oder 3 Kügelchen oder 1 Tabl. oder 1,0 Amp. s.c.

Klinische Diagnose Symptom/Syndrom Aussehen/Verhalten	Arzneimittel Dosierung	Wichtige Symptome Modalitäten
1.2 Angina pectoris-Anfall		
	Glonoinum D3, D4, D6 ▶ Mehrmals in Abständen von 3 Minuten 5 Tropfen	Herzklopfen, Stenokardie, Nackenkopfschmerz. Besserung durch frische Luft. Schlimmer durch Wärme und Alkohol. Pulssynchrones Klopfen im Kopf.
	Naja naja D8–C30 ▶ Tropfen öfter wiederholen oder als Injektion (i.v. oder i.m.)	Stenokardie, Arrhythmie, Angst. Puls klein, frequent-kalte Extremitäten. Schmerzen strahlen aus in linken Arm und linke Halsseite.
	Arnica montana **D2, D3** bei niedrigem RR; **D12–C30** bei hohem RR ▶ 5 Tropfen oder Injektion	Stenokardie, heftiges Zerschlagenheitsgefühl. Klopfen in Brust und Kopf.
	Cactus grandiflorus RR niedrig = **D2, D4** RR hoch = **D12, C30** ▶ Wiederholt 5 Tropfen	Stenokardischer Symptomenkomplex. Geringe Angst. Blutandrang im Kopf.
	Vipera berus D8, D12 (*Kreuzotter)	Namenlose Angst, heftigste Schmerzen. Eiskalt, kollapsiger Puls. Zyanose. Extrasystolie. Besser durch Schweiß und Erbrechen.
	Latrodectus mactans D12, C30 ▶ 1–2mal täglich 5 Tropfen	Schwere Stenokardie, eiskalt, zyanotisch, Todesangst. Linker oder rechter Arm wie taub, wie gelähmt. Kalter Schweiß. Puls langsam, schwach. Krämpfe.
	Aurum metallicum D12, C30 ▶ 2x tägl. Tropfen oder **C30** als Inj.	Stenokardie, Plethora. Habitus apoplekticus, Depression, Angst. Nächtliche Verschlimmerung.

Klinische Diagnose Symptom/Syndrom Aussehen/Verhalten	Arzneimittel Dosierung	Wichtige Symptome Modalitäten
1.3 Blutungen, innere und äußere		
	Phosphorus D200 ▶ 1 Ampulle intravenös	In Jahrzehnten meiner Praxis hat sich eine i.v.-Injektion bei Blutungen aller Art bewährt, bsplw. Nasenbluten, Magenblutungen und nach Verletzungen. Grundsätzlich aber nach Blutungen diagnostische Abklärung!
	Crotalus horridus D12, D30 ▶ 1 Ampulle iv. (i.m., s.c.) ▶ Besser parenteral als peroral, da aus Erfahrung bessere Bioverfügbarkeit	Unstillbare Blutung bei Patienten, die aufgrund von Medikamenten (Heparin-Marcumar-ASS-CA-Antagonisten-Aquaretica) eine Blutgerinnungsstörung haben.
	Hirudo D12, C30 ▶ 1x täglich bis 1x wöchentlich 1 Gabe	Bei Blutgerinnungsstörungen aufgrund von essentiellen Krankheiten (Thrombopenie etc.)
	Senecio aureus D2 ▶ 5x 5 Tropfen tägl.	Blutungen aus Colon und Vagina. (Facharzt!)
	Capsella bursae pastoris D1–D3 ▶ Alle 2 Stunden 5 Tropfen	Besonders bei Nasenbluten unklarer Genese und bei Verletzungsblutungen.
	Achillea millefolium D2–D3; Dil. ▶ Mehrmals täglich 5 Tropfen	Verletzungsblutungen, Petechien.
	Hamamelis virginica D3, D4 ▶ Mehrmals täglich 3–4 Tropfen	Venöse Blutungen, Hämorrhoiden, Stauungsblutungen; Blutungen bei Verbandwechsel an Ulzera cruris.
Nasenbluten, immer wieder ohne ersichtlichen Grund	**Ononis spinosa D4–D6**: (*Dorniger Hauhechel) ▶ 5x tägl. 1 Tabl. Urtinktur 0 verdünnt zur lokalen Anwendung	Diagnostik bringt keine Erklärung. Immer wieder auftretendes Nasenbluten.

Klinische Diagnose Symptom/Syndrom Aussehen/Verhalten	Arzneimittel Dosierung	Wichtige Symptome Modalitäten
Nasenbluten bei Kindern	**Arnica montana C30** ▶ 10 Tropfen in 1 Glas Wasser und alle 10 Minuten ein Schluck	Nasenbluten nach starker körperlicher oder geistiger Anstrengung.
Nasenbluten bei Kindern, bei hohem Fieber	**Aconitum napellus C30** ▶ 10 Tropfen in Wasser, alle 10 Minuten einen Schluck	Angst, Unruhe, läßt sich nicht beruhigen. Sehr hohes Fieber.
Nasenbluten bei Mädchen in der Pubertät	**Pulsatilla D6** ▶ Alle 10 Minuten	Liebe Mädchen mit dem seelenvollen Blick eines wiederkäuenden Kälbchens. Unregelmäßig wechselnde Periode.
1.4 Kreislaufkollaps		
	Veratrum album **D** und **C, 3–4–30** ▶ alle 10 Minuten	Haut blaß, kalt. Kalter Schweiß auf der Stirn. Leichte oder keine Zyanose. Fadenförmiger Puls. Angst, Wadenkrämpfe, Übelkeit, manchmal Durchfall.
	Carbo vegetabilis **D** und **C, 4–12** ▶ eine Gabe alle 15 Minuten	**Körper eiskalt,** blaß, kalter Schweiß. Zyanose. Ohnmachtsartige Zustände mit Herzangst. Foetor ex ore. Will kühle Luft zugefächelt haben.
	Nicotiana tabacum **D** und **C, 6–8–30** ▶ alle 10 Minuten	**Blaße Haut, eiskalte Schweißhaut** am ganzen Körper. Patient deckt sich trotz Kälte ab, will kalte Luft und offenes Fenster.
	Acidum hydrocyanicum D4 ▶ alle 10 Minuten eine Gabe	**Schwerer Kreislaufkollaps mit Todesgefahr. Eiskalte Haut. Rapider Kräfteverfall, Trismus. Schneller, kleiner, arrhythmischer Puls.**

Klinische Diagnose Symptom/Syndrom Aussehen/Verhalten	Arzneimittel Dosierung	Wichtige Symptome Modalitäten
Kreislaufkollaps	**Camphora D1, D2** ▶ alle 10 Minuten 1 Gabe	**Kollapsige Schwächezustände aller Art.**
	Arnica montana D1–C30 ▶ alle 15 Minuten 1 Gabe Je nach Ausgangslage des Blutdrucks beim Gesunden: RR niedrig = **D1**; RR zu hoch = **C30**. Im allgemeinen hilft eine Gabe	**Völlige Erschöpfung bis zum Kollaps** nach übermäßiger körperlicher oder geistiger konzentrierter Arbeit.

1 Gabe = 5 Tropfen oder 3 Globuli oder 1 S.-c.-Injektion.

1.5 Pseudokrupp-Anfälle

In meiner, aber auch in anderen homöopathischen Praxen, hat sich diesbezüglich eine **Mischspritze mit drei Arzneimitteln** bewährt, die sehr ähnliche Modalitäten gemeinsam haben.
In jedem Falle aber wurde von uns der **Notarztwagen** telefonisch angefordert, um sofort die Klinikeinweisung vornehmen zu können, wenn das homöopathische Mittel keine Wirkung zeigen sollte. Bis auf ein einziges Mal zeigte sich jedoch der rasche Erfolg mit den nachfolgenden Arzneimitteln.

	Aconitum napellus D12 oder **D30**	Kälteschreck, fieberhafter Husten. Große Angst, Unruhe. Leichte Zyanose.
	Hepar sulfuris D12 oder **D30**	Hustenanfall durch kalte Luft. Überempfindlichkeit gegen Berührung. Pflockgefühl im Hals. Causa: Kälte.
Pseudokrupp-Anfälle	**Spongia D12, D30** (Euspongia officinalis)	Heiserkeit, trockene Schleimhäute. Kältereiz.

Alle Mittel haben eine **Anfallszeit um Mitternacht und bei Kälte**!
Die drei Mittel werden in einer **Mischspritze** aufgezogen und so gemischt intravenös injiziert. Es hilft auch eine I.-m.-Injektion.

Klinische Diagnose Symptom/Syndrom Aussehen/Verhalten	Arzneimittel Dosierung	Wichtige Symptome Modalitäten
1.6 Septisches Fieber		
	Pyrogenium C30 ▶ Tropfen i.m. oder i.v.	Schüttelfrost, wiederholt Ruhelosigkeit. Frieren bei ansteigendem Fieber. Übler Geruch aller Ausscheidungen, besonders des Schweißes.
	Baptisia tinctorum D2, D4 ▶ Stündlich 5 Tropfen	Septische Fieber durch Continua, sehr hoch. Relativ langsamer Puls. Leukopenie.
1.7 Singultus		
	Cuprum metallicum C30 ▶ Eine Injektion unterhalb des Proxyphoid., im Liegen senkrecht in die Tiefe bis zum Anstoß an das Peritoneum, dann langsam injizieren	Das wichtigste Krampfmittel der Homöopathie. Verschlimmerung durch Berührung. Besser durch kaltes Trinken. Hat sich in 40jähriger Praxis sehr gut bewährt, auch als Komplementärmittel bei klinischer Behandlung.
	Atropa Belladonna D4 ▶ Alle 15 Minuten 5 Tropfen auf die Zunge	Singultus, Krampfschmerz. Besser durch Rückwärtsbeugen. **Vorsicht:** Nicht bei Kindern bis 14 Jahre! Da **D6**.
	Hyoscyamus niger D4 ▶ Alle 15 Minuten 5 Tropfen oder 1 Tabl. lutschen	Verschlimmerung durch Trinken. Schlimmer durch Essen, Sprechen, Niederlegen.
Singultus bei Kindern, speziell bei Kleinkindern	**Magnesium phosphoricum D6** ▶ Tabletten	Das wichtigste Mittel bei größeren Kindern (7-14). Besser durch Krümmen.
Singultus bei Säuglingen	**Magnesium muriaticum D3, D4** ▶ Tabletten zerstoßen und in die Nahrung oder auf die Zunge geben; mehrmals täglich, bis Singultus aufhört	Oft vergesellschaftet mit Obstipation bei Brustkindern.

Klinische Diagnose Symptom/Syndrom Aussehen/Verhalten	Arzneimittel Dosierung	Wichtige Symptome Modalitäten

1.8 Tetanie und Pseudotetanie

Echte Tetanie ist ein klinisch zu diagnostizierender Zustand, der entsprechend mit Hormontherapie behandelt wird.
Pseudotetanie findet sich bei hysteriformen somatischen Affekten neurotisch gefärbter Persönlichkeiten.

Pseudotetanie	**Calcium phosphoricum** zu Beginn **D6, D8** ▶ 5x tägl. 1 Tabl. lutschen. Nach Besserung der Beschwerden **C30**, 1x wöchentlich, später 1x im Monat	Krämpfe und »Pfötchenstellung« der Hände. Krämpfe in den inneren Organen, auch am Herzen, ausgelöst durch Hyperventilation oder Nässe und Kälte. Verlangen nach salziger Nahrung und Geräuchertem. Essen, Wärme und Schlaf bessern.
Pseudotetanie	**Cuprum metallicum** Zu Beginn **D6** ▶ Alle 2 Std. 1 Tabl. lutschen. Nach Besserung **C30** ▶ 1x in der Woche	Auslösung der tetanischen Zustände durch Schreck. Häufig auch in Verbindung mit choreatischen Zuständen. Besserung durch kaltes Trinken und Wärme.
	Lilium tigrinum D4, D12 ▶ Zunächst im Anfall jede Stunde, später 1x tägl. **D12**	Bei Frauen mit hysteriformen Zuständen mit Frostigkeit, Schwindel und überall Krampfbeschwerden, besonders nachts und im Klimakterium.

1.9 Vergiftungen

Bei allen Vergiftungen alimentärer, chemischer, pharmazeutischer, iatrogener und krimineller Art, wird man entsprechend – bei Kenntnis des Giftes – nach bekannten Antidoten greifen. Hier nehmen wir die toxikologische Erfahrung der Klinik des Fachgebietes in Anspruch.
In jedem Fall kann man jedoch, flankierend zu diesen erforderlichen Maßnahmen, die nachfolgenden Medikamente, entsprechend ihren Modalitäten, anwenden. Das gilt besonders bei Reisen in ferne und abgeschiedene Gegenden, wo diagnostische Möglichkeiten fehlen. Hierzu die wichtigsten Mittel:

Klinische Diagnose Symptom/Syndrom Aussehen/Verhalten	Arzneimittel Dosierung	Wichtige Symptome Modalitäten
	Acidum arsenicosum D6–D12–C30 ▶ Zu Beginn in häufigen Gaben alle $^{1}/_{2}$ Stunde, später in höherer Potenz seltener	Adynamie. Große Angst vor dem Sterben. Unruhe. Friert sehr, braucht Wärme. Kalte Schweiße. Fortschreitender Verfall, schwerkranker Eindruck.

Für dieses Mittel darf ich ein Beispiel vorstellen:
Ich befand mich mit einem Herrn in einer abgelegenen Region eines fernen Landes. Aus Neugier aß er die Früchte eines Philodendron, deren Schale sich bereits einmal geöffnet und wieder geschlossen hatte. Früher hatte er schon einmal solche Früchte verzehrt, allerdings mit ungeöffneter Schale. Damals wurden sie gut vertragen.
Nun traten plötzlich auf: Erbrechen, Durchfall, fast pausenlos, fortschreitender Marasmus, kalte Schweiße, Blut im Stuhl, immer mehr. Guter Rat war teuer.
Er bekam **Arsenicum album**, alle 10 Minuten. Innerhalb von 4 Stunden wesentliche Besserung. Danach Dosis auf **D12** erhöht, Gabe alle 4 Stunden. Am nächsten Morgen 1 Gabe **C30**. Genesung.

	Okoubaka D2, D3 ▶ Alle 15 Minuten 5 Tropfen Nach Besserung seltenere Gaben	Typisches Bild einer unklaren alimentären Intoxikation. Aber auch bei Intestinal-Infekten. Nach Nikotinabusus. Nach schwerer Grippe mit verlangsamter Rekonvaleszenz. Nach Tropenkrankheiten mit verzögerter Heilung. Sehr starkes Ruhebedürfnis der Patienten.
	Nux vomica D4–D12 Zu Beginn in häufigen Gaben **D4**, später **D12** ▶ 2x täglich	Überregbarkeit der Sinne, reizbar, hastig, hypochondrisch. Liebt Genußmittel. Ausgezeichnetes Mittel bei allen Folgen von narkotischen Mitteln und leichteren alimentären Intoxikationen.

Nux vomica ist das beste Mittel bei den vorgenannten Erkrankungen, aber insbesondere auch bei Abusus von Alkohol, Nikotin und anderen Genußgiften, selbst bei Vielfraß und Völlerei und deren Folgen. Nicht zuletzt das Mittel zur Behandlung von Arzneimittelunverträglichkeit, auch bei allopathisch vorbehandelten Patienten – als Entgiftungsmaßnahme vor Beginn der homöopathischen Behandlung.

Klinische Diagnose Symptom/Syndrom Aussehen/Verhalten	Arzneimittel Dosierung	Wichtige Symptome Modalitäten
1.10 Transitorische ischämische Attacke (TIA)		
Akute zerebrale Durchblutungsstörung	**Cocculus D6** (Anamirta cocculus) ▶ Alle 4 Std. 5 Tropfen	Schwindelsyndrom, Leeregefühl im Kopf. Bei Kopfbewegung Übelkeit und Erbrechen.
	Arnica montana D12 ▶ 10 Tropfen in Wasser, alle 10 Minuten 1 Schluck ▶ Bei Verdacht auf Schlaganfall **C30**, 20 Tropfen auf 1 Glas Wasser, davon alle 10 Min. ein Schluck	Kopfschmerzen, Schwindel, Orientierungsverlust, Sprachstörungen. Gefühl der Zerschlagenheit am ganzen Körper. Die Liege, auf der der Kranke liegt, ist ihm immer zu hart.
	Conium maculatum D4 ▶ 5–6x täglich 5 Tropfen	Blaße, frierende Menschen. Benommenheit, Melancholie, Erinnerungsstörung. Zittern, starker Schwindel bei jeder Lageveränderung im Liegen.
	Helleborus niger D4 ▶ Zu Beginn mehrmals tägl. 5 Tropfen, dann zurück bis 4x täglich	Allgemeinbefinden erheblich gestört. Zur Verbesserung der zerebralen Durchblutung.
	Magnesium fluoratum D12 ▶ Abends 1 Tabl. lutschen	Patient ist unruhig, mitunter verwirrt – besonders nachts. Bewegung bessert, Ruhe verschlimmert.
	Glonoinum D12 ▶ 2x täglich 1 Tablette	Plötzliches Auftreten von heftigen Kopfschmerzen mit dem Gefühl, im Kopf explodiere etwas. Dabei Herzklopfen mit unangenehmen Sensationen am Herzen. Erhebliche Wärmeverschlimmerung. Kälte und frische Luft bessern.

II. Folgen-von-Symptome

In diesem Abschnitt sind die »Folgen-von-Symptome« aufgeführt. Innerhalb der Symptomenformen zählen die »Folgen-von« zu den Modalitäten.
Im allgemeinen sind **Modalitäten** sehr wichtige, in den meisten Fällen sogar leitende Symptome, weil sie uns auf eine Veranlassung oder Auslösung aufmerksam machen und meistens vom Patienten spontan dargestellt werden. Typisch für individuelle Therapie.
In der Homöopathie nennen wir eine solche spezielle Modalität »**Causa**«. Sie hat aber mit dem in der Allopathie verwendeten Begriff »Ursache« im pathophysiologischen Sinn nichts zu tun.

Von diesen Modalitäten wissen wir, daß sie entsprechend dem § 153 des Hahnemannschen »Organon« ein sehr wertvolles Symptom darstellen. Auf diese Weise kommen wir bei der Betrachtung der »Folgen-von« sehr schnell zu einem bedeutsamen Symptom und damit auf kurzem Weg zu einem Arzneimittel.

Zum schnelleren Auffinden habe ich diesen Abschnitt der »Folgen-von« in kleinere Segmente eingeteilt:
- Folgen von Sportverletzungen
- Folgen von Überbeanspruchungen
- Folgen von Unterdrückungen
- Folgen von Genuß und Nahrung
- Folgen von allopathischen Arzneien

1. Folgen von sportlichen Aktivitäten und von Sportverletzungen

Causa/Ursache Folgen von/Veranlassung	Arzneimittel Dosierung	Wichtige Symptome Modalitäten
1.1 Aufregung, Erwartungsangst, Lampenfieber		
	Aconitum C30 ▷ 1 Gabe kurz vor dem Start	Besonders, wenn große Angst und Unruhe da ist und bei großem Ehrgeiz.
	Argentum nitricum C30 ▷ 1 Tag vorher 1 Gabe	Gabe am Tag vorher, am gleichen Tag besonders dann, wenn immer wieder neuer Stuhldrang oder Harndrang vorherrscht und der Patient sehr ehrgeizig ist und vor lauter Aufregung schon kaum schlafen kann.
	Gelsemium D12–C30 ▷ 2–3x täglich, schon einige Tage zuvor; **C30** am gleichen Tag	Ein wichtiges Mittel, wenn auch noch gelegentlich Kopfschmerzen auftreten und eine Verschlimmerung durch Wärme und Sonne vorliegt; außerdem Angst, nicht starten zu können.
	Piper methysticum D4 ▷ Mehrmals alle Stunden eine Gabe (am gleichen Tag), am Abend zuvor 1 Gabe	Am gleichen Tag noch vor dem Wettkampf einzunehmen, am besten im Wechsel mit dem folgenden Mittel:
	Strophanthus D2 ▷ Alle 2 Stunden 5 Tropfen	**Strophanthus,** zusammen mit **Piper methysticum** hat sich bestens bewährt bei jeglichem Lampenfieber, sowohl bei geistigem (Schulstreß) als auch bei sportlichen Wettkämpfen.

Causa/Ursache Folgen von/Veranlassung	Arzneimittel Dosierung	Wichtige Symptome Modalitäten
1.2 Commotio cerebri (Contusio)		
	Arnica montana C6, C9–C30	Patient ist benommen, ungeheuer empfindlich gegenüber Erschütterungen des Bettes oder der Liege. Heftige Schmerzen. Zerschlagenheitsgefühl, wie von einem Knüppel. Alles, worauf er liegt, besonders am Kopf, ist ihm zu hart.
	Hypericum D12, C6, C30 ▷ Anfangs in tiefen Potenzen, später in höheren ▷ Zunächst öfters, dann in selteneren Gaben	Kopfschmerzen, sehr dumpf. Überempfindlichkeit gegen Licht, Sonne und Wärme, gegen Alkohol und starke Gerüche. Kälte bessert.
	Natrium sulfuricum D12 ▷ 2x täglich, später 1x täglich, dann **C30** 1x wöchentlich	Ausgesprochen gut wirksames Mittel für Folgeerscheinungen von schwerer Commotio und Contusio, Kopfschmerzen, Schwindel, Arbeitsunlust, Vergeßlichkeit, Retardierung im psychischen, als auch im körperlichen Bereich. Auch noch Jahre nach Unfall wirksam.
1.3 Kreislauf-Regulationsstörungen		
Kollapsneigung	**Arsenicum album C30** ▷ 1 Gabe, evtl. eine 2. nachgeben	Friert entsetzlich, ist eiskalt, hat ganz kalten Schweiß am ganzen Körper, Zyanose, ist auch durch warme Decken und Wärmflaschen kaum warm zu bekommen. Großes Verlangen nach Wärme, großes Verlangen nach Trinken, verträgt es aber nicht.

Causa/Ursache Folgen von/Veranlassung	Arzneimittel Dosierung	Wichtige Symptome Modalitäten
	Camphora D1–D3 ▷ 1–2 Tropfen auf die Zunge	1–2 Tropfen auf die Zunge gebracht, hat eine prompte Wirkung. Alles schlimmer durch Kälte und Bewegung. Nicht unbedingt Verlangen nach Wärme. Kalter Schweiß, Bläße am ganzen Körper. Gelegentlich Übelkeit, Erbrechen.
	Carbo vegetabilis C30 ▷ 1 Gabe reicht im allgemeinen, um den Kollaps aufzufangen.	Kalte Schweiße am ganzen Körper, allgemeine Venostase. Haut ist blaß, zyanotisch, eiskalt. Gelegentlich Zahnfleischbluten oder Nasenbluten.
	Nicotiana tabacum D6–C30 ▷ Alle 10 Minuten 1 Gabe	Kollapsigkeit. Eiskalte Haut, mit Schweiß bedeckt am ganzen Körper. Leichte Zyanose. Kollapsig aufgeregt, unruhig. Patient stößt trotz Eiseskälte jegliche wärmende Bedeckung von sich, er will sogar noch eiskalten Wind haben.
	Veratrum album D3–C30 ▷ Alle $^1/_4$-Stunde 1 Gabe	Das wichtigste homöopathische Analeptikum. Kältegefühl am ganzen Körper. Kalter Schweiß, aber nur im Gesicht. Blaß-zyanotische Haut, mit leichtem Erregungs- und Angstzustand. Manchmal Wadenkrämpfe. Braucht dringend Wärme, will zugedeckt werden.

Causa/Ursache Folgen von/Veranlassung	Arzneimittel Dosierung	Wichtige Symptome Modalitäten
1.4 Muskelkater		
Überanstrengung	**Arnica montana D12, C30**	Für jede Überanstrengung und Überlastung geistiger oder körperlicher Art, bei großer Erschöpfung und Zerschlagenheit. Muskelkater.
	Bryonia alba D3, D6 ▷ Alle 2 Stunden 1 Gabe	Auch hier spielen Nässe und Anstrengung eine große Rolle, doch braucht der Patient dabei Ruhe. Jeder Versuch der Bewegung verschlimmert die Beschwerden sofort. Wärme im Zimmer tut ihm gut, aber lokal verlangt es ihn nach kalten Umschlägen.
	Rhus toxicodendron D4–D6 ▷ Alle 2 Stunden 1 Gabe	Besonders, wenn der Patient sehr angestrengt, unterkühlt und durchnäßt ist (auch der eigene Schweiß gilt als Durchnässung). Speziell nachts werden die Beschwerden stärker, in Ruhe. Patient muß ständig aufstehen, im heißen Bad wird es zunächst besser, beginnt danach jedoch sofort wieder.
1.5 Gelenkkontusion		
Gelenkprellung	**Arnica montana D6, D12** ▷ Mehrmals täglich 1 Gabe	Blutergüsse, Zerschlagenheitsgefühl, Erschütterungsempfindlichkeit, Bewegungsschmerzen.
	Hypericum D4, D6 ▷ Mehrmals täglich 1 Gabe	Das Mittel spielt besonders dann eine Rolle, wenn bei einer Prellung ein Nerv geschädigt ist, also eine Nervenquetschung damit einhergeht. Deutlich depressive Reaktionen.

Causa/Ursache Folgen von/Veranlassung	Arzneimittel Dosierung	Wichtige Symptome Modalitäten
	Ruta D3, D4, D6 ▷ Mehrmals täglich 1 Gabe	Zerschlagenheitsgefühl am ganzen Körper, mit Zittern und Schwäche. Verschlimmerung durch Nässe, Kälte, Ruhe; in der Nacht – ähnlich wie bei Rhus toxicodendron, das hier ebenfalls in Frage kommt.
1.6 Verheben		
Schwerathletik	**Arnica montana D6, D12** ▷ Mehrmals täglich 1 Gabe	Zerschlagenheitsgefühl am ganzen Körper, Erschöpfung, Müdigkeit. Erschütterungsempfindlich, kann nicht auf einem harten Bett liegen.
	Nux vomica D12–D30 ▷ 2–3x täglich	Frostempfindlich, sehr ehrgeizig, übertrainiert.
	Rhus toxicodendron D4–D6 ▷ Mehrmals täglich	Anstrengung, aber auch Durchnässung und Unterkühlung (Schwitzen).
	Staphisagria D12, D30	Rückenschmerzen mit Zerschlagenheitsgefühl im Rücken. Schlimmer vor dem Aufstehen, besser durch Wärme und Ruhe, aber allgemeine nervöse Reizbarkeit.
1.7 Verstauchung (Distorsion)		
	Arnica montana D6, D12 ▷ Mehrmals täglich 1 Gabe	Zerschlagenheitsgefühl, Erschöpfungsempfindlichkeit. Kann nicht auf hartem Bett liegen.
	Bellis perennis D4–D12 ▷ Mehrmals täglich	Zerschlagenheitsgefühl, allgemeines – aber nur geringfügige Verstauchung.

Causa/Ursache Folgen von/Veranlassung	Arzneimittel Dosierung	Wichtige Symptome Modalitäten
	Rhus toxicodendron D4–D6 ▷ Mehrmals täglich, später **D12** 1x täglich und **C30** 1x wöchentlich	Folgen von Überanstrengung, Durchnässung, Unterkühlung. Verschlimmerung in Ruhe. Kann nicht still in seinem Bett liegen, benötigt aber dringend Wärme, die auch bessert.
	Ruta graveolens D4–D6 ▷ Mehrmals täglich 1 Gabe	Schmerzen in Sehnen und Knochen, besonders Beugesehnen, auch Sehnenscheiden der Hand, Achillessehne. Schlechter bei kaltem, feuchtem Wetter und früh vor dem Aufstehen.
	Strontium carbonicum D6, D12 ▷ 3–4x täglich, später **D12**	Bei häufigen Verstauchungen, besonders in den oberen Sprunggelenken. Die Zerrung der Bänder scheint nie auszuheilen, es bleibt immer eine Schwellung. Verdickung der Gelenkkapsel und der Bänder. Viele Patienten knicken häufig um, haben andauernd Schmerzen in den betroffenen Gelenken und können kaum noch Sport treiben.
	Symphytum D4 ▷ In der **D4** häufig geben	Ein Mittel, das sehr schnell die Schmerzen lindert. Bei möglichen Knochenverletzungen günstige Kallusbildung. Schmerzmittel bei Distorsionen.

Causa/Ursache Folgen von/Veranlassung	Arzneimittel Dosierung	Wichtige Symptome Modalitäten
1.8 Wadenkrämpfe		
	Cuprum aceticum D6 ▷ Mehrmals täglich, später **D12** und **C30**	Krämpfe in den Waden und in den Sohlen. Krämpfe vorwiegend in der Skelettmuskulatur nach erheblicher Belastung. Bei Kindern ist beim Krampf immer der Daumen in die Faust hereingezogen!
	Magnesium phosphoricum D6 ▷ 3x täglich 1 Tabl., auch mehrmals	Für die quergestreiften Skelettmuskeln. Wadenkrämpfe, auch Schreibkrampf und Muskelschwäche. Zusammenkrümmen, lokaler Druck und Wärme bessern die Beschwerden.
	Zincum metallicum D6–D12 ▷ **D6** mehrmals täglich **D12** 1–2x täglich	Wadenkrämpfe, aber sehr große Unruhe in den Beinen. Kann nicht stillsitzen, muß die Beine immer wieder in Bewegung halten. Zucken und Zittern in der gestreiften Muskulatur.

2. Folgen von Überbeanspruchung

Causa/Ursache Folgen von/Veranlassung	Arzneimittel Dosierung	Wichtige Symptome Modalitäten
2.1 Krankheiten und Überbeanspruchung		
Folgen nach parathypus-ähnlichen Erkrankungen	**Selenium D6–D11** ▷ 3x tägl., später **D12** 1x täglich	Allgemeine Schwäche, auch nach dem Schlaf. Ständiges Bedürfnis, sich niederzulegen. Verschlimmerung durch Wärme, durch Schlaf und Alkohol. Sexuelle Reizbarkeit mit erheblicher Schwäche und Impotenz, Ejaculatio praecox.
Nach Überbeanspruchung der Augen, Augenschmerzen	**Oleander D6–D12** ▷ 3x tägl. 5 Tropfen	Beschwerden, als würden die Augen nach rückwärts gezogen.
	Paris quadrifolia D3, D4 ▷ 4x tägl. 5 Tropfen	Gefühl, als würden die Augen aus dem Kopf herausgezogen.
	Ruta graveolens D3 ▷ 5x tägl. 5 Tropfen	Rötung der Augen, wenn die Arbeit beendet ist oder abgebrochen wird – besonders nach langer Tätigkeit **vor dem Bildschirm oder Computer**.
Nach Überbeanspruchung der Augen, Kopfschmerzen	**Paris quadrifolia D3–D6** ▷ 4x tägl. 5 Tropfen	Wie Glaukomschmerzen. Kopfschmerzen häufig in Verbindung mit Drucksteigerung intraokular. Spannungsgefühl im Kopf. Häufig: Globus im Hals.
	Acidum phosphoricum D4–D12 ▷ Mehrmals täglich, langsam steigernd, **D12** 1x täglich	Verschlimmerung durch langdauernde geistige Konzentration und Anstrengung. Mit Muskelmüdigkeit und Muskelschmerzen, Schwindel, Schwächepollutionen, sexuelle Neurasthenie in den Entwicklungsjahren, mit Kopfschmerzen.

Causa/Ursache Folgen von/Veranlassung	Arzneimittel Dosierung	Wichtige Symptome Modalitäten
Folge von physischer Überlastung des Muskelapparates; nach Trauma	**Arnica montana D6–D12** ▷ **D6** 4x täglich, später **D12** 1x täglich	Stumpfes Trauma. Berührungsempfindlichkeit, Liegestatt ist zu hart. Blutungsneigung.
	Millefolium D2–D6 ▷ Mehrmals täglich	Nach Trauma mit Blutung aus frischen Wunden, aber auch aus Nase, Lunge und sonstigen Hautstellen.
Nach starker Anstrengung, besonders des Bandapparates	**Rhus toxicodendron D4–D6** ▷ Alle 2 Stunden	Umschriebener Schmerz, der schlimmer wird in Ruhe, besser bei Bewegung und Wärme.
	Ruta graveolens D3–D6 ▷ Mehrmals täglich	Der Schmerz ist über das ganze Knie ausgedehnt. Schlimmer bei Kälte, Nässe, Ruhe und in der Nacht. Zerschlagenheitsgefühl am ganzen Körper.
Nach starker Anstrengung der Muskeln und Extremitäten mit Steifheitsbeschwerden	**Arnica montana D3–D12** ▷ Mehrmals täglich	Zerschlagenheitsgefühl am ganzen Körper. Verschlimmerung durch Bewegung und Erschütterung. Alles, worauf er liegt, ist ihm zu hart.
	Bellis perennis D3–D6 ▷ Alle 2 Stunden	Steifheitsgefühl in allen Gliedern wie ein Muskelkater. Rückenschmerzen, Zerschlagenheitsschmerzen. Besserung durch Wärme, Bewegung und Massagen. Schlimmer durch Kälte. Kaum Erschütterungsschmerzen.
Mit Herzbeklemmung	**Aconitum napellus D6–D30** ▷ Tiefe Potenzen häufig; **D30** 1x täglich	Große Angst, Ruhelosigkeit, Todesfurcht. Plötzlich auftretende Beschwerden. Verschlimmerung durch Kälte, Besserung durch Ruhe. Herzschmerzen, in den linken

Causa/Ursache Folgen von/Veranlassung	Arzneimittel Dosierung	Wichtige Symptome Modalitäten
		Arm ausstrahlend. Herzklopfen im Gefolge von Hormongaben zur Periodenverschiebung (Unterdrückung der Absonderung.)
	Rhus toxicodendron D4–D12 ▷ Niedrige Potenzen alle 2 Std., höhere Potenzen 1–2x täglich	Schmerzen am Herzen und Herzklopfen, auch Herzbeklemmung, besonders in Ruhe. Bei Bewegung Besserung.
Folgen von physischer Überlastung des Muskelapparates mit Muskelkater	**Arnica montana D6–D12** ▷ Am 1. Tag mehrmals täglich, dann seltener	Zerschlagenheitsgefühl am ganzen Körper. Liegestatt ist zu hart. Empfindlich gegen Berührung und Erschütterungen. Ruhebedürfnis, Ruhe bessert.
	Bellis perennis D3, D6 ▷ Mehrmals täglich	Überanstrengung einzelner Muskelgruppen. Ruhe verschlimmert, Bewegung bessert.
	Caladium D3 ▷ 5x täglich 5 Tropfen	Besonders Schwächung durch Anstrengung mit Ejaculatio praecox.
	Rhus toxicodendron D4–D6 ▷ In häufigen Gaben	Schmerzen, besonders in Ruhe, nach gewaltigen Anstrengungen, Sportleistungen ohne vorbereitendes Training.
Folgen von physischer Überlastung des Muskelapparates mit Muskelkater	**Acidum sarcolacticum D3–D8** ▷ Mehrmals alle Stunden	Bei völlig untrainiertem Körperzustand und gleichzeitiger wahnsinniger Anstrengung, die man dennoch schaffen möchte.
Nach starker Anstrengung der Muskeln: Ausschlag, der schlecht herauskommt	**Ammonium carbonicum D4–D6** ▷ Jede Stunde bis 2 Stunden	Schlaffe, matte Personen. Mitunter Nasenbluten, kalter Schweiß. Verschlimmerung durch Kälte und Nässe.

Causa/Ursache Folgen von/Veranlassung	Arzneimittel Dosierung	Wichtige Symptome Modalitäten
		Nachts kommt es zum Hautausschlag, ein heißes Bad bessert, der Hautausschlag kommt heraus.
	Sulfur D4–D6 ▷ Mehrmals täglich	Starkes und gutes Reaktionsmittel bei etwas cholerischen und auch überempfindlichen Menschen. Schweiß riecht nach Schwefel. Nimmt die Füße aus dem Bett, weil es ihm zu warm wird. Ungeduldig.
	Zincum metallicum D6, D12 ▷ Alle 2 Stunden	Bewährtes Mittel, wenn der Ausschlag nicht herauskommt. Sehr unruhige Extremitäten, besonders die Beine. Deutliche Hypermobilität.
Folgen nach Blutverlusten und starken Haemorrhagien	**Ammonium carbonicum D4–D6** ▷ Alle 2 Stunden	Kollapsigkeit. Müde, schlaffe Typen. Schweißausbrüche. Schlechte Reaktion auf äußere Anlässe.
	China D3, D6 ▷ 3–5x täglich	Alle Folgen von Flüssigkeitsverlust. Große Schwäche, Durst. Verschlimmerung durch Kälte, Nässe, Essen, Berührung und bei Nacht. Besserung durch Wärme. Große Schläfrigkeit, Schwindelgefühl, Ohrensausen, Herzklopfen. Melancholisch.
Folgen nach Blutverlusten und starken Haemorrhagien	**Ferrum metallicum D3–D6** ▷ 3–4x täglich, Tabletten	Müdigkeit, Frostigkeit, großer Durst. Dyspnoe. Allgemein große Schwäche und Anfälligkeit gegenüber Erkältungen. Sieht fast immer sehr gut aus, bei der Untersuchung allerdings deut-

Causa/Ursache Folgen von/Veranlassung	Arzneimittel Dosierung	Wichtige Symptome Modalitäten
		liche Anämie. Durchfall nach jedem Essen.
Folgen von Blutverlusten: Vasomotorische und kältezirkulatorische Störungen	**Ferrum arsenicosum D4–D6** ▷ Mehrmals täglich	Appetitlosigkeit. Das Mittel ist ein gutes Roborans bei etwas neurasthenischen Reaktionen und auch bei vorhandener Anämie.
Folgen nach entkräftenden Krankheiten; Depressionen	**Anacardium D4–D6** ▷ 4–5x täglich	Appetitlosigkeit, manchmal Nüchternschmerzen. Allgemeine Depressionen, nervöse Erschöpfung. Nach dem Stuhlgang immer das Gefühl, man sei nicht fertig. Häufig Hungerschmerzen.
	Kalium phosphoricum D6–D12 ▷ 3 bis mehrmal täglich	Allgemeine Unfähigkeit zu geistiger Arbeit. Tagesschläfrigkeit. Unruhe, Ängstlichkeit, Apathie, Depression. Schlechtes Gedächtnis. Verschlimmerung am Morgen und durch seelische Erregung sowie Kälte.
	Acidum phosphoricum D3–D6 ▷ Mehrmals täglich	Teilnahmslosigkeit, schlaflos, unfähig, sich zu konzentrieren. Allgemeine Gliederschwäche, Meteorismus, geistige Schwäche. Verschlimmerung nachts und durch Kälte. Besser durch Wärme.
Folgen nach entkräftenden Krankheiten: Verlust der vitalen Lebenswärme	**Carbo vegetabilis D6, D8** ▷ Mehrmals täglich	Kollapsigkeit, eiskalte Haut. Schwindelgefühl. Unfähigkeit zum Denken, kraftlos. Besserung durch Wärme, möchte aber im Gesicht gefächelt werden.
Niemals zu Beginn der Krankheit – mehr konstitutionell	**Psorinum D12–C30** ▷ 1x wöchentlich **C30**	Sehr kalt. Foetor ex corpora. Friert entsetzlich.

Causa/Ursache Folgen von/Veranlassung	Arzneimittel Dosierung	Wichtige Symptome Modalitäten
	Silicea D6, D12 ▷ 1–3x täglich	Besonders dann, wenn der Patient sehr friert und die vorhergegangene Krankheit bakteriell entzündlicher Genese war.
Folgen nach entkräftenden Krankheiten: Verlust der vitalen Lebenskraft	**Calcium phosphoricum D6, D12** ▷ Mehrmals täglich	Allgemeine Schwäche im geistigen und körperlichen Bereich. Sehr viel Durst. Mangel an Lebensfreude.
	Silicea D6, D12 ▷ 2–3x täglich 1 Gabe	Bei starkem Frieren und allgemeiner körperlicher und geistiger Schwäche. Als Folge von bakteriellen Erkrankungen.
Folgen nach Masern und Röteln	**Morbillinum D15–C30** ▷ 1x täglich 1 Gabe	Es muß sicher sein, daß es sich um eine Folge von Masern handelt.
Folgen von Schwangerschaft: Abmagerung nach wiederholten Schwangerschaften	**Phosphorus C12** ▷ 2–3x in der Woche, später **C30** 1x wöchentlich	Allgemeine Abmagerung, Schwäche, Müdigkeit. Unlust zur Arbeit. Unfähigkeit, geistige und körperliche Arbeit durchzuführen.
Folge von Schwangerschaft: Ptose der Bauchorgane	**Calcium carbonicum D6** ▷ 1 Woche 3x täglich 1 Gabe später **D12** 1x täglich, nach Besserung 1x wöchentlich 1 Gabe	Allgemeine Erschöpfung bei geringen Anstrengungen. Etwas weinerlich, depressiv, schreckhaft und ängstlich. Verschlimmerung durch Kälte, Besserung durch Wärme.
Ptose der Bauchorgane	**Sepia D6** ▷ In der 1. Woche mehrmals täglich, dann 1x täglich **D12**, später 1x wöchentlich **C30**	Besonders angezeigt, wenn eine schwierige Geburt vorlag. Patientin verträgt schlecht viele Menschen um sich herum. Fühlt sich wohler bei Bewegung an frischer Luft. Kann reizbar sein, auch etwas aggressiv. Morgens schwach, unausgeschlafen, kommt im Laufe des Tages langsam in

Causa/Ursache Folgen von/Veranlassung	Arzneimittel Dosierung	Wichtige Symptome Modalitäten
		Schwung. Häufig noch als Folge Obstipation. Manchmal auch Migräne und Neuralgien, gelegentlich Depressionen. Alle Folgen von Traumata der weiblichen Geschlechtsorgane (Geburt, Inzest, Vergewaltigung, Graviditätsabbruch u.a.)
Folge von Verlust von lebenswichtigen Flüssigkeiten nach Durchfällen	**China D4–D12** ▷ Mehrmals täglich	Schwach, abgemagert, reizbar. Überempfindlichkeit gegen Gerüche und Berührung. Apathie, Schlaflosigkeit, kraftlos.
	Calcium phosphoricum D6–D12 ▷ 2–3x täglich	Zartgliedrig, lebhaft, aber sehr schwach, schreckhaft, ängstlich und vergeßlich. Verlangen nach Salzigem, Geräuchertem. Kann Kaffee und Tabakrauch nicht vertragen.
Metrorrhagien	**Aletris farinosa D3, D4, D6** ▷ Mehrmals täglich	Erschöpfung, Übelkeit, Erbrechen, Anämie, Appetitlosigkeit, Obstipation.
	China D3–D6 ▷ Mehrmals täglich	Schwäche, Müdigkeit, Erschöpfung.
	Cocculus D4–D12 ▷ Mehrmals täglich	Zittrig, müde, erregbar. Schwindel in Verbindung mit psychischen Syndromen. Migräne beim Fahren. Besserung im Liegen. Widerwillen gegen Saures.
Folge von Verlust lebenswichtiger Flüssigkeiten nach Schweißen	**Psorinum C30** ▷ Höchstens 1 oder 2x in der Woche ▶ Achtung: Nur vorsichtig und bei fundierten Kenntnissen des Arzneimittels anwenden!	Überempfindlichkeit gegen Kälte. Juckreiz, besonders im Bett. Übelriechend, wirkt immer schmutzig. Besserung durch Wärme. Häufig Hauterscheinung.

Causa/Ursache Folgen von/Veranlassung	Arzneimittel Dosierung	Wichtige Symptome Modalitäten
Folge von zu schnellem Wachstum	**Calcium phosphoricum D12** ▷ 1x täglich	Inappetenz, Magerkeit. Wachstumsschmerzen in den Extremitäten. Schwäche und Reizbarkeit. Kopfschmerzen, insbesondere Schulkopfschmerz.
	Natrium muriaticum D12, C30 ▷ 1x täglich bis 1x wöchentlich	Reizbare Schwäche. Großer Appetit, aber keine Gewichtszunahme. Sehr starker Wasserverlust, teilweise durch Schweiß. Sehr großer Hunger, sogar gierig nach Kochsalz.
	Phosphorus C12–C30 ▷ 1x täglich bis 1x wöchentlich	Ganz allgemein erethische, nervöse Menschen mit vielen Ängsten. Können nicht allein sein. Empfindlich gegen Gerüche und Geräusche. Oft Leeregefühl im Magen. Brennen zwischen den Schulterblättern. Kraftlosigkeit und Zittern.
	Sulfur jodatum D12–D30 ▷ 1x täglich bis 1x wöchentlich	Magerkeit, Bewegungsdrang. Großes Verlangen nach frischer Luft.

3. Folgen von Unterdrückung oder Verschiebung der Menstruation

Causa/Ursache Folgen von/Veranlassung	Arzneimittel Dosierung	Wichtige Symptome Modalitäten
Geistesstörung	**Cyclamen D3, D12–C30** Zunächst häufiger in tiefen Potenzen, dann seltener in Hochpotenzen	Melancholie, Kopfschmerzen, Schlaflosigkeit.
	Lachesis C12–C30 ▷ 1x täglich bis 1x wöchentlich	Psychische Erregung, manische Zustände. Logorrhöe, Verschlimmerung morgens, Depressionen.
	Moschus D3–D6	Hysterieartige Erregungszustände mit starker Enthemmung. Engegefühl im Hals und Herzklopfen.
Herz- und Kreislaufstörung Geistes- und Nervenstörung	**Aconitum D4–D12** ▷ 2x–1x täglich	Folge von hormonaler Periodenverschiebung mit Amenorrhöe, Angst, Unruhe, Herzschmerzen, Herzstolpern.
	Lachesis C8–C30 ▷ 1–2x täglich	Logorrhöe. Verschlimmerung morgens. Klimakterium, besonders wenn nach Östrogengaben wieder die Periode eintritt.
Husten	**Senecio D3** ▷ 2x täglich 5 Tropfen	Husten trocken, häufig etwas schleimiger Auswurf mit Blut.
Nervenstörung	**Stramonium D6–C30** ▷ Zunächst tiefe Potenz in häufigen Gaben; später seltener hohe Potenzen	Besonders bei exaltierten, außerordentlich temperamentvollen und übersteigerten Nervenausbrüchen. Obszöne Reden, alles im hypomanischen Stil.

Causa/Ursache Folgen von/Veranlassung	Arzneimittel Dosierung	Wichtige Symptome Modalitäten
	Zincum metallicum D12, D30 ▷ 1–2x täglich	Allgemeine große Schwäche. Zittern der Extremitäten, Unruhe der Beine. Muskelkrampfen mit erheblicher Verschlimmerung bei Berührung. Neuralgien, Kopfschmerzen. Allgemeine Müdigkeit.
Bauchschmerzen	**Capsella bursa pastoris D4–D8** ▷ Alle Stunde 1 Gabe	Kleine, winzige Blutungen, trotz medikamentöser Unterdrückung. Allgemeiner Bauchschmerz.
	Xanthoxylon D3–D6 ▷ mehrmals täglich	Dysmenorrhöe. Neuralgieschmerzen im linken Ovar mit Schwindel. Migräneartiger Kopfschmerz. Übererregbarkeit.
Gelenkschmerzen	**Bryonia alba D3, D6** ▷ Mehrmals täglich	Bewegung verschlimmert. Besserung durch lokale kalte Umschläge, braucht aber Wärme. Sehr großer Durst.
	Caulophyllum D4–D12 ▷ Mehrmals täglich 5 Tropfen	Rheumatische Beschwerden der kleinen Gelenke, besonders in den Wechseljahren. Neuralgische Kopfschmerzen.
	Collinsonia D4–D12 ▷ 2–4x täglich 5 Tropfen	Kopfschmerzen nach medikamentöser Unterdrückung der Periode.
	Veratrum viride D4–D6 ▷ 3–4x täglich 5 Tropfen	Kopfschmerzen mit Krämpfen am Kopf. Kopf ist heiß, die Schweiße kalt.
Venöse Stase	**Pulsatilla D4–D12** ▷ Erst 3x täglich, dann 1x tägl. **D12**	Nach Hormongaben zur Unterdrückung der Menstruation. Erhebliche Stauungserscheinungen in den Beinen mit Krämpfen, Schweregefühl und Unfähigkeit zu Laufen.

Causa/Ursache Folgen von/Veranlassung	Arzneimittel Dosierung	Wichtige Symptome Modalitäten
Schwindel	**Chenopodium ofidum D3, D12** ▷ Akut jede Stunde 5 Tropfen, dann 2x tägl. 5 Tropfen	Schwindelerscheinung nach Unterdrückung der Menstruation in Zusammenhang mit Hörstörungen und erhöhter Reizbarkeit des vegetativen Systems.

4. Folgen von Genuß- und Nahrungsmitteln

Causa/Ursache Folgen von/Veranlassung	Arzneimittel Dosierung	Wichtige Symptome Modalitäten
4.1 Alkohol, alkoholische Getränke		
Gesichtskongestion	**Glonoinum D6–D12** Nitroglycerinum ▷ 1 Gabe ▶ Cave: Inkompatibilität mit Alkohol, z. B. Nitrolingualspray!	Unverträglichkeit von Sonne. Klopfender Kopfschmerz bei jedem Schritt, bei jedem Pulsschlag, bei jeder Erschütterung. Unverträglichkeit von Hitze, Bücken, Aufrichten und Berührtwerden. Haarekämmen verschlimmert.
	Opium D6–D12 ▷ Alle 2 Std. 1 Gabe	Schlafsucht, Schmerzlosigkeit. Beklagt sich nicht, verlangt nach nichts. Das Bett ist ihm so weich, daß er nicht darauf liegen kann. Verschlimmerung durch Wärme, Besserung durch Kälte.
	Spiritus quercus glanduli D6–D12	Schwitzen, Kollapsigkeit. Heftige Kopfschmerzen, kann die Augen nicht öffnen.
Hyperreflexie	**Nux vomica D4** ▷ Alle $^1/_2$ Std. 1 Gabe; 1 Tabl. oder 5 Tropfen	Überempfindlichkeit gegenüber äußeren Eindrücken. Überempfindlichkeit gegen Sinneseindrücke, selbst Bagatellbeschwerden sind unerträglich. Große Reizbarkeit, Boshaftigkeit, Streitsucht.
Unverträglichkeint von Wein	**Zincum metallicum D6–D12** ▷ Alle 2 Std. 1 Gabe **Achtung:** Verträgt sich nicht mit Nux vomica!	Heftiges, unaufhörliches Kribbelgefühl in den Füßen, muß sich ständig bewegen. Blasses Gesicht. Keine Hitze, aber gieriger Hunger. Rote Flecken am Hals!
Kopfschmerzen	**Glonoinum D6–D12** ▷ Jede Stunde ▶ Cave: Inkompatibilität mit Alkohol, z. B. Nitrolingualspray!	Pulssynchrones Klopfen heftigster Art; Sternchen vor den Augen; Unverträglichkeit von Hitze.

Causa/Ursache Folgen von/Veranlassung	Arzneimittel Dosierung	Wichtige Symptome Modalitäten
	Nux vomica D6–D12	Reizbarkeit, Unerträglichkeit von Sinnesreizen. Kann sich nicht beherrschen.
	Rhododendron D6–D12	Kopf- und Gliederschmerzen, ziehend und reißend. Schlimmer bei Wetterwechseln, Sturm und Gewitter. Schlimmer durch Kälte. Besser durch warmes Einwickeln des Kopfes und durch trockene Hitze.
Schlaflosigkeit	**Agaricus muscarius D6–D12**	Verschlimmerung: Kalte Luft, nach geistiger Anstrengung. Besonders geeignet bei Unruhe im Alkoholdelirium. Gefühl, als ob eiskalte Nadeln in die Haut gestochen würden. Kaum eingeschlafen, springt der Patient wieder aus dem Bett, hat Zuckungen, grimassiert, hat Kopfschmerzen.
	Humulus lupulus ∅ – D2	Besonders bei Potatoren. Auch **Avena sativa** ist möglich!
	Sumbulus D3–D4	Besonders Schlaflosigkeit mit aufgeblähtem Leib, dauerndem Aufstoßen, Singultus.
Durchfall nach Apfelwein	**Aloe D3–D6** ▷ Alle 2 Std. 1 Gabe als Tropfen oder Tabletten	Meteorismus, Durchfälle, häufig mit imperativem Stuhldrang. Tenesmen, große Schwäche nach dem Durchfall.
	China D3–D6 ▷ Alle 2 Std. 1 Gabe	Schweiße, viel Durst, große Erschöpfung, Magenauftreibung. Stuhldrang nach jedem Bissen. Schlimmer durch Kälte und Nässe, besser durch Wärme.

Causa/Ursache **Folgen von/Veranlassung**	**Arzneimittel** **Dosierung**	**Wichtige Symptome** **Modalitäten**
Durchfall nach Apfelwein	**Veratrum album D3–D6** ▷ Alle 10 Minuten **D3,** oder **C30** 1 Gabe in Wasser, $^{1}/_{2}$stündlich 1 Schluck	Brenndurchfälle mit Kältegefühl am ganzen Körper. Schweiß auf der Stirn, Kollapszustände. Besserung durch Wärme. Wadenkrämpfe, Übelkeit.
Brennender Magenschmerz	**Nux vomica D4–D6** ▷ Jede Stunde 1 Gabe	Sodbrennen, saures Aufstoßen, geblähter Leib, Kopfschmerzen, Übelkeit.
	Acidum sulfuricum D4–D6 ▷ 2stündlich 1 Gabe	Schwäche, Schweiße, Ängste. Sehr gut bei Potatoren.
Blähungen nach Biergenuß	**Nux vomica D4–D6** ▷ Alle Stunden 1 Gabe	Nach langstündigem Biergenuß oder nach schlechter Bierqualität.
Magenschmerzen nach Biergenuß	**Kalium bichromicum D4** ▷ Alle 2 Stunden 5 Tropfen	Bewährtes Mittel bei Bierkater. Verschlimmerung durch Kälte, Besserung durch Wärme und frische Luft.
	Ipecacuanha D3–D6 ▷ Alle 2 Stunden 1 Gabe	Übelkeit, Erbrechen, aber eine saubere Zunge.
Folgen von Likören und Schnäpsen	**Carbo vegetabilis D4–D6** ▷ Jede Stunde 1 Tablette	Besonders bei Magenschmerzen und starken Blähungen mit Aufstoßen.
	Nux vomica D4–D6 ▷ Jede Stunde 1 Gabe	Magenschmerzen, Blähungen, Reizbarkeit.
Folgen von Wein	**Antimonium crudum D4–D6** ▷ Alle Stunde 1 Tablette lutschen	Sehr stark belegte Zunge. Übelkeit, Magenschmerzen, Aufstoßen.
Folgen von Fraß und Völlerei	**Okoubaka D2** ▷ Alle 2 Stunden 5 Tropfen	Übelkeit, Schwindel, Magen-Darmstörung, Kopfweh

Causa/Ursache Folgen von/Veranlassung	Arzneimittel Dosierung	Wichtige Symptome Modalitäten

4.2 Folgen von kalten Getränken

Genuß kalter Getränke, während man erhitzt war: Danach Heiserkeit, Laryngitis	**Sambucus niger D2–D3** ▷ Alle 2 Stunden 5 Tropfen oder 1 Tablette	Schwitzt im Wachsein. Exspiratorische Atemnot.
Verdauungsstörungen	**Arsenicum album D6** ▷ Alle Stunden, in Tropfen oder Tabletten	Brennen im ganzen Verdauungstrakt. Große Schwäche und starke Schweiße, friert zusätzlich.
	Bryonia alba D4 ▷ Alle 2 Stunden 5 Tropfen	Deutliche Verschlimmerung bei Bewegung. Besserung durch Druck und kalte Auflagen. Riesiger Durst.

4.3 Folgen von kohlensäurehaltigen Getränken

	Carbo vegetabilis D4–D6 ▷ Alle 2 Stunden 1 Gabe	Blähungen, Meteorismus, Aufstoßen.
	Lycopodium D6 ▷ Alle 2 Stunden 1 Gabe	Bauchschmerzen, heftiger Meteorismus. Aufstoßen bessert nicht, auch Windabgang bringt nur geringe Besserung.
	Nux vomica D4–D6 ▷ Alle 2 Stunden 1 Gabe	Reizbar, unleidlich. Ständiger Stuhldrang, viel Aufstoßen. Bauch voller Luft, muß Gürtel aufmachen.
	Thuja D12 ▷ 2x täglich 5 Tropfen	Kälte und Nässe verschlimmern alles. Große Frostigkeit, starke Schweiße. Besserung durch Wärme.

4.4 Folgen von Kaffeegenuß

Herzbeschwerden	**Acontium napellus D6–D12** ▷ Alle 2 Stunden 1 Gabe, bis die Beschwerden verschwinden	Angst, Unruhe, Herzklopfen, Herzstolpern.

Causa/Ursache Folgen von/Veranlassung	Arzneimittel Dosierung	Wichtige Symptome Modalitäten
	Nux vomica D4–D6 ▷ Alle 2 Stunden 1 Gabe	Reizbar, Schlaflosigkeit, Herzklopfen, Ängstlichkeit, Aufstoßen.
	Spigelia D3–D6 ▷ Alle 2 Stunden 1 Gabe	Heftiges Stechen in der Herzgegend. Verschlimmerung durch Bewegung, Geräusche und Berührung.
Schlaflosigkeit	**Coffea D6–D12** ▷ Alle 2 Stunden 1 Gabe	Aufgeregt sein, Herzklopfen, Schweißausbrüche, Ängstlichkeit.
	Chamomilla D3–D8 ▷ Alle 2 Stunden 1 Gabe	Ein bewährtes Antidot bei zuviel Kaffee.
	Camphora D3–D12 ▷ Stündlich 1 Gabe	Bewährtes Antidot bei allen Exzitanzien.
	Nux vomica D4–D6 ▷ Alle 2 Stunden 1 Gabe	Blähungen, Herzbeschwerden, Reizbarkeit, Unruhe.
	Okoubaka D2 ▷ Jede Stunde 1 Gabe	Alle Folgen von Vergiftungen.
Durchfall	**Cyclamen D3** ▷ Alle 2 Stunden 1 Gabe; 5 Tropfen oder 1 Tablette	Speichelfluß mit salzigem Geschmack. Besserung durch Bewegung und Wärme.
	Acidum oxalicum D4–D6 ▷ Alle 2 Stunden 1 Gabe	Tachykardie, Brennschmerzen. Krampfartige Oberbauchschmerzen um den Nabel mit Meteorismus.
Kopfschmerzen	**Coffea C30** ▷ 1 Gabe; evtl. nach 1 Stunde eine weitere	Pulssynchrone Karotiden. Klopfen und Klopfen in den Schläfen. Schweißausbrüche, Herzjagen, Arrhythmie.
	Camphora D6 ▷ Alle 2 Stunden 1 Gabe	Totale Schwäche. Kalte Haut. Nase spitz. Atem kalt.

Causa/Ursache Folgen von/Veranlassung	Arzneimittel Dosierung	Wichtige Symptome Modalitäten
Nausea (Übelkeit)	**Cocculus D2–D6** ▷ Jede Stunde 1 Gabe	Schlimmer beim Fahren und Bewegen. Besser im Liegen und Sitzen. Nase verstopft. Mutlosigkeit. Gefühl von Taubheit und Eingeschlafenheit in den Fingern.
Neuralgie	**Coffea C30** ▷ 1 Gabe	Aktivität, schlaflos. Verschlimmerung durch geistige Anstrengung
	Chamomilla D3–D6 ▷ Alle 2 Stunden 1 Gabe	Reizbar, übererregt. Starke psychische Symptomatik mit Schweißausbrüchen, besonders am Kopf.
	Acidum oxalicum D6 ▷ Alle 2 Stunden 5 Tropfen	Analog Acidum oxalicum bei Durchfall. Außerdem heftige Schmerzen an vielen Körperstellen.

4.5 Folgen von Limonaden und Mineralwässern mit Kohlensäure

Limonaden	**Selenium D6–D12** ▷ Alle 2 Stunden 1 Gabe **D6**; dann 1x täglich 1 Gabe **D12**	Kopfschmerzen, ausgelöst durch Limonade.
Mineralwässer	**Calcium carbonicum D4–D12** ▷ Alle 2–4 Stunden	Heftige Blähungen, Dyspepsie, Aufstoßen.

4.6 Folgen von Milch

Kuhmilch	**Vaccinum C12–C30** ▷ Alle 2 Stunden 1 Gabe	Bei allen Fällen von akutem Auftreten nach Trinken von Kuhmilch.
Nach Abstillung (Störung bei der Mutter)	**Agaricus muscarius D6–D12** ▷ 3x täglich	Nervöse Störung, Depressionen, Hypomanie.
	Cyclamen D6–D12 ▷ 3–4x täglich	Melancholie – bessert sich bei Wiedereinsetzen der Regel.
	Lac caninum D6–D12 ▷ 4–5x täglich	Melancholie und Schmerzen in den Brüsten. Nach Kuhmilch.

Causa/Ursache Folgen von/Veranlassung	Arzneimittel Dosierung	Wichtige Symptome Modalitäten
4.7 Folgen von Tee		
Abmagerung	**Kalium hypophosphoricum D3–D6** ▷ 4x täglich 1 Gabe	Schwäche, Müdigkeit, Schwindelgefühl.
Dyspepsie	**Abies nigra D2–D4** ▷ Mehrmals täglich	Druckgefühl am Mageneingang, Verschlimmerung gleich beim Essen und Trinken, oft Herzbeschwerden dabei. Vegetativ. melancholische Grundstimmung.
	Dioscorea villosa D4 ▷ Alle 2 Stunden 1 Gabe	Krampfartige Schmerzen mit ubiquitärer Lokalisation. Besserung durch Druck und Rückwärtsbeugen.
	Thea chinensis D12–D30 ▷ 2–3x täglich 1 Gabe	Isopathie.
	Thuja D6–D12 ▷ 3–4x täglich 1 Gabe	Stark belegte Zunge, großer Salzhunger, hörbares Kollern im Leib. Verschlimmerung durch Wärme oder Kälte. Besserung durch Strecken der Glieder.
Herzklopfen und Tachykardie	**Strophanthus D2–D6** ▷ 4x täglich 5 Tropfen	Starkes, pulssynchrones Klopfen bis zu den Karotiden und im Körper. Unangenehme Sensation in der Herzgegend.
Nervosität	**Thea chinensis C6–C12** ▷ 3–4x täglich 1 Gabe	Sehr bewährt bei Isopathie.
	Ignatia D6–D12 ▷ Mehrmals täglich	Labiles seelisches Gleichgewicht. Mangelndes Konzentrationsvermögen. Unberechenbar, widersprüchlich, Weinkrämpfe. Verträgt keinen Kaffee- und Nikotingeruch.

Causa/Ursache Folgen von/Veranlassung	Arzneimittel Dosierung	Wichtige Symptome Modalitäten

4.8 Folgen von verdorbenem, dreckigem Wasser

Durchfall	**Arsenicum album D6–D12** ▷ Alle 30 Minuten 1 Gabe	Sehr schneller, starker Zerfall; mit Erbrechen, Elendigkeit, übergroßer Schwäche.
	Camphora D2–D4 ▷ Alle $^1/_2$–1Stunde 1 Gabe	Kollapsigkeit, große Schwäche, Ängstlichkeit.
	Okoubaka D2 ▷ Jede Stunde 1 Gabe	Grundsätzlich bei Folgen von allen Vergiftungen möglich.
	Veratrum album D3–D12 ▷ Alle $^1/_2$ Std. einige Tropfen	Zerschlagenheitsgefühl, Mattigkeit, Kollapsigkeit, kalte Hände, kalte Füße, kalter Schweiß auf der Stirn.
Durchfall mit Erbrechen	**Arsenicum album D6–D12** ▷ Alle 20 Minuten 1 Gabe	Heftige Reaktionen, Kollapsigkeit, kalter Schweiß, starkes Frieren. Brennen bei jedem Stuhlgang im After und im Bauch und Speiseröhre.
	Veratrum album D3–D12 ▷ Alle 20 Minuten 1 Gabe	Kältegefühl, kalter Schweiß auf der Stirn oder im Gesicht. Kollapsigkeit. Friert sehr stark, möchte zugedeckt wer-

4.9 Folge von fetten und fetthaltigen Nahrungsmitteln

Nahrung alt, ranzig; zuviel gegessen	**Antimonium crudum D4–D12** Tablette ▷ 2 stündlich 1 Gabe	Sehr stark belegte, schmutzige Zunge. Magen wie überladen. Erbrechen bessert nicht. Verschlimmerung durch Essen und Trinken, durch Riechen von Alkohol. Besserung in Ruhe und in frischer Luft.
	Arsenicum album D6–D12 ▷ Alle $^1/_2$ Stunde 1 Gabe	Angst, Ruhelosigkeit, große Erschöpfung. Überempfindlichkeit aller Sinne, friert sehr stark. Todesfurcht.

Causa/Ursache Folgen von/Veranlassung	Arzneimittel Dosierung	Wichtige Symptome Modalitäten
	Carbo vegetabilis D6–C30 Tablette ▷ 1stündlich 1 Tablette lutschen	Bedrohliche Herz- und Kreislaufschwäche mit Atembeendung. Widerwillen gegen alle Speisen, gegen Speisengeruch. Völlig erschöpft und müde. Verschlimmerung durch feuchtwarme Witterung. Besserung durch Kälte, Aufstoßen und durch Zufächeln von Luft.
	Ipecacuanha D3–D12 ▷ Alle $^1/_2$ Std. 1 Gabe	Verschlimmerung durch Bewegung, Wärme und Kälte – im Extremfall gegen Abend. Besserung durch Ruhe. Erbrechen bessert nicht. Zunge ist nicht belegt.
	Acidum nitricum D6–D12 ▷ 3–4x tägl. 1 Gabe	Ängstlich, hoffnungslos. Verschlimmerung durch Kälte, bei Kälte, bei Nacht, bei Wetterwechsel. Besserung beim Stuhlgang oder beim Erbrechen. Trotz Erbrechen und Durchfall immer noch Verlangen nach fetten Speisen.
	Pulsatilla D4–D12 ▷ Jede Stunde 1 Gabe	Verschlimmerung durch Wärme. Schon der Gedanke an fette Speisen macht Übelkeit und Erbrechen. Besserung in frischer Luft und Bewegung.
	Taraxacum D2–D6 ▷ Alle $^1/_2$ Stunde 1 Gabe	Der Stuhlgang ist ständig wechselnd: dünn, weich, fest und wieder dünn. Besserung der Beschwerden beim Gehen. Landkartenzunge. Meteorismus, Widerwillen gegen fettes Fleisch.

Causa/Ursache Folgen von/Veranlassung	Arzneimittel Dosierung	Wichtige Symptome Modalitäten
Folge von Butter	**Carbo vegetabilis D6–D12** ▷ Alle $^1/_2$ Stunden 1 Gabe	Übelkeit, sehr starke Blähungen, mitunter Durchfälle, Erbrechen, danach Kollapsigkeit.
	Natrium muriaticum D6–D12 ▷ 2stündlich 1 Gabe	Landkartenzunge mit roten Inseln. Haargefühl auf der Zunge. Obstipation. Hat Angst, daß mit einem Flatus Fäces herauskommen.
	Pulsatilla D4–D12 ▷ 2stündlich 1 Gabe	Magenbeschwerden, schlechter Geschmack im Mund. Ansehen von oder Denken an Speisen macht Übelkeit. Trockenheit im Mund ohne Durst. Nachts Diarrhoe, wäßrig, grünlich-gelb.
Folge von Sahne	**Arsenicum album D6–D12** ▷ Jede Stunde 1 Gabe	Magenschmerzen, Übelkeit, Erbrechen, Kollapsigkeit, friert stark, völlig erschöpft.
	Pulsatilla D4–D12 ▷ Stündlich 1 Gabe	Nausea, Völlegefühl, Meteorismus. Durchfälle mit viel Luft. Trotz trockener Zunge kein Durst.

4.10 Folgen von Früchten, Gewürzen und Gemüse

Früchte, allgemein	**Colocynthis D4–D12** ▷ Stündlich 1 Gabe	Zusammenkrümmen. Wärme und Druck bessern. Krampfartige Schmerzen.
	Veratrum album D3–D12 ▷ 1stündlich 1 Gabe	Bauchschmerzen, Blähungen, Drang zum Stuhlgang. Kollapsigkeit, kalter Schweiß auf der Stirn. Friert.
Grüne, unreife Früchte	**Aconitum D4–D12** ▷ Alle 30 Minuten	Plötzlich auftretende, heftige Bauchschmerzen. Kollapsigkeit, Herzklopfen, Angst, Unruhe.

Causa/Ursache Folgen von/Veranlassung	Arzneimittel Dosierung	Wichtige Symptome Modalitäten
	Rheum D4–D12 ▷ 1stündlich 1 Gabe	Besonders bei Kindern angezeigt. Saurer Geruch des ganzen Körpers, selbst nach Waschen oder Baden. Schwitzen auf der Kopfhaut. Verlangt dauernd nach Essen, lehnt es dann aber ab. Beim Aufdecken Bauch- und Darmkolik, beim Aufstehen ebenso. Nur durch Stuhlgang Besserung.
	Arsenicum album D6–D12 ▷ Alle $^{1}/_{2}$ Stunde	Kollapsigkeit, kalter Schweiß, friert sehr stark. Große Angst, riesige Schwäche, besonders nach angefaulten oder angegorenen Früchten.
	China D3–D6 ▷ Alle 2 Stunden 5 Tropfen	Starke Durchfälle, besonders nach großem Verlust von Körpersäften. Schmerzen in den Gelenken. Sehr schnell blasses, hypogratisches Gesicht mit eingesunkenen Augen. Große Flatulenz. Immer wieder Koliken, dabei empfindlich gegen Berührung des Bauches.
	Ipecacuanha D3–D12 ▷ Alle 2 Stunden 5 Tropfen	Übelkeit, ständig und dauernd. Starke Speichelbildung. Erbrechen erleichtert nicht. Krampfen im Bauch, als ob eine Faust im Darm herumdrückt. Schlimmer bei Bewegung. Zunge ist sauber, trotz starker Darmbeschwerden.

Causa/Ursache Folgen von/Veranlassung	Arzneimittel Dosierung	Wichtige Symptome Modalitäten
	Podophyllum D6–D12 ▷ Alle 2 Stunden 5 Tropfen	Schmerzloser Brechdurchfall mit Kopfschmerzen. Großer Durst auf kaltes Wasser. Kaum Übelkeit. Große Schwäche. Besserung durch Reiben des Bauches. Verschlimmerung bei heißem Wetter und am frühen Morgen.
	Veratrum album D6–D12 ▷ Alle 2 Stunden 5 Tropfen	Erbrechen mit Übelkeit und großer Schwäche, schlimmer beim Trinken. Stühle reichlich, wäßrig, im Schwall. Schneidende Koliken, dabei rapides Absinken der Kräfte. Völlige Entkräftung. Kollaps mit kaltem Schweiß auf der Stirn. Gesicht hypokratisch.
Folgen von verdorbenem Gemüse	**Arsenicum album D6–D12** ▷ Alle $^1/_2$ Stunde 1 Gabe	Durchfall, Erbrechen, Elendigkeitsgefühl, Kollapsbereitschaft. Friert sehr stark. Große Angst und Unruhe.
	Carbo animalis D6–D12 ▷ Jede Stunde 1 Gabe	Aufstoßen, Übelkeit, Kollapsigkeit. Kalter Schweiß, friert stark.
	Hydrastis canadensis D12 ▷ Alle 2 Stunden 1 Gabe	Übelkeit und Durchfall bei chronischer Leberstörung, wenn zusätzlich noch eine Mahlzeit mit verdorbenem Gemüse Probleme bereitet. Das gilt auch für **Pilze**, die nicht ganz in Ordnung sind.
Folgen von Gewürzen; zu große Menge oder zu häufig bei jeder Mahlzeit	**Nux vomica D4–D12** ▷ Mehrmals bei akuten Zuständen auch alle $^1/_2$ Stunde	Magenschmerzen, erhebliche Blähungen, Krämpfe, kolikartige Schmerzen. Alle Zeichen einer Pfortaderkongestion.

Causa/Ursache Folgen von/Veranlassung	Arzneimittel Dosierung	Wichtige Symptome Modalitäten
Zuviel Knoblauch	**Allium sativum C9–C30** ▷ 3–4x täglich 1 Gabe **C9** oder **C12**; **C30** nur 1x täglich, insgesamt nur 3x	Blähungen, Aufstoßen, Schweißausbrüche, erhebliche Übelkeit. Ablehnung von Knoblauchgeruch.
	Lycopodium D6–D12 ▷ 3x täglich 5 Tropfen	Insbesondere bei schon bestehenden Blähungen, bei Leberstauung, bei Zuständen nach Durchfall. Nach großem Ärger zuzüglich Knoblauchgenuß.
Folgen von zuvielem Kohlgemüse	**Carbo vegetabilis D6–D12** ▷ 5x täglich 1 Tablette	Riesige Blähungen, viel Aufstoßen, kolikartige Schmerzen, Kollapsigkeit.
	Lycopodium D6–D12 ▷ 3x täglich 5 Tropfen	Viel Aufstoßen, riesige Blähungen. Kullern im Bauch, insbesondere nach Süßigkeiten. Meist alte Leberbeschwerden.
	Petroleum D6 ▷ 6x täglich 5 Tropfen	Übelkeit, Schwindelgefühl und Durchfälle – trotzdem nächtlicher Heißhunger. Kältegefühl in der Herzgegend. Schwindelgefühl besonders beim Fahren und Gehen. Heißhunger nach dem Stuhlgang.
Folgen nach Genuß von Melonen mit Brot in großer Menge	**Zingiber D6** ▷ 5x täglich 5 Tropfen	Übelkeit, Erbrechen, Durchfälle. Große Angst, schnelle Exsikation. Melonen, aber auch Brot in großen Mengen, verursachen sehr starken Druck im Magen, der nicht schlafen läßt. Drückt wie ein Stein. Dabei Krämpfe in den Fußsohlen. Der Leib ist aufgetrieben, rumpelt. Am Anus Rötung und Entzündung. Häufig schmerzhafte Hämorrhoidenknoten.

Causa/Ursache Folgen von/Veranlassung	Arzneimittel Dosierung	Wichtige Symptome Modalitäten
Folgen von zuviel Brot	**Bryonia, China, Pulsatilla Natrium muriaticum D4–D12**	Verschlimmerung durch Brot. Hat Abneigung gegen Brot.
Nach Genuß von zuvielem Pfeffer	**Capsicum D3–D12** ▷ Mehrmals täglich	Brennende Beschwerden im Kehlkopf, in der Brust, später auch im Rektum. Verschlimmerung im Freien. Besserung durch weiteres Essen und durch Wärme. Die ganze Schleimhaut bis zum Magen hin brennt erheblich.
Folgen nach Genuß von Pflaumen	**Rheum D3–D6** ▷ 2stündlich 1 Gabe	Darmspasmen, Darmkatarrh. Sehr sauer riechende Stühle mit erneutem Stuhldrang nach Entleerung. Kolikartige Schmerzen und langandauernde Durchfälle.
	Magnesium phosphoricum D6 ▷ Alle Stunde 1 Tablette oder Kügelchen	Krampfartige Schmerzen im Bauch. Besser durch Druck und Wärme. Besserung durch Zusammenkrümmen.
Folgen von Rhabarber	**Chamomilla D6** ▷ 5x täglich 5 Tropfen	Krampfartige Schmerzen im Bauch. Unruhe, reizbar. Heftiger Durchfall mit viel Luftentleerung. Höhepunkt der Beschwerden bei Nacht, kann Wärme nicht vertragen. Durchfall hat Geruch von faulen Eiern.
	Colocynthis D6 ▷ 5x täglich 5 Tropfen	Krampfartige Bauchschmerzen; in die Beine ziehend, zwingt zum Zusammenkrümmen. Besserung durch Druck und Wärme.
Folgen von zu viel Salzverzehr	**Natrium muriaticum C9–C12 (D6–D12)**	Dehydration, Durchfälle, Brennen der inneren Organe. Depressive Stimmung, trotzdem noch Verlangen nach Salz.

Causa/Ursache Folgen von/Veranlassung	Arzneimittel Dosierung	Wichtige Symptome Modalitäten
	Phosphorus D6–D12 ▷ 3–4x täglich 5 Tropfen	Starke Magerkeit, Appetitlosigkeit, Schwächegefühl, Schwindel.
Folgen von Zwiebeln	**Allium cepa C9–C30** ▷ 3–4x täglich 1 Gabe	Große Flatulenz, übler Geruch des Stuhls und der Atemluft.
	Bromum D6–D12 ▷ 3–4x täglich	Heftige Flatulenz, infernalischer Geruch. Allgemein krampfartiges Schmerzgefühl im Leib.
Folgen von Zwiebeln	**Lycopodium D6–D12** ▷ 3x täglich 5 Tropfen	Alte Lebergeschichten, alte Leberleiden mit häufig auftretenden Beschwerden nach Zwiebelverzehr.
	Thuja D6–D12 ▷ Alle 1–2 Stunden eine tiefe Potenz; **D12** 3–4x täglich	Besondere Durchfälle nach Genuß von Zwiebelsuppe, besonders wenn viel zerlassenes Fett dabei ist und auch Käse.

4.11 Folgen von eiweißreichen Nahrungsmitteln

Allgemein	**Aloe D3–D6** ▷ Jede Stunde 1 Gabe	Heftiger Stuhldrang mit kolikartigen Schmerzen, Tenesmen nach dem Stuhlgang. Manchmal Blut und Schleim im Stuhl. Immer das Gefühl, man sei noch nicht fertig.
	Arsenicum album D6–D12	Akute Intoxikation nach Eiweißnahrung. Allgemein große Schwäche. Kollapsigkeit, Unruhe, große Angst, Übelkeit, Erbrechen. Durchfälle, sehr schnelle und starke Exsikkation.
	Lycopodium D6–D12 ▷ Alle 2 Stunden	Übelkeit, Dyspepsie, meist alte Leberkrankheiten in der Anamnese.

Causa/Ursache Folgen von/Veranlassung	Arzneimittel Dosierung	Wichtige Symptome Modalitäten
	Veratrum album D3–D12 ▷ Alle 1/2 Stunde 1 Gabe	Heftige Durchfälle, große Schwäche, Kollapsigkeit. Kalter Schweiß auf der Stirn, Angst, Unruhe. Verlangen nach kaltem Wasser – führt aber sofort zu Erbrechen.
Folgen von Eiern	**Lycopodium D6–D12** ▷ 5x täglich 5 Tropfen	Blähungen, aashafter Geruch vom Stuhl. Aufstoßen faulig, alte Leberstörung.
	Sulfur D6–D12 ▷ Jede Stunde 1 Gabe	Brennen im Magen bis zum After. Brennen im After. Bei Durchfällen infernalischer Gestank des Stuhls und auch der Blähungen.
	Arsenicum album D6–D12 ▷ Alle 1/2 Stunden 1 Gabe	Große Angst und Unruhe. Übelkeit, Aufstoßen, Blähungen. Durchfälle mit rascher Exsikkation und völliger Erschöpfung.
	Carbo vegetabilis D6–D12 ▷ Jede Stunde 1 Gabe	Nach Genuß nicht mehr ganz frischer Eier. Sehr übler Geruch, starkes Aufstoßen, heftigste Blähungen. Kollern im Bauch. Kollapsigkeit. Kalter Schweiß auf der Haut, am ganzen Körper.

4.12 Folgen von verdorbenem Fisch

	Allium cepa D3–D6 ▷ Alle 30 Minuten 1 Gabe	Blähkoliken, Übelkeit, Aufstoßen, selten Durchfälle.
	Arsenicum album D6 ▷ Alle 1–2 Stunden 5 Tropfen	Heftigste Durchfälle mit Übelkeit. Sehr schnelle Exsikkation. Kreislaufschwäche, Kollapsigkeit. Große Angst und Unruhe.

Causa/Ursache Folgen von/Veranlassung	Arzneimittel Dosierung	Wichtige Symptome Modalitäten
	Carbo vegetabilis D6–D12 ▷ Alle $^{1}/_{2}$ Stunden 1 Gabe	Starke Kollapsigkeit. Kalter Schweiß am ganzen Körper. Übelkeit und riesiger Meteorismus mit Aufstoßen und starken Blähungen.
	Urtica urens D2–D6 ▷ Alle 10 Minuten 1 Gabe	Bei Auftreten von Urtikaria nach Fischgenuß, Juckreiz, typische Nesselsucht.
	Apis mellifica D3–D6 ▷ Alle 30 Minuten 1 Gabe	Auftreten von Urtikaria am ganzen Körper. Verlangen nach kalten Umschlägen, Verlangen nach Kühle. Wärme verschlechtert erheblich. Sehr große Unruhe.
4.13 Folgen von Fleischverzehr		
Allgemein	**Arsenicum album D6–D12** ▷ Jede Stunde 1 Gabe	Durchfall nach verdorbenem Fleisch mit Übelkeit, Erbrechen, Exsikkation, großer Angst und Unruhe, Kollapsigkeit.
	Botulinum D12 ▷ Alle 2 Stunden 1 Gabe	Übelkeit, Erbrechen. Infernalischer Geruch der Exkremente und des Flatus; meist nach Verzehr von verdorbenem Fleisch.
	Rumex crispus D3–D6 ▷ 2stündlich 1 Gabe	Heftiges Aufstoßen bei Blähungen. Sehr starker Juckreiz. Asthmatische Atemnot. Gelegentlich auch Durchfälle und Übelkeit.
	Ruta graveolens D3–D6 ▷ 2stündlich 1 Gabe	Saures Aufstoßen und Ausschlag bei Unverträglichkeit bestimmter Fleischsorten von verschiedenen Tieren.

Causa/Ursache Folgen von/Veranlassung	Arzneimittel Dosierung	Wichtige Symptome Modalitäten
Fleisch war zu fett (in der Regel Schweinefleisch)	**Antimonium crudum D4–D8** Tablette ▷ Alle 2 Stunden 1 Gabe	Stark weißgrau belegte Zunge. Übelkeit, Durstgefühl, Appetitlosigkeit. Hat häufig Stuhldrang ohne Erfolg. Magenbeschwerden.
	Lycopodium D6–D12 ▷ 5x täglich 5 Tropfen	Blähdyspepsie. Sehr heftig gespannter Bauch mit dauerndem Aufstoßen und immer Abgang von Flatus, der kurzfristig bessert.
	Ricinus D3–D6 ▷ 5x täglich 5 Tropfen	Übelkeit bis zum Brechreiz. Durchfall in geringem Maße. Allgemein Zerschlagenheitsgefühl.
Folge von Schweinefett	**Pulsatilla D6** ▷ 4x täglich 5 Tropfen	Schon der Gedanke an und der Anblick von Schweinefett verursacht Übelkeit, teilweise aber auch Erbrechen, gelegentlich Durchfall. Kann nach Genuß von Schweinefett dieses mitunter jahrelang nicht mehr essen.
	Sepia D6 ▷ 3–4x täglich 5 Tropfen	Ablehnung gegenüber Schweinefett. Ißt er es dennoch, treten Übelkeit und Aufstoßen auf – lange nach dem Genuß.
4.14 Folgen von Wildbret		
	Arsenicum album D5 ▷ 6x täglich 5 Tropfen	Bei Erbrechen, Durchfall, Exsikkation, sehr schnellem Kreislaufverfall. Kollapsigkeit, große Angst und Unruhe.
	Botulinum D12 ▷ Alle 2 Stunden 1 Gabe	Übelkeit, Erbrechen, Durchfall; wenn das Wild schon sehr lange gehangen hatte.

Causa/Ursache Folgen von/Veranlassung	Arzneimittel Dosierung	Wichtige Symptome Modalitäten
	Staphisagria D6–D12 ▷ Alle 2 Stunden 1 Gabe	Übles Aufstoßen mit fauligem Geruch. Fauliger Geruch des Stuhls. Dieser ist durchfällig, manchmal mit eigenartigen Schmerzen im Leib.

4.15 Folgen von Miesmuscheln und Schalentieren

Miesmuscheln	**Arsenicum album D6** ▷ Alle 1/2 Stunde 1 Gabe	Übelkeit, Erbrechen, Kollapsigkeit, Exsikkation. Große Angst und Unruhe.
	Veratrum album D3–D12 ▷ Alle 2 Stunden 1 Gabe	Übelkeit, Durchfälle, kalter Schweiß auf der Stirn. Kollapsigkeit.
Schalentiere	**Urtica urens D3–D6** ▷ Alle 1/2 Stunde 1 Gabe	Besonders bei Auftreten von Urtikaria nach Genuß von Schalentieren, insbesondere im Zusammenhang mit Alkohol.

4.16 Folgen von kohlenhydratreichen Nahrungsmitteln

Brot, Weißtbrot	**Hydrastis D3–D4** ▷ 5x täglich 5 Tropfen	Besonders bei Verstopfung durch Weißbrot, speziell dann, wenn zuviel davon gegessen wurde, ohne Gemüse, Obst oder Salat.
	Natrium muriaticum D6–D12 ▷ 5x täglich 1 Gabe	Es besteht eine gewisse Abneigung gegen Brot, wenn man es aber trotzdem ißt - weil nichts anderes da ist - können Beschwerden auftreten wie Blähungen, Verstopfung, aber auch Durchfall.
	Robinia D3–D6 ▷ Mehrmals täglich 1 Gabe	Dyspepsie nach Genuß von frischem Brot. Sodbrennen.
	Zingiber D4–D6 ▷ Alle 2 Stunden 1 Gabe	Bei Sodbrennen, saurem Aufstoßen und saurem Geschmack im Mund.

Causa/Ursache Folgen von/Veranlassung	Arzneimittel Dosierung	Wichtige Symptome Modalitäten
Gebäck und Kuchen	**Antimonium crudum D4–D6** ▷ Alle 2 Stunden 1 Gabe	Dicke, weiß belegte Zunge. Magen wie überladen. Verschlimmerung durch Essen. Meteorismus, Flatulenz. Gelegentlich Enteritis. Erbrechen bessert nicht.
	Carbo vegetabilis D6 ▷ 3x täglich 1 Tablette	Trägheit, Kollapsneigung. Verschlimmerung durch fette und süße Speisen. Besserung durch Kälte und reichliches Aufstoßen. Erheblicher Meteorismus. Eiskalte, schweißige Haut. Kollapsigkeit.
	Lycopodium D6–D12 ▷ Mehrmals täglich 5 Tropfen	Starker Meteorismus. Schlechter durch Wärme und warme Anwendung, besser durch Kälte und Bewegung. Sättigungsgefühl nach wenigen Bissen. Stuhl häufig obstipiert. Gefühl unvollständiger Entleerung (Leberleiden).
	Pulsatilla D6–D12 ▷ Merhmals täglich 5 Tropfen	Alles schlimmer durch Wärme sowie durch fette Speisen. Besserung durch frische Luft. Völlegefühl und Sodbrennen nach fetten und süßen Speisen. Stuhlgang ständig wechselnd.
Honig	**Natrium carbonicum D6–D12** ▷ 3x täglich 1 Tablette	Widerwillen gegen Milch, Fleisch und Fette. Verdauungsschwäche, auch bei Milch, Gemüse und besonders Honig. Gelegentlich Durchfall und Dyspepsie.

Causa/Ursache Folgen von/Veranlassung	Arzneimittel Dosierung	Wichtige Symptome Modalitäten
Kartoffeln	**Alumina D4–D6; (D12)** ▷ 4x täglich 1 Tablette	Mund und Hals trocken, trotzdem starker Speichelfluß. Gieriger Hunger. Nach Kartoffeln Magenschmerzen. Druck im Oberbauch, vergeblicher Stuhldrang. Schlimmer durch Kälte, besser durch Wärme.
Schokolade	**Argentum nitricum D6–D12** ▷ 3–5x täglich 1 Gabe	Erheblicher Meteorismus mit Blähungen und sehr lautem, deutlich hörbarem Poltern im Bauch. Aufstoßen nach jedem Essen. Sodbrennen, Säuregefühl.

4.17 Folgen von Zucker und Süßigkeiten

Dyspnoe	**Selenium D6** ▷ 3x täglich 1 Tablette	Dyspnoe. Belegte Zunge, nächtlicher Heißhunger. Erschöpfung nach dem Essen, Neigung zu Verstopfung. Verschlimmerung durch Wärme und Alkohol.
Magenschmerzen	**Argentum nitricum D6–D12** ▷ 3-5x täglich 1 Tablette	Erheblicher Meteorismus mit lautem Poltern im Bauch. Viel Aufstoßen, trotzdem immer wieder erneutes Verlangen nach Zucker und Süßigkeiten.
	Natrium phosphoricum D6 ▷ Mehrmals täglich 1 Tablette	Erhebliches Sodbrennen, Säurebeschwerden des Magens. Selten Durchfälle mit schmerzlosen Entleerungen.
Schmerzen in der Kehle	**Spongia D4–D6** ▷ 3x täglich 1 Tablette lutschen	Besserung durch Trinken und Essen. Berührungsempfindlichkeit. Beschwerden bis zu Laryngospasmus, besonders bei Kälte. Besserung durch Wärme.

Causa/Ursache Folgen von/Veranlassung	Arzneimittel Dosierung	Wichtige Symptome Modalitäten
4.18 Folgen von Diätfehlern		
	Abies nigra D2–D4 ▷ Mehrmals täglich 5 Tropfen	Atonische Dyspepsie mit Druckgefühl am Mageneingang. Verschlimmerung sofort nach dem Essen. Herzbeschwerden, neurasthenisch-hypochondrische Konstitutionsmerkmale.
Diätfehler	**Allium sativum D4–D12** ▷ Mehrmals täglich 5 Tropfen	Nach übermäßigem Fleischgenuß mit starkem Meteorismus. Besser in frischer Luft und Kälte. Verschlimmerung am Abend.
	Antimonium crudum D4–D12 Tablette ▷ 5x täglich 1 Tablette	Große Gefräßigkeit. Zunge dick weiß belegt. Hat immer wieder Hunger. Dauerndes Aufstoßen, Würgen. Beschwerden häufig nach viel Wein, sauren Früchten und Essig, aber trotzdem stetig Verlangen nach Saurem. Durchfälle abwechselnd mit Verstopfung.
	Ipecacuanha D3–D6 ▷ Mehrmals täglich 1 Tablette	Übelkeit, Durchfallneigung, besonders nach Genuß von Fett, Obst, »Durcheinanderessen«. Mitunter Durchfälle. Trotz des starken Magen–Darm-Befalls kein Zungenbelag.
	Kalium muriaticum D2–D6 ▷ Mehrmals täglich 1 Tablette	Mundschleimhaut rot und geschwollen, mit Geschwüren und Aphthen. Magenbeschwerden nach dem Essen. Heftige Durchfälle mit Schleim und Blut. Anhaltender Stuhldrang und sehr viel Blähungen. Abgang erleichtert.

Causa/Ursache Folgen von/Veranlassung	Arzneimittel Dosierung	Wichtige Symptome Modalitäten
Übermäßiger Eisgenuß	**Pulsatilla D4–D6** ▷ Alle Stunden 5 Tropfen ▷ **D4** = jede Stunde 1 Gabe ▷ **D6** = bei Erwachsenen alle 2 Stunden	Besonders bei Kindern.
Folge von Genußmitteln, allgemein	**Arsenicum album D6–D12** ▷ Mehrmals täglich	Bei heftigen Durchfällen mit Erbrechen und Kollapsigkeit. Sehr schnell eintretende Dehydration.
	Carbo vegetabilis D6–D8 ▷ 3x täglich 1 Tablette	Starker Meteorismus, Übelkeit, Kollapsigkeit. Kalter Schweiß am ganzen Körper. Puls ist schlecht.
Folgen von Knoblauch	**Allium sativum D6** ▷ Alle 2 Stunden 1 Gabe	Blähungen, dauerndes Aufstoßen, üble Atemluft (Isopathie).
	Lycopodium D6–D8 ▷ Alle 2 Stunden 1 Gabe	Bei heftigem, kollerndem Meteorismus mit Aufstoßen, das keine Besserung bringt.
Folgen von kalten Speisen	**Arsenicum album D6–D12** ▷ Mehrmals täglich 1 Tablette oder 5 Tropfen	Kollapsigkeit, Angst, Unruhe. Durchfallneigung, Übelkeit, Erbrechen.
	Dulcamara D4–D6 ▷ Alle 2 Stunden 1 Gabe	Nach reichlichem Genuß von kalten Speisen, sei es Obst oder Salat. Magenbeschwerden. Verschlimmerung bei Kälte, Besserung durch Wärme.
	Nux vomica D4–D6 ▷ Jede Stunde 1 Gabe	Übelkeit, Magenschmerzen, Brechreiz, Durchfälligkeit, Meteroismus, Tenesmen. Wärme bessert.

Causa/Ursache Folgen von/Veranlassung	Arzneimittel Dosierung	Wichtige Symptome Modalitäten
	Silicea D6–D8 ▷ Alle Stunden 1 Gabe	Widerwillen gegen warme und gekochte Speisen. Beschwerden, besonders Meterorismus, nach kalten Speisen. Starkes Schwitzen, Heißhunger bei gleichzeitiger Appetitlosigkeit.
Folgen künstlicher Babynahrung bei Neugeborenen	**Alumina D3–D4** ▷ Als Trit. in den Tee geben	Durchfälligkeit, Erbrechen. Vorsicht vor Austrocknung! Reichlich Flüssigkeitszufuhr von physiologischer Kochsalzlösung erforderlich!

5. Folgen von allopathischen Medikamenten und Therapiemitteln

Causa/Ursache Folgen von/Veranlassung	Arzneimittel Dosierung	Wichtige Symptome Modalitäten
Im allgemeinen oder abusus	**Nux vomica D4** ▷ Langsam bis zur **D6**, **D8** und **D12** steigern! ▷ Erst 5x täglich, dann 3x, danach noch 1x täglich, in der höheren Potenz	Allgemeine Veränderungen im Sinne von Nervosität, Reizbarkeit, Müdigkeit, Kälteempfindlichkeit, Magenbeschwerden, Darmprobleme – rund um: ein veränderter Mensch.

5.1 Folgen von Narkosemitteln

	Acidum aceticum D4–D6 ▷ 4x täglich 5 Tropfen	Hat sich bewährt, insbesondere nach Gasnarkosen, Äther, Chloroform, Chloraethyl. Kollapserscheinungen und speziell Kreislauferscheinungen bei älteren Menschen. Auch bei Hirnauffälligkeiten, Vergeßlichkeit, Schwindel und Sprachstörungen.
	Nux vomica D6, D12, C30 ▷ **D6** = 4x täglich 1 Gabe ▷ **D12** = 2x täglich 1 Gabe	Beschwerden nach Narkose, auch bei modernen Verfahren und die dem Patienten mit Sicherheit als Folge dieser Narkosen auffallen – selbst lange zurückliegende Narkosen mit immer noch andauernden Beschwerden – können hier mit Erfolg behandelt werden.
	Amylum nitricum D6–D12 ▷ 2-3x täglich	Nach entsprechenden Narkosen, Gehirnkongestionen, die immer wieder periodisch oder auch als Paroxysmen auftreten.

Causa/Ursache Folgen von/Veranlassung	Arzneimittel Dosierung	Wichtige Symptome Modalitäten
	Phosphorus D12-C30 ▷ 1-3x täglich 1 Gabe	Bei Erbrechen nach Narkosen, wobei besonders das Erbrechen noch nach Tagen oder Wochen auftreten kann.
5.2 Folgen von Salizylaten		
	Nux vomica D6, D8, D12 ▷ D6 = 1-2 Wochen, 4x täglich ▷ D8 = danach ▷ D12 = danach, 1x täglich	Besonders bei Magen-Darmbeschwerden nach Salizylaten, aber auch bei Störungen im zerebralen und koronaren Kreislauf.
	Acidum salicylicum C6-C15 ▷ 4x täglich 1 Gabe	Hat sich in Frankreich als Antidot bewährt.
5.3 Folgen nach Operationsschock		
	Veratrum album D3–D12 ▷ Alle 10 Minuten 5 Tropfen	Kalter Schweiß auf der Stirn. Kollapsigkeit. Kommt mit seinem Kreislauf – selbst bei geringster Belastung – nicht mehr zurecht.
	Carbo vegetabilis D8, D12 ▷ 4x–2x täglich 1 Tablette	Kollapsigkeit. Immer wieder Kreislaufversagen mit kaltem Schweiß, eiskalter Haut und großem Frieren.
	Staphisagria D12, C30 ▷ 1x täglich 1 Gabe später 1x wöchentlich **C30**	Wenn der Patient das Gefühl hat, er habe während der Operation etwas ihm Wichtiges oder etwas Schlimmes ausgeplaudert. Darüber macht er sich ständig Gedanken, speziell wenn es seine Intimsphäre berührt.
	Aconitum D12–C30	Angst, Unruhe. Herzrhythmusstörungen. RR-Krisen.

Causa/Ursache Folgen von/Veranlassung	Arzneimittel Dosierung	Wichtige Symptome Modalitäten
5.4 Folgen von Opiaten		
	Opium C6, C12, C30 ▷ 1–4x täglich, je nach Potenz höher	Wenn es schon länger zurückliegt = die höhere Potenz; bei Akutzuständen die tiefe Potenz. Besonders angezeigt bei Schwierigkeiten, Opiate abzugewöhnen, obwohl sie nur kurze Zeit gegeben wurden.
	Alumina D6–D12 ▷ 3x täglich 1 Tablette	Besonders im Falle von nach Opiaten auftretenden Obstipationen, die nicht mehr zu beherrschen sind, z. B. Codein.
	Veratrum album D3-C30 ▷ 1-3x täglich 1 Tablette	Wenn nach Opiatgaben Kreislaufstörungen im Sinne hypotoner Regulationsstörungen auftreten.
5.5 Folgen von Radium- und Röntgenbestrahlungen		
»Kater«	**Cadmium sulfuricum D12** ▷ 2x täglich, später **C30** 2x wöchentlich 1 Gabe	Allgemeine Störung im Sinne eines »Katers« nach Applikation von Radium oder Röntgenstrahlen. Dabei Übelkeit, Appetitlosigkeit, sogar Erbrechen, Kopfschmerzen und Kreislauferscheinungen.
Hautstörungen	**Acidum fluoricum D6–D12** ▷ 2–4x täglich	Hautstörungen nach Röntgen- oder Radiumbestrahlungen.
»Röntgenkater«	**Radium bromatum D30** ▷ Jeden 2. Tag 1 Tablette; später noch 1x in der Woche 1 Gabe	Nach allgemeinen Beschwerden in Form eines »Röntgenkaters« (In Deutschland derzeit nicht erhältlich).

Causa/Ursache Folgen von/Veranlassung	Arzneimittel Dosierung	Wichtige Symptome Modalitäten
Folgen von Gammastrahlen	**Uranum nitricum C30** ▷ 1x täglich; später jeden 2. oder 3. Tag 1x 1 Tablette	Besonders bei Gammastrahlenfolgen mit Hautulzerationen, aber auch Ulzerationen der Schleimhäute, bspw. im Kolonbereich, Magen und anderen Organen.
5.6 Folgen von Serumgaben		
Aktive und passive Immunisierung	**Apis D3–D6** ▷ Jede Stunde (bis 2 Stunden) 5 Tropfen	Akutes Auftreten von Ödemen, Quickschem Ödem, Urtikaria und andere Hauterscheinungen. Besserung durch Kälte, Verschlimmerung durch Wärme.
	Serum equi D12–C30 ▷ 2x täglich 1 Gabe	Bei Arthritis, Hauterscheinungen, insbesondere Urtikaria nach Serumgaben. (Isopathie).
	Thuja D12–C30 ▷ **D12** 1x täglich, **C30** 2x wöchentlich	Ausbruch sykotischer Hauterscheinungen nach Serumgaben.
	Urtica urens D6 ▷ Alle 2 Stunden bis **D12**, 2x täglich oder später **C30** 1x wöchentlich	Heftig juckende Urtikaria, die in Bettwärme schlimmer wird und lange Zeit anhält.
5.7 Folgen von Silbernitrat		
	Natrium muriaticum D6, D12, C30 ▷ Zunächst alle 2 Stunden **D6**; später 2x täglich **D12**; dann 2x wöchentlich **C30**	Störungen speziell der Atmungs- und Verdauungswege nach Anwendung von Silbernitraten auf der Haut.

Causa/Ursache Folgen von/Veranlassung	Arzneimittel Dosierung	Wichtige Symptome Modalitäten
5.8 Folgen von Wismutgaben		
	Agave D6 ▷ 3x täglich 5 Tropfen	Bei Auftreten von Gingivitis oder auch Stomatitis nach Wismutgaben.
	Wismutum subnitricum C9–C15 ▷ 2–3x täglich 1 Tablette	Als Antidot bei Wismut bewährt. (Isopathie).
5.9 Folgen von Analgetika in großen Mengen		
	Acidum aceticum D6 ▷ 4–6x täglich	Kollapsbereitschaft, Übelkeit und Schwindel. Fühlt sich elend.
	Acidum muriaticum D6–D12 ▷ Mehrmals täglich 1–2x täglich 5 Tropfen	Große Schwäche, Kollapsigkeit, Magen–Darm-Beschwerden. Melancholie.
	Avena sativa D1 ▷ Mehrmals täglich 20–30–50 Tropfen	Nach Morphinabusus, auch nach Heroin zu Beginn der Behandlung. Besonders bei psychisch und körperlich bedingten Schwächezuständen; Kreuzschmerzen nach Opiaten.
	Zincum metallicum D6–D12, C30 ▷ 3–4x täglich D6–**D12**; später 1x wöchentlich **C30**	Nach langem Gebrauch von Analgetika oder leichter Narkotika. Bei allgemeiner Unruhe, Nervosität. Krämpfe, Taubheitsgefühl in den Extremitäten. Eine vorher nicht bekannte völlige Unverträglichkeit von Alkohol: (1 Glas Wein macht schon betrunken). Hemmungen, Hyperagilität, Hyperkinetik.
Seelische Depression, Stimmungsabfall	**Actaea racemosa C6, C12, C30** ▷ Langsam steigernd. Anfangs tiefe Potenzen öfters täglich; **C30** 1x jeden 2. Tag	Depression, Stimmungsabfall.

Causa/Ursache Folgen von/Veranlassung	Arzneimittel Dosierung	Wichtige Symptome Modalitäten
	Hypericum D3–D4 ▷ Mehrmals täglich 5 Tropfen	Starke melancholische Reaktion, Interesselosigkeit. Kopfschmerzen, Schwindelgefühl. Verträgt keine Sonne.
	Nux vomica D6–D12 ▷ Mehrmals täglich 5 Tropfen	Besonders bei reizbaren Depressionen, Eretik, Magen–Darm-Beschwerden.
Leber- und Verdauungsstörungen	**Nux vomica D6, D8, D12, C30** ▷ **D6** beginnend, mehrmals täglich; dann **D8** 3x täglich; **D12** 2x täglich; schließlich **C30** 2x pro Woche	Empfehlenswert immer nach langdauerendem Abusus von Medikamenten aller Art.
	Camphora D2–D6 ▷ Zuerst **D2**, dann **D4, D6** mehrmals täglich	Folge von Chiningaben.

5.10 Folgen von Chiningaben

Ohrensausen und Schwerhörigkeit	**Chininum sulfuricum D3–D12** ▷ Entsprechend mehrmals täglich 1 Gabe oder eine hohe Gabe zum Abschluß der Behandlung	Besonders bei Herzklopfen, Ohrensausen, Schweißausbrüchen und Angstgefühlen. Paroxysmale Tachyarrhytmie, Tinnitus, Schwindelgefühl.
	Sulfur D12, C30 ▷ **D12** 1x täglich einige Tage, dann **C30** 1x wöchentlich	Als Reaktionsmittel, wenn der Patient auf keinerlei Therapie anspricht.
	Natrium salicylicum D6–D12 ▷ 1-4x täglich 1 Gabe	Ohrensausen, Schwerhörigkeit, Schwindelgefühl, Gehunsicherheit. Tinnitus, Schweißausbrüche.
Verdauungsstörungen	**Natrium sulfuricum D6–D12** ▷ 2–4 Gaben täglich	Schmerzhaftigkeit der Leber. Dünne Stühle, Erheblicher Meteorismus. Abneigung gegen alle »nassen« Gemüse und Salate. Musik verschlimmert.

Causa/Ursache Folgen von/Veranlassung	Arzneimittel Dosierung	Wichtige Symptome Modalitäten
	Nux vomica D6, D8, D12, C30 ▷ Zunächst öfter eine kleine Potenz; später seltener eine höhere Potenz	Das beste Mittel bei jeglichem Medikamentenmißbrauch. Frustrierter Stuhldrang, Magen–Darm-Beschwerden, Appetitlosigkeit, Reizbarkeit.
	Pulsatilla D6–D12 ▷ In kleiner Potenz häufiger; in der **D12** 1–2x täglich	Bei dauerndem Wechsel der Beschwerden: Teils Blähungen, teils Durchfall oder Verstopfung, teils unangenehme psychische Depressionen mit Weinen, dann wieder Fröhlichkeit trotz Beschwerden. Verlangen nach frischer Luft, empfindlich gegen Hitze.
5.11 Folgen von Digitalis		
Zuviel, zu starke Gaben	**Camphora D2, D6, D12** ▷ Anfangs häufiger, alle 2 Stunden; später seltener 3x täglich 5 Tropfen	Kollapsigkeit. Große Frostigkeit, Friert ständig und hat etwas Angst am Herzen. Unruhe.
	Digitalis C12, C15, C30 ▷ 1–2x täglich 1 Gabe	Erfahrungsgemäß das beste Antidot. (Isopathie). Übelkeit, Druck in der Lebergegend, Rhythmusstörungen, Atemnot.
	Laurocerasus D2, D4, D6 ▷ 4–5x täglich 1 Gabe	Schwäche und fehlende Reaktion des Herzens auf Digitalisdosen, auch dann, wenn klinisch eine klare Indikation gegeben ist, die Menge stimmt und dennoch keine Reaktion eintritt.
	Opium D6, D12 ▷ 3x täglich; später **D12** 2x täglich; schließlich **D12** 1x täglich	Allgemeine Schwäche, reaktionslos. Somnolenz. Warme Speisen. Keine Beschwerden.

Causa/Ursache Folgen von/Veranlassung	Arzneimittel Dosierung	Wichtige Symptome Modalitäten
	Nux vomica D4–D6 ▷ 4x täglich 1 Gabe	Zum Beginn der Behandlung bei Übelkeit, Erbrechen, Obstipation, Reizbarkeit, Meteorismus, Magenbeschwerden.

5.12 Folgen von Abführmitteln

Laxantienabusus	**Hydrastis canadensis D3–D6** ▷ Je nach atonischer Dyspepsie, dann tiefe Potenz; sonst ab **D6**, 3x täglich	Sekundäre Verstopfung oder atonische Dyspepsie nach Laxantienabusus.
Purgativaabusus	**Nux vomica D4–D6** ▷ 3–4x täglich 1 Gabe	Friert leicht. Ist grantig, grimmig, cholerisch. Häufig frustraler Stuhldrang.
	Sulfur D4–D6 ▷ Alle 2–3 Stunden 1 Gabe	Hitzkopf. Nimmt bei jeder Kleinigkeit Medikamente, also auch Laxantien, wenn der Stuhlgang nicht klappt.

5.13 Folgen von Anregungsmitteln

Coffein bis Pervitin	**Camphora D2–D6** ▷ 3–4x täglich 1 Gabe	Kollapsigkeit, kalter Schweiß, Reizbarkeit.
	Lachesis D8—D12 ▷ 2–3x täglich 1 Gabe	Kreislaufstörung. Logorrhoe. Kann enge Kleidung nicht vertragen. Verschlimmerung in den Morgenstunden.
	Nux vomica D4–D6 ▷ 5x täglich 5 Tropfen	Pfortaderkongestion. Reizbarkeit. Friert leicht. Cholerische Reaktion.
	Zincum metallicum D6–D12 ▷ 1–2x täglich 1 Tablette	Spasmen der glatten, aber auch der gestreiften Muskulatur. Allgemein psychische Hemmungen nach Abklingen der Wirkung.

Causa/Ursache Folgen von/Veranlassung	Arzneimittel Dosierung	Wichtige Symptome Modalitäten
5.14 Folgen von eisenhaltigen Mitteln		
	Ferrum metallicum C30 ▷ 2x täglich 1 Gabe	Zur Ausscheidung von Ferrum. (Isopathie).
	Ipecacuanha D3–D6 ▷ 4x täglich 5 Tropfen	Verdauungsstörungen, Magenbeschwerden, Übelkeit nach Eisengaben. **Saubere Zunge!**
	Pulsatilla D12, C30 ▷ 3x täglich 5 Tropfen	Übelkeit. Verträgt keinen Essensgeruch. Widerwillen gegen fette Speisen nach langwährendem Abusus.

6. Folgen von Impfungen

Causa/Ursache Folgen von/Veranlassung	Arzneimittel Dosierung	Wichtige Symptome Modalitäten
6.1 Abmagerung		
	Silicea C30 ▷ 2–3x wöchentlich 1 Gabe	Friert sehr, erkältet sich leicht. Schweißfüße.
6.2 Asthma		
	Tartarus emeticus D4–D6 ▷ Alle 2 Stunden 1 Gabe	Speziell bei Schleimrasseln auf der Lunge, schon in einiger Entfernung hörbar.
	Silicea D12–C30 ▷ 1x täglich 1 Gabe, bei Erfolg selten **C30** 1x wöchentlich	Friert, erkältet sich leicht. Rezidivierende Bronchitis, immer wieder neue Entzündungen.
6.3 Hauteffloreszenzen		
	Mezereum D4, D6, D12 ▷ 1x bis mehrmals täglich 5 Tropfen	Stark juckende, manchmal krustige Hauteffloreszenzen, die sich durch Wasser verschlimmern. Verträgt keine Sonne. Hat das Gefühl, die Extemitätenknochen seien aus Glas.
	Silicea D12–C30 ▷ 1–2x täglich 1 Tablette	Hauteffloreszenzen mit vereiterten Entzündungen. Umgebung gleichfalls entzündet. Schweißfüße verschwinden.
	Apis D12–C30 ▷ 1–2x täglich 1 Tablette oder 5 Tropfen	Urtikarielle Hauterscheinungen. Große Hitzeempfindlichkeit, Verlangen nach Kälte. Heftiger Juckreiz.
	Malandrinum C30 ▷ 1x täglich 1 Tablette	Effloreszenzen mit rissigen Erscheinungen; entzündlichen, manchmal sogar fieberhaften Reaktionen.

Causa/Ursache Folgen von/Veranlassung	Arzneimittel Dosierung	Wichtige Symptome Modalitäten
	Sulfur LM4–LM12 ◀ Vorsicht mit C– und D–Potenzen! ◀ Starke Erstverschlimmerung!	Brennende Effloreszenzen. Schlimmer bei Nacht, in Bettwärme. Verlangen nach Kühle. Heftigster Juckreiz, besonders im Bett; hört erst auf, wenn es anfängt zu bluten.
	Thuja D12–C30 ▷ 1–3x täglich 5 Tropfen oder 1 Tablette	Empfindlich gegen kalte Luft. Heftiges Jucken und Brennen. Neigung zu Schleimhautwucherungen wie Warzen, Polypen etc. Nässende und eiternde, flechtenartige Effloreszenzen.
Sykotische Entwicklung	**Thuja C30** ▷ 1x wöchentlich 1 Gabel/1 Tabl.	Bei Auftreten von Warzen, Polypen und anderen Schleimhaut- oder Hautwucherungen; sonst: Siehe unter »Hauteffloreszenzen«.

7. Folgen von Unterdrückungen

Causa/Ursache Folgen von/Veranlassung	Arzneimittel Dosierung	Wichtige Symptome Modalitäten

7.1 Folgen der Unterdrückung von Ausschlägen

7.1.1 Allgemeine Verschlimmerung

Causa/Ursache	Arzneimittel	Wichtige Symptome
	Acidum phosphoricum D3–D6 ▷ Mehrmals täglich 1 Gabe	Große Schwäche und Schlummersucht. Neurasthenische Reaktionen. Heftige Beschwerden bei geringen Anlässen. Erschöpfung bei geringer Anstrengung. Häufig ein Mittel für alte Menschen nach Suppression von Hautausschlägen.
	Bryonia D3–D6 ▷ Mehrmals täglich 1 Gabe	Verschlimmerung durch Bewegung, Besserung durch kalte Umschläge, ansonsten durch Wärme.
	Dulcamara D3–D6 ▷ Mehrmals täglich 1 Gabe	Kälteempfindlich. Besserung durch Wärme und Bewegung. Katarrhalische, neuralgische, rheumatoide Beschwerden bis zu Asthma und paralytischen Erscheinungen.
	Ipecacuanha D3–D6 ▷ Mehrmals täglich 5 Tropfen	Übelkeit, Erbrechen, Verschlimmerung abends und durch Bewegung. Besserung nur in Ruhe. ▶ Wichtig: Trotz Übelkeit und Erbrechen saubere Zunge!
	Petroleum D4–D8 ▷ Mehrmals täglich 1 Gabe	Nächtlicher Heißhunger. Übelriechender Achselschweiß. Verschlimmerung bei jedem Fahren, besonders bei Kälte im Winter und durch fette Speisen. Besserung durch bekömmliches Essen und in warmer Luft. Heißhunger nach dem Stuhlgang.

Causa/Ursache Folgen von/Veranlassung	Arzneimittel Dosierung	Wichtige Symptome Modalitäten
Allgemeine Verschlimmerung	**Psorinum C30** ▷ 1x täglich 1 Tablette, bei Besserung mit Pausen von 1–7 Tagen.	Große Schwäche und Erschöpfung. Riecht immer schlecht, auch wenn es sich wäscht. Große Empfindlichkeit gegen kalte Luft. Hungrig, selbst mitten in der Nacht. Husten, besonders nach Unterdrückung von Hauterscheinungen.
	Stramonium D6–D8 ▷ Alle 2 Stunden 1 Gabe	Verschlimmmerung nach dem Schlaf, im Dunkeln und durch Alleinsein. Besserung in Gesellschaft, bei Licht und durch Wärme. Kann Dunkelheit schlecht vertragen. Hat großes Verlangen nach Licht. Häufige Krämpfe der Muskulatur und der glatten Muskulatur. Verschlimmerung vor allem nachts, im Dunkeln und durch Alleinsein. Besserung bei Licht und Wärme.
	Sulfur D4–D8 ▷ Mehrmals täglich Tropfen oder Tabletten 1 Gabe ▶ Starke Reaktionen sind möglich!	Chronische venöse Stauung. Verlangen nach frischer Luft. Heiße Füße, steckt sie gerne aus dem Bett heraus. Auch Sulfur riecht, bessert sich jedoch durch Waschen, wäscht sich aber ungern. Alle Beschwerden haben brennenden Charakter. Großes Verlangen nach Süßigkeiten.
	Zincum metallicum D6–D8 ▷ Mehrmals täglich 1 Gabe	Große Unruhe in den Extremitäten, Muskelzuckungen und Krämpfe. Nackensteife, Hirnsymptomatik. Besserung durch Ruhe und nach Ausbrechen des Exanthems. Verschlimmerung durch Berührung und nach Genuß von Wein.

Causa/Ursache Folgen von/Veranlassung	Arzneimittel Dosierung	Wichtige Symptome Modalitäten

7.1.2. Asthma nach Unterdrückung eines akuten Exanthems

	Aconitum D4–D6 ▷ Alle 2 Stunden 1 Gabe	Große Angst und Unruhe. Heftige Reaktion. Will allein sein. Macht sehr hektischen, unruhigen Eindruck.
	Apis D3–D6 ▷ In häufigen Gaben alle $^{1}/_{2}$–1 Stunde	Hypermotilität. Besserung durch Kühle. Empfindlich gegen Berührung, Druck und Wärme. Mund und Zunge sind rot. Brennende Schmerzen im Bereich aller, vom Asthma involvierten Schleimhäute.
	Pulsatilla D4–D8 ▷ Alle 2 Stunden 1 Gabe	Sehr wechselhafte Symptomatik. Weint viel. Schlechter durch Fett und Wärme. Braucht sehr viel Zuneigung und Trost. Nach asthmatischen Zuständen Mengen dicken, zähen Auswurfes, etwas übelriechend.

7.1.3 Lähmung, einseitig nach Unterdrückung

	Causticum D6–D12, D30 ▷ 4x täglich 1 Tablette; später 3–2x pro Tag und seltener	Besserung bei Feuchtigkeit und Kälte. Verschlimmerung durch Wärme. Unwillkürlicher Harnabgang.
	Hepar sulfuris D12, D30 ▷ 2x täglich 1 Tablette	Überempfindlich bei Berührung. Allgemein reizbar.
	Lachesis D12, D30 ▷ 2x täglich 5 Tropfen	Linksseitige Lähmung. Logorrhoe. Verschlimmerung morgens.
	Nux vomica D6, D12, D30 ▷ 4x täglich 5 Tropfen	Kälteempfindlich. Linksseitige Lähmung. Aggressiv, reizbar.
	Rhus toxicodendron D6, D12, D30 ▷ 4x täglich 5 Tropfen	Verschlimmerung bei Ruhe. Besserung durch Wärme und Bewegung.

Causa/Ursache Folgen von/Veranlassung	Arzneimittel Dosierung	Wichtige Symptome Modalitäten

7.1.4 Schwindel, nach Unterdrückung von Hautausschlägen

	Bryonia D6, D12, D30 ▷ Mehrmals täglich 5 Tropfen	Schlimmer bei Bewegung. Besser durch kalte Auflagen und Druck.
	Chamomilla D6, D12, D30 ▷ Mehrmals täglich 5 Tropfen	Reizbar, cholerisch, schwitzt leicht.
	Phosphor D12,D30 ▷ 1–3x täglich 5 Tropfen	Sensibel. Empfindsam gegen Sinneseindrücke. Brennen der Hände, Durst, friert leicht.
	Sulfur D6, D12, D30 ▷ Mehrmals täglich 5 Tropfen	Reizbar, cholerisch. Unangenehmer Körpergeruch. Streckt Füße aus dem Bett.

7.1.5 Wahnsinn, nach Unterdrückung von Hautausschlägen

	Zincum metallicum D12, D30 ▷ 1 Tablette	Hypermotilität, unruhige Extremitäten. Krämpfe, Verwirrtheitszustände.

7.2 Folgen der Unterdrückung von Fieber

7.2.1 Husten

	Eupatorium perfoliatum D4, D6, D12 ▷ Mehrmals täglich 5 Tropfen	Eigenartiger, trockener Husten mit gelegentlichem Auswurf. Oft im Beginn Erbrechen.

7.3 Folgen nach Unterdrückung des Aufstoßens

7.3.1 Allgemeine Verschlimmerung

	Nux vomica D6–D12 ▷ Mehrmals täglich 5 Tropfen	Patient ist pastös, langweilig, schwerfällig. Schlaffes Gewebe. Retardierende Reaktionslage. Starke Ermüdbarkeit, große Frostigkeit. Abneigung gegen frische Luft. Unverträglichkeit von Milch.

Causa/Ursache Folgen von/Veranlassung	Arzneimittel Dosierung	Wichtige Symptome Modalitäten
	Conium D4–D12 ▷ 5x täglich in der tiefen Potenz; sonst 1–2x täglich	Allgemeine, große körperliche Erschöpfung. Sehr starker Schwindel bei Lagewechsel im Liegen. Selbst Augenbewegung verschlimmert. Verlangen nach Salz, Abneigung gegen Milch. Besserung durch Bewegung und Wärme.

7.4 Folgen der Unterdrückung des Geschlechtstriebes

7.4.1 Magenschmerzen

	Conium D4–D12 ▷ 3x täglich 5 Tropfen	Allgemeine körperliche und geistige Erschöpfung.

7.5 Folgen nach Unterdrückung des Fußschweißes

7.5.1 Allgemeine Verschlimmerung

	Sepia D6, D12, D30 ▷ Mehrmals täglich 1 Gabe	Kälteempfindlich, leichte Infektionsbereitschaft, widersprüchliche Reaktionen.
	Silicea D6, D12, D30 ▷ 1x bis mehrmals täglich 1 Tabl.	Sehr frostig. Rezidivfreudigkeit gegenüber Katarrhen.
	Zincum metallicum D12, D30 ▷ 1–2x täglich 1 Gabe/Tablette	Krampfbereitschaft der Extremitäten. Hypermotilität, restless legs.

7.5.2 Spezielle Erscheinungsformen

Brust schnürt sich zusammen	**Silicea D6, D12, D30** ▷ Anfangs mehrmals täglich, danach 1x täglich 1 Gabe	Frostigkeit, rezidivierende Katarrhe, Brustenge.
Herzklopfen	**Arsenicum album D12, D30** ▷ 3–4x täglich 5 Tropfen	Friert sehr stark. Große Angst und Unruhe. Schweißneigung, Tachyarrhythmie.
	Silicea D6, D12, D30 ▷ 5x täglich 1 Tablette	Frostigkeit, rezidivierende Katarrhe. Tachyarrhythmie.

Causa/Ursache Folgen von/Veranlassung	Arzneimittel Dosierung	Wichtige Symptome Modalitäten
Kalte Füße	**Conium D6, D12, D30** ▷ 4x täglich 5 Tropfen	Schwindel im Liegen und bei Bewegung des Kopfes. Aufsteigende Kälte von den Füßen nach oben.
	Silicea D6, D12 ▷ Mehrmals täglich	Frostigkeit, besonders Füße sind eiskalt. Rezidivierende Katarrhe.
Katarrhe	**Silicea D6, D12, D30** ▷ Zunächst mehrmals täglich tiefe Potenzen; dann 1x täglich hohe Potenzen	Frostigkeit, rez. Katarrhe.
Konvulsionen	**Silicea D6, D12, D30** ▷ Mehrmals täglich 1 Tablette	Frostigkeit, rezidivierende Katarrhe.
Schnupfen, trocken	**Silicea D6, D12, D30** ▷ Mehrmals täglich 1 Tablette	Frostigkeit, rezidivierende Katarrhe.
Verstopfte Nase	**Silicea D6, D12, D30** ▷ Mehrmals täglich 1 Tablette	Frostigkeit, rezidivierende Katarrhe.
	Sambucus D2, D3 ▷ 2x stündlich 5 Tropfen oder Globuli	Verstopfte Nase bei Säuglingen.

7.6 Folgen nach Unterdrückung von Gemütsbewegungen

7.6.1 Schlafwandeln

	Zincum metallicum D12, D30 ▷ 1–2x täglich 1 Gabe	Hypermotilität. Krämpfe der Extremitäten.

7.7 Folgen nach Unterdrückung von Hämorrhoiden

7.7.1 Allgemeine Verschlimmerung

	Nux vomica D6, D12 ▷ Mehrmals täglich 1 Gabe	Reizbar, cholerisch, kälteempfindlich. Leberbelastung, Potator.

7.7.2 Spezielle Erscheinungsformen

Blut im Urin	**Nux vomica D6, D12** ▷ Mehrmals täglich 1 Gabe	Cholerisch, reizbar, kälteempfindlich. Leberbelastung, Potator.

Causa/Ursache Folgen von/Veranlassung	Arzneimittel Dosierung	Wichtige Symptome Modalitäten
Gliederschmerzen, rheumatische	**Abrotanum D2, D4** ▷ Mehrmals täglich 5 Tropfen	Allgemeine Schwäche, Mattigkeit. Hat keinen Appetit.

7.8 Folgen nach Unterdrückung von Absonderungen

7.8.1 Blutandrang zum Kopf

	Cimicifuga D3, D12 ▷ Mehrmals täglich 5 Tropfen	Sowohl psychisch als auch somatisch typische klimakterische Beschwerden.

7.8.2 Hysterie

	Asa foetida D3–D6, D12 ▷ Alle 2 Stunden 1 Gabe	Aufstoßen von viel Luft, allgemeine Bauchbeschwerden. Übertriebene Reaktionen, reizbar.
	Lachesis D8, D12, D30 ▷ 1–2x täglich 1 Gabe	Logorrhoe. Linkslateralität. Lügt gern. Verwirrtheitszustände.

7.8.3 Konvulsionen

	Asa foetida D3–D6 ▷ Alle 2 Stunden 1 Gabe	Aufstoßen von viel Luft, allgemeine Bauchbeschwerden. übertriebene Reaktionen, reizbar.
	Cuprum metallicum D6, D12, D30 ▷ 2–4x täglich 1 Gabe	Krämpfe der Extremitäten, aber auch Singultus. Besserung durch Trinken von kaltem Wasser. Verschlimmerung nachts.
	Stramonium D6, D12, D30 ▷ 1–3x täglich 1 Gabe	Überempfindlichkeit der Sinnesorgane. Krämpfe beim Anblick von Wasser. Kann nachts im Dunkeln nicht ohne Licht sein.

Folgen von Unterdrückung physiologischer Sekretion

Schweiß *Menstruation etc.*	**Aconitum D12–C30** ▷ **D12** 1x täglich 1 Gabe **C30** Alle 14 Tage 1 Gabe	Angst, Unruhe, Herzklopfen, Schlaflosigkeit, Depressionen. Nach hormonaler Menstruationsverschiebung.

Causa/Ursache Folgen von/Veranlassung	Arzneimittel Dosierung	Wichtige Symptome Modalitäten

7.9 Folgen von Unterdrückung bei Hautausschlägen

7.9.1 Allgemein

	Aconitum **Apis** **Pulsatilla** (Siehe vorher) **Arsenicum album D6–D8** ▷ Alle 2 Stunden 1 Gabe	Starkes Frieren. Große Angst und Unruhe. Verschlimmerung nachts. Schwäche, Durst und brennende Schmerzen. Sehr lebhaft, agil, empfindlich. Überempfindlichkeit aller Sinne. Brennende Empfindungen. Furcht vor dem Alleinsein. Schon bei geringem Anlaß starke Erstickungsnot. Bangigkeit. Wenig zäher Auswurf.
	Dulcamara D4–D6 ▷ Mehrmals täglich 1 Gabe	Folge von Nässe und Feuchtigkeit. Bewegung und Wärme bessern. Verschlimmerung nachts. Anfallsweise Husten mit zähem Schleim, besonders, wenn die Witterung kalt und feucht ist.
	Sulfur D4–D6 ▷ Mehrmals täglich 1 Gabe	Unangenehm riechende Schweiße. Beschwerden haben brennenden Charakter. Füße sind heiß wie Feuer, werden aus dem Bett gestreckt. Großes Verlangen nach Süßem. Bei Asthma ist die Nase verstopft und trocken. Auswurf löst sich schwer.
7.9.2 Atemnot	**Apis D3–D6** ▷ Mehrmals täglich 1 Gabe	Das wichtigste Mittel, wenn durch Unterdrückung von Hautausschlägen Atemnot eintritt. Leitsymptomatik: Große nervöse Unruhe und Betriebsamkeit, berührungsempfindlich. Verlangen nach kühlen und kalten Auflagen. Wärme verschlimmert erheb-

Causa/Ursache Folgen von/Veranlassung	Arzneimittel Dosierung	Wichtige Symptome Modalitäten
		lich. Ödeme an allen Schleimhäuten. Wundheitsgefühl mit brennendem Charakter. Häufig auch rheumatische Beschwerden der Muskeln und Gelenke mit subakuten, wechselnden Verschlimmerungen.
7.9.3 Benommenheit		
	Cuprum metallicum D6–D12 ▷ Mehrmals täglich 1 Tablette	Krämpfe, von den Fingern und Zehen ausgehend; anfallsweise auch mit Übelkeit, Druck und Krampfgefühl im Magen. Verschlimmerung durch Druck, Berührung und kalte Luft. Besserung durch kaltes Trinken. Im allgemeinen hat man den Eindruck, als sei durch die Suppression der Hautausschläge das Zentrale Nervensystem gereizt worden. Cuprum besitzt aber auch die Fähigkeit, alte, therapieresistente Hautausschläge, die durch Cortison unterdrückt worden sind, doch noch zu bessern.
7.9.4 Bewußtlosigkeit		
	Zincum metallicum ▷ Zunächst alle 2 Stunden, später seltener 1 Gabe	Ein wichtiges Mittel bei Gehirnleiden in der Folge von Infektionsprozessen (Thyphus, Scharlach etc.). Sodann nach spinalen und zerebralen Irritationen als Folge der Unterdrückung von Hautausschlägen: Muskelzucken, Krämpfe, Rückenschmerzen, Neuralgien etc. Unruhe der Beine spielt dabei eine große Rolle.

Causa/Ursache Folgen von/Veranlassung	Arzneimittel Dosierung	Wichtige Symptome Modalitäten
7.9.5 Chorea		
	Causticum D4–D8 ▷ Mehrmals täglich 1 Gabe, später seltener	Allgemeine Trockenheit. Kälte und Zugluft verschlechtern, Feuchtigkeit bessert. Melancholische Reaktion, besonders nachts. Nach Suppression von Hautausschlägen folgende Schmerzen in Muskeln und Gelenken, brennender Charakter. Verschlimmerung durch Kälte und kalte Luft, Besserung durch Wärme. Überall das Gefühl, als seien die Glieder zu kurz.
	Sulfur D4–D8–D12 ▷ Alle 2 Stunden 1 Gabe	Sulfur ist das wichtigste Reaktionsmittel, besonders wenn nach Unterdrückung kein rechtes Mittel greifen will. In einmaliger Gabe in mittlerer bis höherer Potenz. Auch hier vor allen Dingen: Gefühl von Brennen am ganzen Körper, unangenehm riechender Schweiß. Füße werden nachts heiß und aus dem Bett gehalten. Verlangen nach frischer Luft und nach Süßigkeiten. Viel venöse Stauung.
	Zincum metallicum D6–D12 ▷ Mehrmals täglich 1 Tablette ▷ Anfänglich in kleinen Gaben, auf höhere Potenzen in seltenen Gaben umkehren	Das Mittel ist immer angezeigt, wenn bei noch bestehenden Hauterkrankungen einige Zinksymptome auffallen: Fibrilläres Muskelzucken, restless legs oder andere Krampfbereitschaft, Spasmophilie. Sodann als Folge der Unterdrückung von Hautausschlägen auftretende Chorea.

Causa/Ursache Folgen von/Veranlassung	Arzneimittel Dosierung	Wichtige Symptome Modalitäten
7.9.6 Komatöser Schlaf		
	Zincum metallicum D6–D12 ▷ Mehrmals täglich 1 Gabe	Erfolgversprechendes Symptom, wenn man sich der Causa sicher ist, daß ein unterdrückter Hautausschlag dafür verantwortlich war. Es sind zumeist spasmophile, neuropathologische Patienten, die so reagieren. Diese können allerdings erst nach entsprechender Behandlung in niedrigen Potenzen und häufigen Dosen gut geheilt werden.
7.9.7 Diarrhöe		
	Bryonia D3–D6 ▷ Mehrmals täglich 1 Gabe	Riesiger Durst auf große Mengen kalten Wassers; dabei aber trockener Mund mit weiß belegter Zunge. Bitterer Geschmack. Magendrücken wie von einem Stein. Beschwerden im Oberbauch, besonders beim Atmen. Druck auf den Bauch bessert, Wärme bessert nicht.
	Dulcamara D4–D6 ▷ Mehrmals täglich 1 Gabe	Kälte verschlimmert. Wärme und Bewegung bessern. Beschwerden werden schlimmer durch Kälte und Nässe, insbesondere durch naßkalte Witterung.
	Lycopodium D6–D12 ▷ 1–4x täglich 1 Gabe	Diarrhöe mit kollerndem Bauch und starkem Druck nach unten. Reizbar, aufbrausend. Sättigungsgefühl bereits nach 2–3 Bissen. Beschwerden wandern meist von rechts nach links. Besserung durch Kälte, im Freien, bei Bewegung und auch im Bett.

Causa/Ursache Folgen von/Veranlassung	Arzneimittel Dosierung	Wichtige Symptome Modalitäten
		Verschlimmerung durch warme Anwendungen und in der Zeit von 16°°–20°°.
	Mezereum D4–D6 ▷ Mehrmals täglich 5 Tropfen	Zunge und Zahnfleisch sind entzündlich geschwollen. Verschlimmerung durch Berührung, Bettwärme und bei Nacht. Nicht selten Herpes.
	Sulfur D4–D6 ▷ Mehrmals täglich 5 Tropfen	Schlimmer morgens beim Aufstehen und zwischen 11°° und 17°°. Schlimmer durch Bettwärme. Besser durch warmes, trockenes Wetter. Heißhunger. Verlangen nach Süßem, danach aber Sodbrennen, Übelkeit. Alle Sekrete übelriechend.
	Urtica urens D3, D4 ▷ Alle 2 Stunden 5 Tropfen	Geringer Stuhlabgang, dabei Juckreiz und eigenartiger Pruritus ohne unbedingte urtikarielle Effloreszenz.
7.9.8 Erbrechen		
	Cuprum metallicum D6–D12 ▷ 3–4x täglich 1 Tablette	Krämpfe mit Delirien. Ruhelosigkeit, Impulsivität. Besserung durch kaltes Trinken. Verschlimmerung durch Berührung, Druck und kalte Luft. Wechselhafte Krämpfe. Zuckungen der quergestreiften Muskulatur, meist von der Peripherie zum Zentrum ausgehend. Hitze, Schreck verschlimmern gleichfalls.

Causa/Ursache Folgen von/Veranlassung	Arzneimittel Dosierung	Wichtige Symptome Modalitäten
7.9.9 Gemütskrankheiten		
	Belladonna D3–D6–D12 ▷ Mehrmals täglich 1 Tablette oder 5 Tropfen	Schreckhaft, große Angst. Verlangen nach Ruhe und Dunkelheit. Schnelles Auftreten von verschiedenen Symptomen, die genauso schnell wieder verschwinden. Speziell nach Mitternacht oder gegen 15^{00}. Verschlimmerung durch Sonnen– und Lichteinwirkung. Besserung durch Wärme und Ruhe.
	Causticum D3–D6–D12 ▷ Mehrmals täglich 1 Gabe, später höhere Potenz	Große Schwäche mit Ängsten, Zwangsvorstellungen. Angst vor dem Einschlafen. Ständige Furcht vor einem schrecklichen Ereignis. Empfindlich gegen Geräusche und Berührung. Auffahren im Schlaf. Ein sehr häufig angezeigtes Mittel, bei dem aber die Modalitäten stimmen müssen: Verschlimmerung durch trockene Kälte und morgens nach dem Aufstehen. Besserung durch feuchtes kühles Wetter.
	Stramonium D6, D8, D12 ▷ Mehrmals täglich 5 Tropfen	Erregungszustände mit manischen Zügen. Geschwätzigkeit, unwillkürliches Lachen und Bewegen. Angst vor Wasser und Alleinsein. Kann nie gewalttätig werden. In der Dunkelheit unsicherer Gang. Sinneswahrnehmungen die oft außerhalb der Realität liegen. Trockenheit in Mund und Rachen.

Causa/Ursache Folgen von/Veranlassung	Arzneimittel Dosierung	Wichtige Symptome Modalitäten
	Sulfur D4, D6, C30 ▷ Mehrmals täglich 1 Gabe, dann höhere Potenz 1–2x wöchentlich	Heftige, cholerische Reaktionen, aber auch Zurückziehen in sich selbst. Eigenbrötlerisch, mit Neigung zum Philosophischen. Will nichts mehr mit anderen Menschen zu tun haben. Brennen am ganzen Körper, streckt deshalb Füße aus dem Bett. Verschlimmerung durch Bettwärme und nachts und in der Zeit um 11^{00} und 17^{00}. Besserung durch warmes, trockenes Wetter. Verlangen nach frischer Luft.
	Zincum metallicum ▷ Mehrmals täglich 1 Gabe	Sehr große Unruhe der Beine, Zittern am ganzen Körper. Äußerste Verschlimmerung schon bei geringem Alkoholgenuß und durch Berührung. Besserung durch Ruhe und durch Exkretionen. Konvulsion in den einzelnen Muskelgruppen.
7.9.10 Gesichtsschmerz		
	Dulcamara D4–D6 ▷ In häufigen Gaben; später in höheren Potenzen etwas seltener	Alle Beschwerden verschlimmern sich in der Kälte. Wärme und Bewegung bessern. Bei kühler, feuchter Witterung besonders schlimme Beschwerden. Gesichtsschmerzen mit Paralysen nach Unterdrückung von Hauterkrankungen.
	Kalmia D3–D12 ▷ Zunächst häufige Gaben; dann immer seltener und höhere Potenzen	Nervenschmerzen im Gesicht, ziehen von oben nach unten, treten blitzartig auf, besonders bei Licht. Schwindel bei der geringsten Bewegung. Verschlimmerung durch Bewegung, Sonne, Licht.

Causa/Ursache Folgen von/Veranlassung	Arzneimittel Dosierung	Wichtige Symptome Modalitäten
		Besserung durch Liegen auf dem Rücken; rechte Seite ist bevorzugt.
	Mezereum D4–D12 ▷ 4x täglich 5 Tropfen; Potenzen steigern	Verschlimmerung nachts, bei Bettwärme und durch Berührung. Schmerzen haben brennenden Charakter, manchmal begleitet von herpediformen Ausschlägen. Im Gesicht häufig zusätzlich Neuralgien mit zuckenden Schmerzen. Kältegefühl an den befallenen Körperteilen.
	Thuja D4–D6, C30 ▷ In häufigen Gaben, später in geringeren, selteneren Gaben bei höheren Potenzen **(C30)**	Feuchtigkeitsbelastung ist sehr groß. Starkes Frieren und Frösteln. Sonnenwärme ist angenehm. Kalte Hände, kalte Füße. Kopfschmerzen vom Scheitel oder aus der linken Stirnhöhle zum Schädel hin ausgerichtet. Reizbar, boshaft, streitsüchtig. Läßt sich kaum überzeugen. Abneigung gegen Fleisch und Kartoffeln. Angst vor Wind. Besserung durch Ausstrecken der Glieder, Verschlimmerung durch Bettwärme, aber auch durch Kälte.
7.9.11 Herzklopfen		
	Arsenicum album D6–D8 ▷ Mehrmals täglich 1 Gabe; später höhere Potenzen in selteneren Gaben	Lebhafter, agiler, sehr empfindlicher, pedantischer, stark frierender Astheniker. Angst und große Unruhe. Überempfindlichkeit aller Sinne. Todesfurcht beim Alleinsein. Brennende Empfindungen. Tachykardie, Pulsus parbus. Irregularitäten, drohender Kollaps, Zittrigkeit, Schwäche, Stenokardie. Besserung durch

Causa/Ursache Folgen von/Veranlassung	Arzneimittel Dosierung	Wichtige Symptome Modalitäten
		Wärme und in frischer Luft. Verschlimmerung durch Kälte, Anstrengung und durch Liegen auf der kranken Seite.
	Calcium carbonicum D4–D8 ▷ Anfangs häufige Gaben; später höhere Potenzen in selteneren Gaben	Schwerfällige Reaktion, schlaffes Gewebe. Retardierte Reaktionslage. Große Schwäche. Ängstlich, sorgenvoll. Frostigkeit, mag frische Luft nicht. Abneigung gegen gekochtes Fleisch. Eitert bei kleinsten Verletzungen. Kälte, Feuchtigkeit und Vollmond verschlimmern. Besserung durch trockenes Wetter und Liegen.
7.9.12 Husten		
	Dulcamara D4–D6, D8 ▷ In häufigen Gaben, später **D8 D12** in seltenen Gaben	Wichtigstes Mittel bei Husten nach Unterdrückung von Hautausschlägen. Verschlimmerung nachts und durch Kälte. Besserung durch Wärme und Bewegung. Anfallsartiger Husten mit zähem Schleim, besonders bei kühler, feuchter Witterung oder naßkalter. Deutliche Verbindung mit Hautausschlägen, Asthma, Durchfall und Schnupfen.
7.9.13 Hautjucken		
	Arsenicum album D6–D8 ▷ Erst in häufigen Gaben, danach seltener	Speziell bei Juckreiz nach Unterdrückung von Hautausschlägen, der häufig als »Kälteurtikaria« oder »Dysseborrhoisches Ekzem« bezeichnet wird. Wärme, Bettwärme bessern. Alle Dinge verschlimmern sich bei Kälte. Der Juckreiz hat

Causa/Ursache Folgen von/Veranlassung	Arzneimittel Dosierung	Wichtige Symptome Modalitäten
		brennenden Charakter, besonders nach Kratzen. Es entstehen dann Quaddeln, Bläschen und Pusteln im Sinne einer Dermographie. Feuchtigkeit verschlimmert immer und stets.
7.9.14 Konvulsionen		
	Agaricus muscarius D6–D12 ▷ Mehrmals täglich, später seltenere Gaben	Stimmungslabil, hastig in der Bewegung und geistiger Tätigkeit. Zittern, Brennen. Folgen von Kälteeinwirkung. Schlimmer an kalter Luft, nach dem Essen, nach Anstrengung. Besser durch langsame Bewegung und Schlaf. Plötzliche Ungeschicklichkeit. Körperlich plump, ißt hastig und gierig. Häufig unfreiwillige Muskelkontraktionen. Fibrilläres Muskelzucken, dabei Gefühl von Eisnadeln. Alle Beschwerden begleitet von Kältegefühl, Taubheit und Kribbeln.
Weitere Mittel	**Bryonia** **Calcium carbonicum** **Causticum** **Cuprum metallicum** **Stramonium** **Sulfur** **Zincum metallicum**	Sind seltener angezeigt. Beschreibung siehe vorher.
7.9.15 Kopfschmerz		
	Antimonium crudum D4, D6 ▷ Zunächst alle 2 Stunden 1 Gabe, später höhere Potenzen in seltenen Gaben	Dicker weißer Zungenbelag. Magen wie überladen. Verschlimmerung durch Essen und kaltes Wasser sowie Alkohol. Ruhe und frische Luft bessern. Haut sehr empfindlich gegen kaltes Wasser. Fußsohlen zeigen

Causa/Ursache Folgen von/Veranlassung	Arzneimittel Dosierung	Wichtige Symptome Modalitäten
		starke Verhornungserscheinungen. Oft Ekzeme und Warzen an Fingern und Füßen. Mürrischer Typ.
	Bryonia D3–D6 ▷ 4x täglich 5 Tropfen oder 1 Tablette	Reizbar, ärgerlich. Bewegung und lokale Wärme verschlimmern. Lokale Druck- und Kälteumschläge bessern. Riesiger Durst. Allgemein das Bild einer rheumatischen Reaktion.
	Lycopodium D4–D8 ▷ Zunächst häufige Gaben, später höhere Potenzen in selteneren Gaben	Depressiv, reizbar, ärgerlich. Besser durch frische Luft und Bewegung. Verschlechterung zwischen 16°° und 20°° sowie durch Wärme. In der Anamnese meist Hepatopathie. Choleriker. Müde, Mangel an Selbstvertrauen.
	Nux moschata D4–D6 ▷ Zunächst in häufigen Gaben, später höhere Potenzen in selteneren Gaben	Schwäche, weinerlich, Stimmungswechsel. Trockenheit von Haut und Schleimhaut, aber kein Durst. Starker, erheblicher Meteorismus. Macht hysterischen Eindruck.
	Psorinum C30 ▷ 1 Gabe pro Woche	Riecht immer schlecht, sieht stets schmutzig aus, auch wenn er sich häufig wäscht. Wechselnde Gemütsstimmung von traurig bis heiter. Gegen Kälte überempfindlich. Verschlimmerung bei Kälte, Berührung, Druck und durch Kaffee. Besserung durch Wärme.

Causa/Ursache Folgen von/Veranlassung	Arzneimittel Dosierung	Wichtige Symptome Modalitäten
Kopfschmerzen	**Ipecacuanha D3–D6** ▷ 4x täglich 1 Gabe	Verdauungsstörungen, Magenbeschwerden. Übelkeit nach Eisengaben. Saubere Zunge!
	Pulsatilla D12–C30 ▷ 1–2x täglich 1 Gabe, später **C30** 1x wöchentlich	Übelkeit. Verträgt keinen Essensgeruch. Widerwillen gegen fette Speisen, nach langwährendem Abusus.
	Sulfur D6 ▷ Zunächst in häufigen Gaben, später höhere Potenzen in selteneren Gaben **D12–C30**	Traurig, lustlos. Kann sich zu nichts entschließen. Philosophiert. Gefühl von Brennen am ganzen Körper. Nächtliche Verschlimmerung, auch durch Bettwärme; streckt Füße aus dem Bett. Übelriechende Schweiße. Starkes Reaktionsmittel. Großes Verlangen nach Süßigkeiten. Besserung durch warmes trockenes Wetter.

III.
Never-well-since-Symptome
Beschwerden bestehen seit ...

Innerhalb dieser Gruppe geht es zwar auch um die »Folgen von ...«, jedoch nicht im Sinne eines eindeutigen und einmaligen Ereignisses. Entscheidend ist vielmehr die Zeitspanne, innerhalb derer ein Zustand eintrat und seitdem manifest blieb.

Im Zentrum der Beurteilung steht also keine akute Veranlassung, sondern eine über einen bestimmten Zeitraum hinweg aufgetretene Symptomatik oder ein Symptomenkomplex.

▶ Alle diese Symptome werden in der Regel fast immer von den Patienten *spontan* geschildert und nicht erst anläßlich der gelenkten Anamnese erfragt.

Ein Fallbeispiel:

Eine etwa 30jährige Frau kommt in die Praxis und beginnt ihren Spontanbericht mit den Worten: »Herr Doktor, was ich Ihnen jetzt erzähle, ist ein Zustand, der bereits in meiner Pubertät begonnen hat. Seitdem habe ich diese Beschwerden nicht mehr verloren!«

Ein solches Never-well-since-Symptom ist der Hinweis auf das unter dieser Rubrik »Pubertät« stehende Symptom.

▶ Das für die Patientin richtige Arzneimittel läßt sich daher auch unter dieser Rubrik finden und auf diese Weise wird der Weg zum richtigen Mittel wieder ein **kurzer Weg!**

1. Beschwerden seit der Kinder- und Jugendzeit

Causa/Ursache Folgen von/Veranlassung Bestehen seit ...	Arzneimittel Dosierung	Wichtige Symptome Modalitäten

Die Homöopathie kennt viele Arzneimittel für die Behandlung von Beschwerden, die nach Ereignissen aufgetreten sind, von denen sich der Patient »nie richtig erholt hat« = »Never-well-Since-Syndrome«.

1.1 Beschwerden seit einer Kinderkrankheit

Allgemein	**Sulfur C30** ▷ 1–2x wöchentlich	Bestes Reaktionsmittel, besonders, wenn der »Typ paßt« und alles andere versagt.
	Psorinum C30 ▷ 1x wöchentlich 1 Gabe	Friert sehr. Immer schmuddelig, obwohl er sich wäscht. Zeigt viele Rückfälle bei Infektionen.
Seit einer besonders schweren Masern- oder Keuchhustenerkrankung	**Tuberculinum C30** ▷ 1x in 14 Tagen später seltener	Ständiger Wechsel der Symptome. Erkältet sich laufend. Ausgeprägte, rasche Abmagerung. Meist tuberkulöse Familienanamnese.
	Carcinosinum C30 ▷ 1x in 1 Monat	Furcht vor Hunden und panische Angst im Dunkeln. Angezeigt, wenn Infekt nach der Pubertät eintrat. Müdigkeit, reizbar. Schläft in Knie-Ellenbogen-Lage. Zupft Haut um die Nägel ab.

1.2 Beschwerden seit der Pubertät

	Pulsatilla C30, LM6 ▷ Langsam ansteigende LM-Potenzen1–2x täglich, evtl. mit 1–3 tägiger Pause	Unabhängig davon, um welche Krankheiten oder Beschwerden es sich handelt: Entscheidend ist, daß der Patient sich daran erinnert: Besteht seit der Pubertät!

2. Gynäkologisches Never-well-since

Causa/Ursache **Folgen von/Veranlassung** **Bestehen seit ...**	**Arzneimittel** **Dosierung**	**Wichtige Symptome** **Modalitäten**
2. 1 Geburt		
Allgemein	**Kalium carbonicum C30** ▷ 3x wöchentlich 1 Tablette	Mangelnde Erholung nach einer Entbindung.
Geburt, Fehlgeburt, auch Schwangerschaftsunterbrechung	**Sepia C30** ▷ 3x im Abstand von 3 Tagen. Nach Besserung 1x wöchentlich 1 Gabe	Wichtigstes Folgemittel nach Kinderkrankheiten inklusive Pubertät — in diesem Zusammenhang.
2.2 Menstruation		
Seit der Menopause	**Lachesis C30 LM6 bis LM12** ▷ 1x wöchentlich **C30**, oder **LM6** ▷ 3x wöchentlich 1 Gabe	Patientin gibt immer spontan an, daß die Beschwerden exakt seit der Menopause eintraten. Verschlimmerung in den Morgenstunden. Alles schlimmer durch Hitze in jeder Form. Melancholie.
Seit hormonaler Menstruationsverschiebung	**Aconitum napellus D6, D12, C30** ▷ 1 Woche 3x täglich **D6**; ▷ 1 Woche 1x täglich **D12**; ▷ Danach 1 Gabe **C30** wöchentlich, bei Periodeeintritt	Folge von hormonaler Suppression der Ausscheidung.

3. Geistes- und Gemütsbereich

Causa/Ursache Folgen von/Veranlassung Bestehen seit ...	Arzneimittel Dosierung	Wichtige Symptome Modalitäten
3.1 Kummer, Liebesverlust, Tod eines geliebten Menschen		
	Natrium muriaticum C30 1x wöchentlich oder **LM6–LM12** täglich 1 Gabe	Der plötzliche Liebesverlust ist die Causa. Ißt nur, wenn sie Hunger hat, keine regelmäßigen Mahlzeiten. Verlangen nach Salz. Kann nicht weinen. Besserung durch eintretenden Tränenfluß.
3.2 Beschwerden seit Psychoschock		
Unfall, schreckliche Nachricht, Überfall, üble Belästigung	**Aconitum napellus C30** ▷ 1x in der Woche 5 Tropfen oder 1 Tablette lutschen	Schreckhaft, nervös, ängstlich. Anfallsweise Herzjagen. Schlaflosigkeit, Unruhe. Nachts und in Hetze alles schlimmer.
3.3 Beschwereden seit einer übermäßigen geistigen Erschöpfung		
	Arnica C30 ▷ 2x wöchentlich 1 Tablette	Folge von körperlicher und geistiger Anstrengung. »Es war zuviel«.
	Kalium phosphoricum C30 ▷ 1x wöchentlich 1 Tablette	Berührungsempfindlich. Abneigung gegen Alleinsein. Friert leicht. Schwäche nach Anstrengung.
	Silicea C30 ▷ 1x wöchentlich 1 Tablette	Physisch und psychisch überempfindlich. Geistige Arbeit strengt sehr an. Lesen ermüdet. Kälteempfindlich. Schweiße übel.

4. Beschwerden seit entzündlichen und infektiösen Erkrankungen

Causa/Ursache Folgen von/Veranlassung Bestehen seit ...	Arzneimittel Dosierung	Wichtige Symptome Modalitäten
4.1 Epstein-Barr-Virus-Erkrankung		
Verschleppt oder chronisch	**Natrium muriaticum C30** oder **LM6** 1x täglich bei Verschlechterung **Pause** bis wieder besser.	»Landkartenzunge«. Abmagerung trotz guten Essens. Hunger nach Salz. Schlechte Zeit von $10^{\circ\circ}$ bis $12^{\circ\circ}$.
	Psorinum C30 ▷ 1x wöchentlich 1 Tablette	Friert sehr. Trotz Waschens immer schmutzig, riecht nicht gut. Ständig rezidivierende Infekte.
4.2 Fleckfieber		
	Pyrogenium C30 ▷ 2x wöchentlich später 1x pro Woche 1 Tablette	Zunge glatt, wie lackiert. Das Bett ist ihm zu hart. Große Unruhe. Patient spürt deutlich sein Herz, meint, es sei müde. Puls abnorm schnell, ohne Relation zur Körpertemperatur.
4.3 Lungenentzündung		
	Carbo vegetabilis C30 ▷ 2x wöchentlich 1 Tablette lutschen	Beschwerden nach Überhitzung und Kälte. Facies hippocratica. Selbst leichte Speisen sind unbekömmlich.
	Phosphorus C30 ▷ 2x wöchentlich 5 Tropfen	Schwäche mit Leere im Kopf. Halonierte Augen. Überempfindlichkeit aller Sinne.
	Psorinum C30 ▷ 1x wöchentlich 1 Tablette	Friert stark. Trotz Waschens immer schmutzig. Riecht nicht gut. Ständige Infekte.

Causa/Ursache Folgen von/Veranlassung Bestehen seit ...	Arzneimittel Dosierung	Wichtige Symptome Modalitäten
	Sulfur C30 ▷ 2x wöchentlich 1 Tablette ▶ Vorsicht, nicht nach Tbc anwenden!	Bestes Reaktionsmittel in der Rekonvaleszenz, auch nach Antibiotikagaben.
	Tuberculinum C30 ▷ 1x in 14 Tagen 1 Tablette, später 1x wöchentlich 1 Tablette	Ständiger Wechsel der Symptome. Erkältet sich laufend. Permanente Abmagerung.
4.4 Malaria		
Seit Chinindauergaben oder nach anderen Antimalariamitteln	**Lachesis C30** ▷ 2x wöchentlich 1 Tablette oder 5 Tropfen	Allgemeine Erschöpfung. Depression. Nach Schlaf alles schlimmer. Große Logorrhoe. Springt von einer Idee zur anderen. Schlimmer durch heiße Getränke.
4.5 Mononukleose		
	Cystus canadensis C30 ▷ 3x wöchentlich 1 Tablette	Unklarer Pruritus mit wechselnden Lokalisationen. Halsschmerzen. Langsame Rekonvaleszenz.
	Carcinosinum C30	Weiteres Mittel, bei schleppendem Verlauf.
4.6 Septische Erkrankung		
	Pyrogenium C30 ▷ 2x wöchentlich später 1x pro Woche 1 Tabl.	Das Bett ist ihm zu hart. Große Unruhe. Zunge glatt, wie lackiert. Patient spürt deutlich sein Herz, meint, es sei müde. Puls abnorm schnell, ohne Relation zur Temperatur.

Causa/Ursache Folgen von/Veranlassung Bestehen seit ...	Arzneimittel Dosierung	Wichtige Symptome Modalitäten
4.7 Virusgrippe		
	Carbo vegetabilis C30 ▷ 2x wöchentlich 1 Tablette lutschen	Beschwerden nach Überhitzung und nach Kälte. Facies hippocratica. Kalter Schweiß. Leichteste Speisen bekommen schlecht.
	Gelsemium C30 ▷ 2x wöchentlich 1 Tablette	Erschöpfung und Erschlaffung der Muskulatur. Schwäche und Zittern in der Sonne. Kopfschmerzen.
	Psorinum C30 ▷ 2x wöchentlich 1 Tablette	Friert sehr. Trotz Waschens immer schmutzig. Ständige Rezidive von Infekten.
4.8 Wundinfektion		
An Leichen, an Wild, nach schweren Karbunkeln	**Lachesis C30** ▷ 2x wöchentlich	Allgemeine Erschöpfung. Alles schlimmer nach Schlaf. Depression. Große Logorrhoe. Springt von einer Idee zur anderen. Heiße Getränke verschlimmern.
4.9 Schlaganfall, TIA		
	Arnica C3 ▷ 1x wöchentlich	Zerschlagenheit. Alles, worauf man liegt ist zu hart.
	Crotalus horridus C30 ▷ 1x wöchentlich	Bei Blutungen, Folge von Angst, pectanginöse Beschwerden.
	Hyoscyamus C30 ▷ 1x wöchentlich	Redselig, obszöne Reden.

5. Beschwerden seit Verletzungen oder medizinischen Eingriffen

Causa/Ursache Folgen von/Veranlassung Bestehen seit ...	Arzneimittel Dosierung	Wichtige Symptome Modalitäten
5.1 Bauchoperation		
	Staphisagria C30 ▷ 2x wöchentlich 1 Tablette	Folge von Operationen. Schlimmer bei Ärger, Kummer, Aufregung.
Postoperativer Subileus	**Staphisagria D4–D6** ▷ **i.v.**	Bei beginnendem Subileus.
5.2 Impfung		
	Thuja C30 ▷ 1x wöchentlich 1 Tablette	Keine generelle Aussage. Es kommen auch andere Mittel in Frage, je nach Art der Impfung, den Modalitäten und Symptomen.
Die anderen Mittel	**Apis** **Arsenicum album** **Hepar sulfuris** **Malandrinum** **Mezereum** **Silicea** **Sulfur** ▷ **wie Thuja**	
5.3 Kopfverletzung		
	Arnica C30 ▷ Jeden 2. Tag 1 Tablette	Unverträglichkeit von Sonne und Alkohol. Jede Unterlage für den Kopf scheint ihm zu hart. Gefühl von Zerschlagenheit.
	Natrium sulfuricum C30 ▷ 2x wöchentlich 1 Tablette	Spätfolgen von Schädelverletzungen. Verschlimmerung durch Nässe oder Kälte. Musik macht depressiv.

6. Beschwerden, die nach Geschlechtsverkehr bestehen

Causa/Ursache Folgen von/Veranlassung Bestehen seit ...	Arzneimittel Dosierung	Wichtige Symptome Modalitäten
6.1 Reizzustände und Erschöpfung		
Bedrückung, Melancholie	**Staphysagria D6** ▷ Mehrmals 1 Gabe	Schon während, immer aber nach dem Geschlechtsverkehr.
Erregung, geschlechtliche	**Moschus D3, D4** ▷ 3x täglich 1 Gabe	Libido und Erregungszustände steigern sich bis zur Enthemmung. Übersteigerte Sexualneurose.
	Origanum D3, D4 ▷ 3x täglich 1 Gabe	Erneutes Verlangen nach Geschlechtsverkehr. Hemmungslos, nimmersatt.
Herzklopfen	**Agaricus D6–D12** ▷ 1–3x täglich 1 Gabe	Zustand nach geistiger und sexueller Überanstrengung. Funktionale Herzbeschwerden mit Herzklopfen und Arrhythmien. Große Libido, schwache Erektion.
Metrorrhagie	**Acidum nitricum D6, D12** ▷ 1–3x täglich 1 Gabe	Allgemein schlechter Geruch von Sekreten. Sehr große Schwäche mit Schweißausbrüchen, aber erheblicher Libido bei heftigem GV. Blutungen.
	Ambra D3–D6 ▷ Mehrmals täglich 1 Gabe	Sexuelle Neurasthenie mit Herzsensationen und Blutungen nach dem Geschlechtsverkehr.
	Kreosotum D6, D12 ▷ 1–3x täglich 1 Gabe	Dysmenorrhoe. Blutung nach heftigem Orgasmus.

Causa/Ursache Folgen von/Veranlassung Bestehen seit ...	Arzneimittel Dosierung	Wichtige Symptome Modalitäten
Nausea	**Moschus D3–D6** ▷ Mehrmals täglich 1 Gabe	Übersteigertes sexuelles Verlangen mit starker Enthemmung und sexualneurotischen Zeichen. Übelkeit nach dem Geschlechtsverkehr, ohne Anhaltspunkte einer Organschädigung.
Ohnmacht	**Murex purpureus D4–D6** ▷ Mehrmals täglich 1 Gabe	Depressive Phasen mit heftiger sexueller Erregung und ständigem Harndrang; dabei aber Furcht und Angst vor der eigenen Enthemmung. Nach dem GV Kollapsneigung.
	Origanum D4–D6 ▷ 3–4x täglich 1 Gabe	Libido, Enthemmung, GV bis zur Kollapsneigung.
	Platinum D6, D12 ▷ 1–2x täglich 1 Gabe	Eigenartige Sexualneurose mit tetanoiden Krampfzuständen bei sexueller Betätigung. Trotz heftigem Verlangen besteht immer eine gewisse Abwehrspannung. Bei starker Nymphomanie häufig Vaginismus. Viele Ovarialneuralgien und Dysmenorrhoen. Ohnmacht bei Vaginismus.
Pollakisurie	**Staphisagria D6, D8** ▷ Mehrmals täglich 1 Gabe	Besonders bei jungen Paaren durch manuelle Reizversuche.
Reizbarkeit, schlechte Laune	**Selenium D6–D12** ▷ 1–3x täglich 1 Gabe	Sexualneurasthenien bei Männern. Großes Verlangen nach Reizmitteln. Schlechte Laune durch **Ejaculatio praecox**. **Wichtiger Hinweis:** Bei solchen Beschwerden nachfragen, ob der junge Patient etwa allopathisch Selen als Krebsvorsorge einnimmt!

Causa/Ursache Folgen von/Veranlassung Bestehen seit ...	Arzneimittel Dosierung	Wichtige Symptome Modalitäten
	Staphisagria D6–D12 ▷ 1–3x täglich 1 Gabe	Während und nach dem GV sofort schlechte Laune, Reizbarkeit.

6.2 Schmerzzustände, während und nach dem Geschlechtsverkehr

Am Damm	**Allium cepa D3–D6**	Siehe »Blase«!
	Alumina D12 ▷ 1–2x täglich 1 Gabe	Lanzierende spastische Schmerzen von der Scheide zum Damm hin. Mitunter Jucken an der Haut und Koordinationsstörungen beim Gehen.
Blase	**Allium cepa D3–D6** ▷ 3x täglich 1 Gabe	Schmerzen in der Blase mit Pollakisurie, Besserung aller Beschwerden an der frischen Luft und bei Kälte.
Hoden	**Argentum nitricum D12, C30** ▷ **D12** 1x täglich, später **C30** 1x wöchentlich 1 Gabe	Allgemein Neurasthenie mit überwiegend geistigen Symptomen. Unverträglichkeit von Süßigkeiten. Splittergefühle im Schleimhautbereich. Schmerzen entlang der Harnleiter zum Hoden und Brennen in der Harnröhre beim Wasserlassen.
	Magnesium muriaticum D6, D8 ▷ 3–4x täglich 1 Gabe	Lanzierende Hodenschmerzen nach dem Geschlechtsverkehr, besonders in der Folge von psychovegetativen Krisen (dann auch bis zur **C30** verordnen!). Tagsüber Kopfschmerzen und Müdigkeit. Verschlimmerung durch Milch.

Causa/Ursache Folgen von/Veranlassung Bestehen seit ...	Arzneimittel Dosierung	Wichtige Symptome Modalitäten
Kopfschmerzen	**Kalium carbonicum D6** ▷ Mehrmals täglich 1 Gabe	Schwäche, Schweiße. Verschlimmerung durch Niederlegen, Kälte und Luftzug. Besserung durch Wärme und Aufrichten.
Lenden	**Acidum phosphoricum D3–D6** ▷ Mehrmals täglich 1 Gabe	Leichtes Schwitzen. Müdigkeit, Kollapsigkeit, Schwindelgefühl. Sehr starke Libido, aber mangelnde Erektion. Bei Wiederholung Impotenz.
	Staphisagria D6–D12 ▷ 3x täglich **D6,** anschl. 1x täglich **D12**	Ständige Gedanken an sexuelle Betätigung. Nach Aktivitäten völlig erschöpft. Andauernde sexuelle Vorstellungen, sexuelle Neurasthenie.
Oberschenkel, Schmerzen ziehen in den	**Causticum D3–D6** Tablette ▷ 3x täglich **D3** 1 Woche danach 3x täglich **D6** 4 Wochen 1 Gabe	Häufig Krämpfe nach dem GV. Verschlimmerung durch Kälte. Mitunter Harninkontinenz beim Husten und Niesen.
Penis und Harnröhre	**Argentum nitricum D6–D12** ▷ 1–3x täglich 1 Gabe	Fröstelt. Sehr empfindsam und ehrgeizig. Verträgt nichts Süßes. Neben Schmerzen auch Impotentia coeundi.
	Causticum D3–D6 Tablette ▷ 3x täglich 1 Gabe	Lähmungsartige, große körperliche und geistige Schwäche. Schlimmer durch Kälte. Schmerzen in der Harnröhre, die sich bei häufigem Wasserlassen bessern.
	Kreosotum D6, D8 ▷ Mehrmals täglich 1 Gabe	Schmerzen entstehen bereits während des Geschlechtsverkehrs und lassen nur langsam nach. Urin riecht mitunter sehr stark.

Causa/Ursache **Folgen von/Veranlassung** **Bestehen seit ...**	**Arzneimittel** **Dosierung**	**Wichtige Symptome** **Modalitäten**
	Sabal serrulatum D3–D4 Dil. ▷ Mehrmals täglich 5 Tropfen	Schmerzhafte Urethra spastica. Verschlimmerung aller Beschwerden morgens und abends. Das Mittel bei beginnender Prostatahypertrophie, wenn nach dem GV Schmerzen im Penis auftreten.
Rektum, Schmerzen strahlen ins	**Mercurius corrosivus D6** Tablette ▷ 3x täglich 1 Tablette	Schon während, sicher aber nach dem Coitus, treten Spasmen im Rektum auf. Mitunter auch imperativer Stuhlgang mit Tenesmen.
Schmerzen in der Scheide bis zur Gebärmutter ziehend mit Aversion gegen GV	**Berberis D3–D6** ▷ 5x täglich 5 Tropfen, nach Besserung **D12** 1x täglich	Stechende, brennende, drückende Schmerzen in der Scheide bis zum Uterus ziehend. Deutliche Besserung durch Ruhe. Verschlimmerung durch Bewegung und Erschütterung.
	Causticum D3–D6 Tablette ▷ 4–5x täglich 1 Tablette	Verschlechterung bei Kälte. Besserung bei feuchtem Wetter. Harninkontinenz beim Husten und Niesen. Allgemein melancholische Stimmungslage.
	Natrium muriaticum D6–D12 Tablette ▷ 1–5x täglich 1 Tablette	Folgen von Kummer, Eifersucht, großem Ärger. Folgen von Liebesverlust mit Depressionen. Kälte verschlimmert. Geistige und körperliche Anstrengung schwächt sehr stark. $10^{\circ\circ}$–$12^{\circ\circ}$ große Flaute. Allgemein vegetative Fehlsteuerung.

Causa/Ursache Folgen von/Veranlassung Bestehen seit ...	Arzneimittel Dosierung	Wichtige Symptome Modalitäten
	Sepia D6, D12 Tablette ▷ 1–2x täglich 1 Tablette	Ähnliche Beschwerden wie bei **Natrium muriaticum**. Kann nicht lange stehen. Einerseits mitunter große Libido, dann wieder wechselnd mit Frigidität. Kann auch extrem temperamentvoll sein.
Schleimhaut-Hypersensibilität	**Berberis D3, D6** Dil. ▷ 5x täglich 5 Tropfen	Empfindlichkeit der Schleimhaut beim Geschlechtsverkehr, mit Schmerzen und Trockenheit.
	Coccus cacti D6 Dil. ▷ 3x täglich 5 Tropfen	Reizzustände der Vaginaschleimhaut, besonders beim Geschlechtsverkehr. Dadurch Schmerzen. Häufige Blasenentzündung.
Hypersensibilität der Schleimhaut	**Coffea D3–D6** Dil. ▷ 4x täglich 5 Tropfen	Schmerzen beim Geschlechtskontakt. Meteorismus als Folge. Hypochondrische und vegetative Reaktionen mit Schweißausbrüchen, Herzklopfen, Migräne, Kopfschmerzen und Polliurie.
	Platinum D6–D12 Tablette ▷ 1–2x täglich 1 Tablette	Überempfindlichkeit mit Krampfneigung bis zu Vaginismus. Sehr starke Libido, aber Frigidität. Mituntor schon bei der geringsten Berührung der Geschlechtsorgane Vaginismus.

Causa/Ursache Folgen von/Veranlassung Bestehen seit ...	Arzneimittel Dosierung	Wichtige Symptome Modalitäten
	Plumbum metallicum D6–D12 ▷ 2x täglich 1 Tablette	Polyneuritische Beschwerden im Bereich in der und um die Vagina. Starke Berührungsempfindlichkeit wie bei **Platina**. Vaginismus. Nach dem Geschlechtsverkehr Kopfweh, Schwindel. Gelegentlich Sprachstörungen, Wadenkrämpfe.

IV.
Als-ob-Symptome (As-If-Symptome)

Völlig zu Recht erhält diese besondere Symptomenreihe ein eigenes Kapitel. Hierzu gibt es zahlreiche zwingende Gründe.
Was ist ein Is-If-(As-If-)Symptom?

> Ein Symptom, das der Patient so beschreibt: »Es ist, wie wenn...« (Is-If) oder »Es ist, als ob« (As-If).

Der Begriff »As-If« wurde von H. C. ALLEN »erfunden« und in englischer Sprache inauguriert. Ihm zu Ehren können wir es getrost im Original verwenden.
Wir haben bei der Anamnese viele Zeichen erfragt und gesagt bekommen. Wir haben dabei sensorische, funktionelle, subjektive und objektive Symptome unterschieden.

▶ Das Is-If-Symptom gehört in die Gruppe der sensorischen Symptome – und zwar zu den Modalitäten.

Nun stellt sich die Frage:
Ist es eine einfache oder eine sehr wertvolle Modalität im Sinne des § 153 (»Organon«)?
Die Beobachtung eines Is-If-Symptoms ist eine große Leistung des Patienten. Einfache Modalitäten sind keine Leistung, sondern nur eine Empfindung. Die Leistung des Patienten besteht darin, daß er sich zu seiner Empfindung, die er hat, zusätzlich noch etwas vorstellt. Das ist mehr, als wenn man nur »etwas hat«.
Es gibt doch bsplw. Wärmerezeptoren auf der Haut, die vermitteln uns auf dem einfachen Wege das Sensorium proprium, das »Brennen« zum Beispiel. Wenn ich aber sage, »es ist, als ob es brennt«, dann habe ich eine Leistung erbracht, die einen beachtlichen Wert ausmacht. Die Leistung besteht außerdem darin, etwas zu vergleichen, was man gerade empfindet mit dem, was man bereits einmal empfunden hatte.
Diese Leistung erfordert Gedächtnis, Phantasie und Vorstellung und ist daher etwas »Sonderliches« im Sinne des § 153 aus dem Hahnemann'schen »Organon«.
Hinweise zur praktischen Nutzung:
Alle hier aufgeführten Arzneimittel habe ich in meiner Praxis selbst als hilfreich erlebt. Andere Mittel, die ich persönlich nicht angewandt habe, wurden entsprechend weggelassen.

> Bei allen Arzneimitteln reicht im Beginn **D-Potenz** oder **C12**, wenn die Behandlung symptomatisch auf ein Symptom ausgerichtet ist.
> Bei einer chronischen Krankheit sollte dieses Symptom dann schon zu dem Arzneimittel der Gesamtheit der Symptome, bzw. zum zugehörigen Konstitutionsmittel passen. In diesem Falle ist dann die nach der Gesamtheit der Symptome und nach der Sensibilität des Patienten zu wählende Potenz die **Q-** oder **LM-**Potenz oder bis zur **C30**.
> In meiner über 50jährigen Praxis habe ich nur in den seltensten Fällen höhere Potenzen als die **C30** bis **Q30** gebraucht. Wenn das Arzneimittel ein echtes Simillimum war, reichte dies völlig zur Behandlung und Heilung aus.

Bitte immer daran denken: Das Wichtigste bei der Anwendung homöopathischer Arzneimittel ist allemal das »SIMILE« und nicht die Höhe der Potenz. Dabei darf ich an das genaue Studium der §§ 275–276 des »Organon« erinnern und an HAHNEMANNS Aufforderung und Bitte: **»Machts nach, aber machts richtig und sorgfältig nach!«** (»Reine Arzneimittellehre«).

1. Gemüt

Wichtiges Symptom	Als-ob-Symptom Is-If-Symptom	Arzneimittel Dosierung
1.1 Angst		
Angst	... als müsse er sterben	**Acon. D12** Angst, Unruhe, Herzjagen, Panik. **Ars. C30** Angst, Frieren, Entkräftung. Psychisch unruhig.
	... wie beim Gehen verfolgt	**Anac. D12** Alles verdächtig, Fluchen oder Beten. **Arg-n. D12** Immer in Eile. Dreht sich um. Hört im Dunkeln Schritte folgen.
Auffahren	... wird davon geweckt	**Arg-m. D12** Am Abend. **Ars. C30** Angst, friert, schlapp. **Nat-m. C30** Weinerlich, Landkartenzunge. Isolationserlebnisse. Gier nach Salz. **Nux-m. D12** Träge, schläfrig. Nach Schlaf verwirrt.
	... weil er einen ängstlichen Schrei zu hören glaubt	**Bor. D12** Angst beim Niederlegen und Abwärtsgehen.
falsch	... glaubt, daß er alles falsch gemacht habe	**Aur-a. D12** Melancholisch, schwach, friert.
feucht	... als wären die Bettücher	**Lac-d. D12** Pochen im Kopf. Kloß im Hals. Schlafmangel.
Furcht	... Herz; Gefühl, es würde aufhören zu schlagen, wenn er sich nicht dauernd bewege	**Gels. D12** Zerschlagenheitsgefühl, Schwäche, Kopfschmerzen, Okzipitalneuralgie.

Wichtiges Symptom	Als-ob-Symptom Is-If-Symptom	Arzneimittel Dosierung
getrennt	... als ob Körper und Geist getrennt seien	**Anac. D12** Fluchen, Beten. Grimmig, fies. **Thuj. D12** Chronisch rezidivierende Infekte.
kleiner	... Gegenstände erscheinen kleiner	**Stram. D12** Halluzinationen, Tagträume.
Lumpen	... alte Lumpen erscheinen schön wie Seide	**Sulf. D12-C30** Fühlt sich trotz Schmutz wohl. Immer heiß, nur Füße kalt.
Musik	... scheint unerträglich, wie ein körperliches Etwas, das ihn packt	**Ambr. D12** Fühlt sich von Noten wie von einem Hammer belästigt.
	... unerträglich, geht durch Mark und Bein	**Sabin. D3-D4;** ▷ 3x täglich Schlimmer bei Wärme, frische Luft bessert.
nervös	... fühlt sich so nervös, daß sie sich an irgendetwas festhalten muß, um nicht zu schreien	**Sep. C30** ▷ 1x wöchentlich 5 Tropfen Wechseljahre.
Selbstvertrauen	... glaubt, andere setzten kein Vertrauen in sie; das macht sie unglücklich	**Aur. C30** ▷ 1x wöchentlich 5 Tropfen Intellektueller Mensch mit viel geistiger Arbeit.
vergessen	... hat ständig das Gefühl, er habe etwas vergessen	**Caust. D12** ▷ 2x täglich 1 Tablette Mitleidig, liebt feuchte Kälte. **Iod. C30** ▷ 1x wöchentlich 1 Tablette Unruhig, sprunghaft, nervös. Heißhunger, Hitzegefühl, Abmagerung. Verschlimmerung durch Hitze und Aufregung.

Wichtiges Symptom	Als-ob-Symptom Is-If-Symptom	Arzneimittel Dosierung
1.2 Wahnideen		
adelig	... glaubt, er sei	**Phos. C30** ▷ 1x wöchentlich Nervöse Überregbarkeit.
allein	... sie sei immer	**Puls. C30** ▷ 1x wöchentlich Verzagt, weinerlich, mimosenhaft.
alte	... Lumpen sind so schön wie Seide	**Sulf.**
Ameisen	... das Bett scheint voller	**Plb.**
arm	... Armenhaus muß, glaubt, daß er ins	**Psor.** Starker Foetor. **Bry.** Sehr reizbar.
ausdehne	... als ob sich ein Körperteil	**Arg-n.**
ausgelacht	... zu werden, bildet sich ein	**Bar-c.** Hager, senil. **Calc.** Praeskleros, gutgenährt.
Beine	... zu lang sind, daß	**Cann-i.** In der LM erhältlich.
beobachtet	... wird, daß sie	**Ars.** Schwach – friert **Bar-c.** Hager, senil. **Hyos.** Lebhaft, Halluzinationen. **Rhus-t.** Ißt gern Käse. Schlimmer in Ruhe.
Bienen	... sieht	**Puls.**
ereignen	... wird, daß sich etwas Schreckliches	**Lyss.**

Wichtiges Symptom	Als-ob-Symptom Is-If-Symptom	Arzneimittel Dosierung
fällt	... glaubt, daß er	**Cench., Stram.**
falsch	... gemacht habe, als ob er alles	**Aur.**
gekränkt	... fühlt sich ...daß er die Leute gekränkt hätte	**Sep.** **Ars.**
Geräusche	... Klopfen unter dem Bett	**Calc., Canth.**
Glocken	... läuten, hört	**Cann-i., Ph-ac., Thea.**
groß	... kleine Gegenstände erscheinen zu groß, macht große Schritte darüber, als ob sie Baumstämme wären ... Menschen erscheinen zu groß, bei einem Schwindelanfall	**Agar.** **Caust.**
Hunde	... greifen ihn an	**Stram.**
länger	... Gegenstände erscheinen	**Berb., Camph., Dros., Kreos., Nit-ac., Sulf.**
länger	... die Umstehenden scheinen länger, so daß sie auf ihn herabsehen	**Lac-c.**
Musik	... unerträglich, Musik erscheint, als ein körperliches Etwas, das ihn packt	**Ambr., Natr-s.**
Not	... geraten, glaubt, er wird in	**Calc-f., Sulf.**
Stecknadel	... über	**Sil., Spig.**
Unzucht	... beschuldigt sich unzüchtiger Handlungen, die sie nie begangen hat	**Phos.**
versagt	... fürchtet, daß alles: versagt ... daß sein Verstand versagt	**Act-sp., Arg-n., Aur., Merc., Nux-v., Sil.** **Arg-n., Sil.**
zusammenbrechen	... glaubt, er wird sicher zusammenbrechen; daß er unter Belastung zusammenbrechen wird	**Arg-mur., Lyc.**

2. Gesicht, Gesichtsschmerzen

Wichtiges Symptom	Als-ob-Symptom Is-If-Symptom	Arzneimittel Dosierung
2.1 Gesicht		
Fliegenkrabbeln	... als ob Fliegen über das Gesicht krabbeln würden	**Gymn.**
gedunsen	... gedunsen, wie	**Nat-a.**
gespannt	... als wäre die Haut über das Gesicht	**Nit-ac.**
Kälte	... Brennen, mit dem Gefühl von	**Grat., Nat-m.**
	... Luft auf dem Gesicht bläst, als ob kühle	**Coloc., Mez.**
Oberlippe	... Oberlippe	**Caust.**
Schwere	... Gefühl der Schwere	**Alum., Cham., Kali-i., Nicc.**
Spinnweben	... wie von	**Alum., Brom., Calc., Graph., Mez., Sulf., Sulf-ac.**
Unterlippe	... Unterlippe	**Graph., Mur-ac.**
zusammenziehen	... als würden sich die Augenbrauen	**Carb-s.**
2.2 Gesichtsschmerzen		
brennender Schmerz	... wie von heißen Drähten, beidseitig	**Acon., Coloc.**
	... erfroren, wie	**Agar.**
	... Nadeln, wie von	**Ars., Caps., Spig.**
Kälte	... Eis; als ob scharfes Eis die Nerven berühre	**Agar.**
	... Nadeln; als gingen kalte durch die Nerven	**Agar.**
	... Nagel, wie von einem kalten	**Coloc.**
	... Lippen, kalt	**Bov., Ign., Nit-ac., Pareir., Sep.**
Schmerz	... Splitterschmerz	**Agar., Bov., Ign., Nit-ac., Phos.**

Wichtiges Symptom	Als-ob-Symptom Is-If-Symptom	Arzneimittel Dosierung
	... stechender Schmerz wie von Nadeln	**Ars., Aur., Caps.**
	... stechender Schmerz, wie von brennenden Nadeln	**Spig.**
Taubheitsgefühl	... Taubheitsgefühl, mit	**Cham.**
	... Taubheitsgefühl, besonders um den Mund	**Acon., Ambr., Bar-c., Bovista, Carb-s., Colch., Indg., Jatr., Kali-br., Kali-c., Kali-i., Lyc., Mag-c., Mag-s., Nat-p., Nat-s., Nit-ac., Ther.**
Trockenheitsgefühl	... Trockenheit	**Nux-m.**
	... feuchtem Mund, mit	**Acon., Sulf., Viol-t.**

3. Sinnesorgane

Wichtiges Symptom	Als-ob-Symptom Is-If-Symptom	Arzneimittel Dosierung
3.1 Augen und Augenschmerzen		
Schweregefühl	... morgens, als ob man die Lider nicht offenhalten könne	**Nit-ac., Sep.**
überanstrengt	... wie	**Ruta**
ziehender Schmerz	... Faden, wie mit einem, zum Hinterkopf oder in das Gehirn	**Crot-t., Hep., Lach., Par., Sil.**
	... zieht die Augäpfel nach hinten oder vorn	**Par.**
3.2 Ohren und Gehör		
Echo	... jedes Geräusch erzeugt ein besonderes Echo im Ohr	**Lyc.**
empfindlich	... eigene Stimme	**Arn., Cann-i.**
	... eigene Stimme erscheint sehr laut	**Caust.**
erfroren	... wie	**Agar., Colch., Crot-h., Petr., Puls.**
Geräusche	... Brandung, wie von einer	**Sarr., Spig., Sulf.**
	... die schmerzhaften Stellen im ganzen Körper scheinen von Geräuschen getroffen zu werden	**Ther.**
	... Dampf entweicht, als ob	**Caust., Glon., Lach., Phys., Tarent.**
	... Donner, leise Geräusche hören sich an wie ein	**Nat-c.**
	... Dudelsack, wie von einem entfernten	**Nat-c.**
Explosion	... Explosion, wie eine	**Cann-i., Dig., Graph., Nat-c., Phos.**
	... von brennendem Glas	**Aloe, Dig., Zinc.**
	... plötzliche Explosion mit klatschendem Geräusch im linken Ohr	**Aloe**
	... Schlaf, im	**Mag-c., Stann.**

Wichtiges Symptom	Als-ob-Symptom Is-If-Symptom	Arzneimittel Dosierung
Fauchen	... Fauchen, wie von einer Katze	**Calc., Nit-ac., Plat.**
	... nachmittags	**Nit-ac.**
Flattern	... Flattern, wie von einem Schmetterling	**Jac., Nat-m.**
	... Vogel, wie von einem	**Cham., Mag-c., Mang., Ph-ac.**
	... Fledermaus, Geräusche wie von einer	**Mill.**
	... nachts	**Ph-ac.**
	... Flügelschlagen eines Vogel wie, das	**Mosch.**
Flüstern	... Flüstern	**Am-c., Dulc., Rhod.**
	... morgens	**Dulc.**
	... abends	**Rhod.**
Gewehrschüsse	... Gewehrschüsse, wie	**Am-c., Cann-i., Graph., Spong.**
	... nachts	**Spong.**
	... Schlucken, beim	**Graph.**
Glocken	... Glockenschlag	**Ars., Chin., Chin-s., Clem., Crot-h., Mang., Nat-s., Petr., Ph-ac., Sars., Spig., Sulf-ac., Valer.**
	... morgens	**Mang.**
	... Gongton, wie ein, im Liegen	**Sars.**
Gurgeln	... gurgelndes Geräusch in den Ohren, wie von Luftblasen	**Lyc.**
Hornblasen	... Hornblasen	**Kalm.**
Kanonendonner	... Kanonendonner, wie	**Bad., Mosch.**
	... Entfernung, in der	**Chel., Plat.**
Klappen	... Klappen, wie von, in der Entfernung, besser beim Aufstehen	**Mez.**
Klingen	... Klingen einer Harfensaite	**Lyc., Sulf.**
	... einer lockeren	**Phel.**
	... wie von einer dünnen, zitternden Metallkugel im Kopf	**Aloe**

Wichtiges Symptom	Als-ob-Symptom Is-If-Symptom	Arzneimittel Dosierung
Klopfen	... klopft, als ob jemand an die Tür	**Ant-c.**
Knacken	... Knacken, als wäre das Trommelfell geplatzt im Schlaf	**Lach.**
Knall	... Knall, wie von entfernten Schüssen	**Am-c., Bad., Chel., Dig., Plat.**
	... Zerbrechen von Glas, wie	**Aloe, Dig., Zinc.**
Knistern	... Knistern, eines Papierblattes erscheint wie das Rauschen eines Wasserfalls	**Nat-ac.**
Krachen	... Krachen, wie von einer zerbrechenden Glasscheibe	**Aloe, Dig., Zinc.**
Mäuse	... Mäusen, Geräusche wie von	**Rhus-t.**
Maschinen	... Maschinen, Geräusche von	**Hydr.**
	... 14 Uhr	**Hydr.**
Metall	... Metallkugeln, als würde eine dünne, Metallkugel im Kopf klingen	**Aloe**
Morgens	... morgens, beim Erwachen	**Naja**
	... entfernt	**Bry., Mez.**
Mühle	... Mühle, Geräusche wie von einer	**Bry., Cic., Jod., Mez., Naja, Nux-v.**
Muscheln	... Muscheln, wie das Rauschen einer	**Ter.**
Musik	... Musik zu hören, scheint	**Ail., Bell., Calc., Cann.i., Kalm., Lyc., Merc., Nat.-c., Phos., Plb., Puls., Sal-ac., Sarr., Stram., Sulf.**
	... abends	**Lyc., Puls.**
	... Hinlegen, beim	**Puls.**
	... Pfeifen wie Dudelsäcke	**Bor.**
	... Ruhe, bei	**Nat-c.**
	... schrill	**Coff.**
	... wimmernde Melodie	**Ant-c.**

Wichtiges Symptom	Als-ob-Symptom Is-If-Symptom	Arzneimittel Dosierung
Nageln	... Nägel in ein Brett getrieben würden, als ob in der Entfernung	**Agar.**
Poltern	... Poltern wie ein entfernter Tornado	**Asar.**
Quaken	... Quaken wie Frösche, beim Gehen	**Mang.**
	... Sitzen, beim	**Mag-s.**
Rauschen	... Rauschen, wie beim Entweichen von Dampf	**Glon. Sil.**
	... Muscheln, wie von einer	**Ter.**
	... Wasser, wie von	**Aster., Cham., Cocc., Kali-n., Mag-c., Mag-s., Petr., Puls.**
	... 16 Uhr, nach	**Puls.**
	... Wasserfall, wie ein	**Ars., Aster., Aur., Bry., Caust., Cann-i., Chel., Chin-s., Con., Lyss., Mag-c., Nat-p., Petr., Rhus-t., Sulf-ac., Ther.**
	... Mundöffnen, beim	**Sal-ac.**
Regnen	... Regen, Geräusche wie von	**Kali-i., Rhod., Rhus-r.**
Sausen	... Sausen, wie von einem Wasserfall, beim Mundöffnen während des Mittagessens	**Sulf-ac.**
Schlagen	... Schlagen einer Uhr	**Mang.**
	... Schlägen, Geräusche von entfernten, besser beim Aufstehen	**Mez.**
	... Tür schlägt, als ob jemand an die	**Ant-c.**
Schnappen	... Schnappen, wie von elektrischen Funken	**Ambr., Calc., Dulc., Hep., Rheum, Sabad.**
Schüsse	... Schüsse wie ein Knall	**Cann-i., Graph.**
	... entfernte Schüsse	**Am-c., Bad., Chel., Dig., Plat.**
	... Singen, äolische Harfe, wie von einer	**Carb-s.**

Wichtiges Symptom	Als-ob-Symptom Is-If-Symptom	Arzneimittel Dosierung
	... Entweichen von Dampf, wie das	**Phys.**
	... Heuschrecken, wie	**Nux-v., Rhus-t.**
	... Teekessel, wie ein	**Lach., Tarent.**
Summen	... Telegrafendrähte, Summen wie	**Ferr-pic.**
Trillern	... Trillern der Vögel	**Bell., Bry.**
Trompeten	... Trompeten, Geräusche wie von	**Bell.**
Uhr	... Uhr, wie das Aufziehen einer	**Ambr.**
Wasser	... Wasser im Ohr sei, als ob	**Nit-ac.**
	... kochendem Wasser, wie von	**Bry., Cann-i., Dig., Sulf., Thuj.**
Windgeräusche	... Wind, Geräusche von	**Abrot., Am-c., Calc., Carb-s., Chel., Ign., Led., Mag-c., Mosch., Petr., Phos., Plat., Puls., Sep., Spig., Sulf., Vinc.**
	... nachmittags	**Mag-c., Puls.**
	... nachts	**Sep.**
	... Geräusche verschlechtern	**Plat.**
	... Wirbelwind	**Croc.**
Zimbeln	... Zimbeln und Trommeln, wie von	**Lob.**
Zischen	... Zischen, wie von kochendem Wasser	**Bar-c., Bry., Cann-i., Dig., Lyc., Mag-m., Sulf., Thuj.**

3.3 Nase und Geruchssinn

Geruchssinn	... alles riecht zu stark	**Aur.**
Gerüche, wirkliche und unwirkliche		
faulig	... faulig	**Anth., Asaf., Aur., Bell., Calc., Cob., Graph., Kali-bi., Kreos., Meny., Merc., Nit-ac., Par., Phos., Puls., Seneg., Sep., Verat.**
	... morgens, beim Erwachen	**Kreos.**
	... Brot und Milch riechen	**Par.**

Wichtiges Symptom	Als-ob-Symptom Is-If-Symptom	Arzneimittel Dosierung
	... Eier, wie faule	**Aur., Bell., Calc., Kali-bi., Mag-arct., Meny., Merc., Nux-v., Phos., Sep., Sulf.**
	... Nasenschneuzen, beim	**Aur., Kali-bi.**
	... Speisen und Milch riechen	**Nux-v., Par.**
fischig	... Fischlake	**Agn., Bell., Colch., Elaps., Thuj.**
	... Hering, wie	**Agn.**
fötid, faulig	... fötid, Aasgeruch, wie	**Bell., Kal-bi., Par., Phos., Sulf.**
	... Getränke riechen faulig	**Nux-v.**
Kaffee	... Kaffee, wie	**Puls.**
Käse	... Käse, wie	**Nux-v.**
sauer	... sauer	**Alum., Bell.**
Stalldung	... Stalldung, wie	**Manc.**
Tabak	... Tabak, wie	**Puls.**
Tannen	... Tannen, Rauch von brennenden, wie	**Bar-c.**
Teer	... Teer, wie	**Ars., Con.**
Verbrannt	... wie verbranntes Haar	**Graph., Sulf.**
Whisky	... wie Whisky	**Aur.**
Zwiebeln	... wie Zwiebeln	**Cor-r., Manc.**
	... geröstete	**Sang.**
Nasenschmerzen		
brennende	... Feuer gefüllt, mit, als wären die Nasenlöcher	**Arum-t.**
drückender	... Brille, wie von einer schweren	**Cinnb.**
	... Nasenlöcher zusammengekniffen, als ob die	**Kali-bi., Lachn., Spong.**

Wichtiges Symptom	Als-ob-Symptom Is-If-Symptom	Arzneimittel Dosierung
	... drückender Schmerz über der Nase, wird dann reißend; zuletzt dumpfes Gefühl im Hinterkopf	**Ambr., Cupr.**
Naseschneuzen	... dauernde Neigung zum Naseschneuzen, durch das Gefühl eines großen Körpers in der Nase	**Teucr.**
Schnupfen		
Brennen	... mit Brennen	**Arum**
Kältegefühl	... mit Kältegefühl	**Acon., Arg-n., Ars., Bry., Calc-p., Carb-s., Caust., Graph., Merc., Nat-c., Nit-ac., Nux-v., Puls., Sarr., Sil., Spig., Spong., Sulf.**
kitzelnd	... kitzelndes Gefühl, als ob Schnupfen fließt, doch beim Schneuzen kommt kaum etwas	**Cench., Teucr.**
Kopf voll	... reichlich mit Völlegefühl im Kopf	**Acon., Agar., Arum-t., Calc., Kali-j., Nit-ac., Nux-v.**
Nase trocken	... trocken wäre, als ob die Nase	**Mez., Petr., Phos., Seneg.**

3.4 Der Geschmackssinn

Äpfel	... nach Äpfeln	**Agar.**
bitter	... alles, außer Wasser, schmeckt bitter	**Acon.**
	... Brot schmeckt bitter	**Puls.**
	... Wasser schmeckt bitter	**Ars., Chin-a.**
Eier, faule	... wie faule Eier	**Arn., Hep., Mur-ac., Thuj.**
Erde	... wie nach Erde	**Aloe, Hep., Ip., Nux-m., Phos., Puls.**
fade	... alles schmeckt fade	**Mosch.**

Wichtiges Symptom	Als-ob-Symptom Is-If-Symptom	Arzneimittel Dosierung
faulig	... faulig, wie von verdorbenem Wasser	**Caps.**
Fisch	... wie nach Fisch	**Acon.**
Honig	... alles schmeckt und riecht wie Honig	**Apoc.**
Käse	... Käse, wie	**Aeth., Lyc., Phel., Phos., Zinc.**
Knoblauch	... Knoblauch, wie	**Asaf., Calc-ar.**
Kräuter	... Kräuter, wie	**Calad., Nux-v., Ph-ac., Puls., Verat.**
Kreide	... Kreide, wie	**Ign., Nux-m.**
Mandeln	... Mandeln, wie süße	**Coff., Crot-t., Dig.**
Mehl	... Mehl, wie	**Nicc.**
Metall	... Metall, wie ... Speisen schmecken wie	 **Am-c.**
Milch	... Milch, wie ... angebrannte Milch, wie	**Aur.** **Tab.**
Pfeffer	... Pfeffer, wie	**Hydr., Mez., Tarax.**
Pfefferminz	... Pfefferminz, wie	**Ferr-j., Verat.**
Rauch	... Rauch, wie ... Brot schmeckt wie nach	**Ph-ac.** **Benz-ac., Nux-v.**
Ruß	... Ruß, wie nach	**Ars., Carb.**
Salzig	... salzig, alles schmeckt ... Nahrung schmeckt zu ... Speichel schmeckt zu	**Sep.** **Chin., Sulf.** **Chin., Sulf.**
Seife	... Seife, wie nach	**Cact., Calc-s., Dulc., Jod., Sil.**
Süß	... süß, alles schmeckt	**Phel.**

Wichtiges Symptom	Als-ob-Symptom Is-If-Symptom	Arzneimittel Dosierung
	… Bier schmeckt	**Cor-r.**
verbrannt	… verbrannt, wie	**Berb., Bry., Calad., Chin-s., Cycl., Kali-chl., Nux-v., Puls., Sulf.**
Wein	… Wein, wie	**Seneg.**
	… Wasser schmeckt wie	**Tab.**

4. Kopf

Wichtiges Symptom	Als-ob-Symptom Is-If-Symptom	Arzneimittel Dosierung
4.1 Kopfempfindungen		
auf und ab	... Gefühl von etwas, das auf und ab geht	**Con., Lyc.**
Ausdehnung	... aufgeblasen, fühlt sich wie	**Kali-i.**
	... Kopfhaut, als ob sie sich ausdehne und wieder zusammenziehe	**Glon.**
	... zieht sich zusammen und dehnt sich aus, abwechselnd	**Lac-c.**
Bewegungen	... Gefühl von Bewegungen im Kopf, als ob sich etwas vom Nacken zum Kopf bewegt	**Glon.**
	... hin- und herbewegen würde, als ob sich das Gehirn	**Bar-c.**
Brett oder Balken	... vor dem Kopf, wie von einem	**Acon., Aesc., Calc., Carb-an., Cocc., Dulc., Fug., Helon., Kreos., Lyc., Olnd., Op., Plat., Plb., Rhus-t., Sulf., Zinc.**
Fallen	... Gefühl von Hin- und Herfallen im Gehirn	**Nicc., Sulf-ac.**
	... auf die Seite, nach der man sich bückt	**Am-c.**
	... von einer Seite zur anderen	**Bar-c.**
	... beim Gehen im Freien	**Sulf-ac.**
	... links fallen würde, als ob er nach	**Zinc.**
	... rechts fallen würde, als ob er nach	**Helo.**
	... nach rechts und nach hinten mit Schmerz	**Kali-n.**
Haar	... Gefühl am Scheitel, als ob das Haar ausgezogen würde, oder als ob es hochstünde	**Acon., Indg.**
	... als ob die Haare zu Berge stünden	**Aeth., Bell., Chin., Phos.**
Hitzegefühl	... abwechselnd mit Kältegefühl	**Asaf., Sep.**

Wichtiges Symptom	Als-ob-Symptom Is-If-Symptom	Arzneimittel Dosierung
Jucken	... nach Kratzen das Gefühl, als wäre die Stelle eiskalt, oder als bliese Wind dagegen	**Agar.**
Kältegefühl	... Eis gepackt, wie in	**Verat.**
	... Eisnadeln oder Splittern, eisige Kälte wie von	**Agar.**
länger geworden	... als sei der Kopf	**Hyper.**
	... als ob er bis zu einer Spitze hin verlängert wäre	**Hyper.**
Lebendiges	... als ob etwas Lebendiges im Kopf wäre	**Ant-t., Asar., Croc., Hyper., Petr., Sil., Sulf.**
	... nachts	**Hyper.**
	... Gehirn ein Ameisenhaufen, als ob es wäre	**Agar.**
	... als ob Leben im Gehirn sei	**Hyper.**
	... Rausch, wie nach einem	**Acon., Agar., Ambr., Spig.**
müdes Gefühl		**Apis, Con., Iris, Lach., Nat-m., Nux-m., Phos., Psor.**
Pulsieren	... Geschwür, wie von einem	**Am-c., Bov., Cast., Mang.**
	... Gehirn zu sein, scheint im	**Bell., Chin., Cycl., Dig., Glon., Hyos., Lyc., Nit-ac., Op., Rhus-t.**
	... Hämmern, wie mit kleinen	**Nat-m., Psor.**
tropfen	... als würde Wasser darauf	**Cann-s.**
vergrößert	... als wäre sein Kopf sehr viel größer als sein Körper; so groß wie eine Kirche	**Nux-v.**
Wasser	... wie von	**Am-c., Asaf., Bell., Cina, Dig., Ferr., Hep., Mag-m.**
	... tropft auf den Kopf	**Cann-s.**
	... eingeschnürt, Kopfhaut wie	**Iris**
	... Stirn: Band, wie von einem	
	... eng, wie zu	**Gels.**

Wichtiges Symptom	Als-ob-Symptom Is-If-Symptom	Arzneimittel Dosierung
4.2 Kopfschmerzen		
Ball	... gegen die Schädeldecke stößt, als ob ein, wenn man zu gehen anfängt	**Plat.**
	... Hinterkopf: erstreckt sich bis zum Scheitel und ist so heftig, daß sie fürchtet, der Kopf könnte platzen und sie könnte verrückt werden	**Calc.**
	... Scheitel: wie auseinander-getrieben	**Kal-i., Lac-d., Nux-v., Sil.**
Berührung	... der Kopfhaut mit dem Kamm scheint direkt ins Gehirn zu gehen	**Ars.**
betäubender	... Schmerz, wie durch Alkohol morgens beim Erwachen	**Kali-n., Nat-m., Tarent.**
bohrender Schmerz	... intensiver Schmerz, als ob ein Bolzen vom Nacken bis zum Scheitel eingetrieben wird, verschlimmert durch jeden Herzschlag	**Cimic.**
	... hineingebohrt, als würde in die Stirn	**Kali-p.**
drückender Schmerz	... Brett, als drücke ein Brett gegen die Stirn	**Kreos., Rhus-t.**
	... festgebunden, als wäre ein Brett an der Stirn	**Rhus-t.**
	... zwei Bretter gepreßt, als wäre der Kopf zwischen	**Ip.**
	... Schraubstock, wie in einem	**Anac., Cocc., Con., Dios., Ham., Lyc., Nat-m., Nux-m., Plat.**
	... eingeschraubt, wie, besser im Freien	**Bar-c., Kali-i.**
	... Band, wie von einem	**Aeth., Ant-t., Carb-ac., Cedr., Chel., Coca, Con., Helon., Indg., Iris, Jod, Kali-p., Lac-c., Lil-t., Merc., Mill., Sulf., Tarent.**

Wichtiges Symptom	Als-ob-Symptom Is-If-Symptom	Arzneimittel Dosierung
drückender Schmerz	... Hut, wie von einem zu engen	**Alum.**
Haare	... hochständen, als ob sie	**Lachn.**
Nagel, wie von einem		**Agar., Arn., Asaf., Carb-v., Caust., Coff., Dulc., Euon., Graph., Hell., Hep., Ign., Lach., Nat-m., Nux-v., Olnd., Puls., Ruta, Sang., Sep., Staph., Thea., Thuj.**
Nagel	... wie von einem Nagel von innen nach außen getrieben, besser beim Draufliegen	**Ign.**
Hervortreten	... als würde das Auge hervortreten	**Bell., Bry., Daph., Ham., Med., Par.**
	... in den Augen würde etwas	**Euphr.**
zerrissen	... beim Bewegen der Augen wie	**Rhus-t.**
4.3 Schwindel		
betrunken	... wie von Trunkenheit oder Seekrankheit, im Hinterkopf	**Petr.**
Bett	... als ob er im Bett auf- und abgeworfen würde	**Bell.**
	... scheint sich zu drehen	**Cadm.**
	... als ob sich das Bett drehen würde	**Cadm.**
	... als ob sich das Bett umdrehte	**Con., Nux-v., Plb., Puls.**
Kopf	... Gefühl von etwas, das darin auf- und abgeht	**Bell.**

5. Zähne

Wichtiges Symptom	Als-ob-Symptom Is-If-Symptom	Arzneimittel Dosierung
Zähne	... Geräusche werden schmerzhaft in den Zähnen empfunden	**Ther.**
	... Knirschen, krampfartiges	**Ars., Bel., Caust., Coff., Ferr., Lyc., Phos., Zinc.**
Zahnfleisch	... drückender Schmerz wie von einer Bleikugel im unteren Zahnfleisch	**Arn.**
	... Schwellung, Gefühl einer	**Am-c., Cham., Puls.**
	... Taubheitsgefühl	**Acon., Apis, Ign.**
Zahnschmerzen	... Geräusche scheinen in die Zähne zu dringen und Schmerzen zu verursachen	**Ther.**
	... lang, als wären sie zu	**Ars., Carb-s., Merc.**
	... ruckender Schmerz, als würden die Nerven gestreckt und wieder locker gelassen	**Puls.**
	... Wurm unter den Wurzeln, wie von einem	**Syph.**

6. Zunge, Gaumen

Wichtiges Symptom	Als-ob-Symptom Is-If-Symptom	Arzneimittel Dosierung
Zunge		
dick	... als sei sie zu	**Ars., Bell., Camph., Gels., Glon., Hyos., Lach., Merc-c., Phyt.**
Haargefühl	... allgemein	**All-s., Kali-bi., Nat-m., Nat-p., Sil.**
	... erstreckt sich bis zur Luftröhre	**Sil.**
	... Spitze	**Nat-p., Sil.**
	... vorderer Teil	**Sil.**
Kriechen	... als würde etwas darüber	**Plat.**
Lähmung	... fühlt sich an wie Leder	**Lach.**
	... trocken, wie Leder	**Acon.**
	... wie verbranntes Leder	**Hyos.**
Schleimhaut	... Bläschen brennen wie Feuer, rechts	**Phel.**
	... verbrüht, wie	**Lyc.**
	... Spitze: Bläschen, wie von	**Bell., Sin-n.**
	... Papillen, wie wund	**Arg-n.**
Schmerz	... Feuer, Risse brennen wie	**Mag-m.**
	... Pfeffer, wie von	**Lach., Mez., Op., Scp.**
	... Zungenspitze, an der	**Agar., Camph., Chin., Mez.**
Taubheitsgefühl	... trocken	**Arn., Ars., Bell., Brom., Calc., Cimic., Colch., Nat-m., Nux-m., Puls.**
Gaumen	... Haargefühl	**Kali-bi.**

7. Hals

Wichtiges Symptom	Als-ob-Symptom Is-If-Symptom	Arzneimittel Dosierung
7.1 Innerer Hals		
Ball	... als ob ein heißer Ball vom Uterus zur Kehle aufstiege und dort anhielte	**Raph.**
Brennen	... wie von Feuer	**Canth.**
Brotkrumen	... wie von	**Coc-c., Dros., Lach., Nit-ac.**
	... Räuspern bessert	**Lach.**
eng	... eng, wie zu	**Acon., Bell., Bry., Calc., Chin., Nat-m., Nux-v., Phos., Rhus-t., Sulf.**
Erstickungsgefühl	... durch würgendes Gefühl	**Caust., Lach., Lyss., Nux-v., Phyt.**
	... Fischgräte, wie von einer	**Apis., Hep., Ign., Lach., Nit-ac.**
Fremdkörper	... Faden, wie von einem	**Sabad., Valer.**
	... Stein, wie ein	**Bufo.**
7.2 Halsschmerzen		
brennender Schmerz	... als bliebe ein glühend heißer Ball vom Uterus zur Kehle und hielte dort an	**Raph.**
	... Feuer, wie von	**Canth.**
	... Kohlen, wie von glühenden	**Bell.**
	... Pfeffer, wie durch	**Crot-t., Mez.**
	... Splitter, wie von einem	**Apis., Arg-n., Berb., Calc., Dol., Hep., Ign., Kali-c., Lac-c., Lach., Merc., Nit-ac., Sil.**
	... Schlucken, beim	**Apis., Arg-n., Hep.**
	... erstreckt sich bis zum Ohr beim Gähnen	**Hep.**

Wichtiges Symptom	Als-ob-Symptom Is-If-Symptom	Arzneimittel Dosierung
7.3 Äußerer Hals		
Schmerz	... Schwellung der Schilddrüse, Gefühl von	**Mag-c.**
	... Spannung, krampfartige	**Agar., Raph.**
	... Taubheitsgefühl	**Carb-an., Sep., Spong.**
	... zermalmt, wie	**Sep.**

8. Abdomen – Bereich

Wichtiges Symptom	Als-ob-Symptom Is-If-Symptom	Arzneimittel Dosierung
8.1 Abdomen		
Angst	... wird im Bauch empfunden	**KKIII/514, EK/547**
aufwärts	... als ginge sie, Peristaltik	**Asaf.**
fallen	... Gefühl von Herunterfallen	**Laur., Nux-v., Plb.**
Seite	... als ob die Därme von einer Seite zur anderen fielen, beim Umdrehen im Bett	**Bar-c., Merc-, Merc-c.**
Fremdkörper	... als ob sich ein harter im Bauch bewegt ... Umdrehen nach rechts	**Bor., Lyc.** **Lyc.**
Hitze	... Leber, Hitzegefühl in der	**Aloe, Kali-c., Sabad.**
husten	... er wagt nicht zu husten, weil er glaubt, daß etwas in ihm zerspringe ... platzen, als würde die Leber, beim Husten	**Apis** **Bry.**
Kälte	... entblößt, wie ... übergossen mit Wasser, wie	**Lach., Ter.** **Mez.**
Kugel	... rollt im Bauch	**Aur-s., Lach., Lyc., Sabad., Sep.**
Luftzug	... wie durch	**Sulf.**
Schläge	... elektrische Schläge erstrecken sich bis zum Bein	**Camph.**
Schwere	... wie von einem Stein	**Op., Puls.**
Steine	... als ob im Leib wären	**Aloe, Ant-t., Cocc., Puls.**

Wichtiges Symptom	Als-ob-Symptom Is-If-Symptom	Arzneimittel Dosierung
8.2 Bauchschmerzen		
Brennen	... wie von feurigen Kohlen	**Ars., Carb-v.**
krallen	... als ob die Nägel	**Bell., Ip.**
Lanze	... wie von einer durchbohrt	**Verb.**
Leistengegend	... Gefühl, als ob eine Hernie entstehen wollte	**KKIII/560; EK/573**
Menses	... als ob sie einsetzen wollten	**KKIII/546; EK/565**
Pflock	... als wäre ein Pflock zwischen Symphyse und Steißbein eingeklemmt, mit Stuhldrang	**Aloe**
verknotet	... wie Darmkrampf	**KIII/575; EK/598**
zerquetscht	... als wären die Eingeweide	**Apis., Coloc.**
8.3 Magen		
Angst	... wird im Magen gefühlt brennende Angst	**KK III/441; EK 485** **Kali-c.**
Aufstoßen	... ätzen, scheint den Hals zu ... wie von faulen Eiern	**Ars.** **Mag-m., Mag-s.**
Bangigkeit	... wird im Magen gefühlt	**Asaf., Bry., Calc., Dig., Lyc., Mez., Phos., Thuj.**
Bewegung	... das Gefühl einer	**Colch., Coloc., Croc., Laur., Nat-m., Ol-an., Thuja**
Blähung	... eine festgesetzte, kommt mit Geräusch und Heftigkeit hoch, als wolle sie die Speiseröhre zerreißen	**Coca.**
Durst	... mit Erstickungsgefühl beim Trinken	**Scilla**
festzusitzen	... alles Verschluckte scheint im Ösophagus festzusitzen, welcher verstopft erscheint	**Ars.**

Wichtiges Symptom	Als-ob-Symptom Is-If-Symptom	Arzneimittel Dosierung
Fremdkörper	... wie ein	**Cupr., Grat., Nat-m., Raph.**
herunterhängen	... als würde der Magen	**KKIII/442, EK/512**
heruntersinken	... als würde der Magen	**KKIII/442, EK/512**
Kälte	... Eisklumpen, mit Schmerzen ... nach kalten Getränken ... wie von einem Eisstück ... wie von Eiswasser	**Bov., Colch.** **Elaps.** **Croth-h.** **Kreos.**
Klumpen	... als ob ein Klumpen zum Rücken gefallen wäre, beim Aufstehen vom Sitzen	**KKIII/444, Ek/513** **Laur.**
Lebendiges	... als ob etwas im Magen wäre	**Chel., Coloc., Croc., Tarent.**
Leeregefühl	... morgens mit Angstgefühl	**Lac., Nat-m.**
Sack	... als wäre er ein	**Hydr.**
Schlaffheit	... wie	**Ign., Ip., Merc., Tab., Thea.**
Schreckliches	... Gefühl, morgens beim Erwachen, bei Trinkern	**Asar.**
Sterben	... wie zum ... als müsse er sterben, wenn er etwas ißt	**Ars., Cupr., Dig., Pic-ac.** **Ant-t.**
verdauen	... als könne er die Speisen nicht ... unverdaut vor dem Magen steckengeblieben, als wäre das Essen	**Alum-sil.** **Puls.**
Würgen	... als ob er zerreißen wollte	**Cham.**

Magenschmerzen

Klumpen	... als ob ein schmerzhafter darin wäre	**Abies-n.**
Krampfschmerz	... mit tödlichem Gefühl unterhalb des Brustbeins	**Cupr.**

Wichtiges Symptom	Als-ob-Symptom Is-If-Symptom	Arzneimittel Dosierung
wund und zerschlagen	… die Speiseröhre fühlt sich so wund an, daß jeder herabgleitende Bissen schmerzt	**Sang.**

9. Ausscheidungs- und Geschlechtsorgane

Wichtiges Symptom	Als-ob-Symptom Is-If-Symptom	Arzneimittel Dosierung
9.1 After, Rektum		
After		
Kältegefühl	... wie durch kalte Tropfen	**Cann-s.**
Pulsieren	... im Sitzen, wie von kleinen Hämmern	**Lach.**
Splitter oder Stifte	... darinstecken würden, als ob sie	**Aesc., Acid-n.**
Taubheitsgefühl		**Acon., Carb-ac., Phos.**
Afterschmerzen		
Dolch	... wie von einem	**KKIII/643; EK/627**
kolikartig	... Schmerz wie Tenesmen	**Calc., Carb-v., Cocc., Ign., Kali-c., Mur-ac., Nat-m., Nit-ac., Ox-ac., Thuj.**
Nadeln	... Stechen wie von heißen Nadeln in den Hämorrhoiden	**Ars.**
Splitterschmerz	... Glasscherben, wie voll mit	**Rat.**
Splitter	... wie von einem	**Aesc., Agar., Alum., Arg-n., Bar-c., Carb-v., Coll., Nit-ac., Rat., Sil., Sulf.**
Rektum		
Engegefühl	... als könne nichts hindurchkommen	**Lach.**
fertig	... zu sein, Gefühl mit dem Stuhlgang nie ganz	**Alumn., Merc., Nux-v., Senn., Sulf.**
Feuer	... Stuhl brennt bei Diarrhoe wie	**Aloe**

Wichtiges Symptom	Als-ob-Symptom Is-If-Symptom	Arzneimittel Dosierung
Fremdkörper	... wie von einem Gefühl, als wäre ein Pflock zwischen Steißbein und Schambein eingekeilt	**Aloe, Cact., Caust., Hep., Sep., Sil., Thuj.**
Verstopfung	... Stuhl bleibt lange im Rektum ohne Drang, mit großem Angstgefühl	**Tarent.**
Vorfall	... strengt sich beim Stuhlgang so an, daß das Rektum vorzufallen scheint	**Cench.**
Zurückbleiben	... Gefühl, als ob Stuhl darin zurückbliebe	**Graph, Lyc., Nat-m., Nit-ac., Nux-v., Sep., Verat.**

9.2 Blase, Niere, Harnleiter, Prostata

Blase

Harndrang	... als wenn der Urin unwillkürlich abgehen würde, wenn sie sich nicht beeilte	**Puls.**
	... wenn dem Drang nicht sofort nachgegeben wird, unbegründete Empfindung, als wäre Urin abgegangen	**Bry.**
Hitzegefühl	... in der Blase	**All-c., Canth., Puls., Senec.**
Kältegefühl	... abwechselnd mit Hitze	**Lyss., Coc-c.**
	... Urin kalt wäre, als ob der	**Agar.**
Völlegefühl	... ständig voll, als wäre sie auch nach dem Wasserlassen	**Ruta**

Blasenschmerzen

krampfartiger Schmerz		**Alum., Berb., Canth., Caps., Caul., Chel., Coc-c., Ph-ac.**
Schritt	... bei jedem Schritt Gefühl, als ob sich die Blase auf- und abbewegte und voll wäre, sofort nach dem Urinieren	**Ruta**

Wichtiges Symptom	Als-ob-Symptom Is-If-Symptom	Arzneimittel Dosierung
Nieren und Harnleiter		
Erwachen	… beim	**Ptel.**
lahm	… wie	**Cimic., Phys.**
Taubheitsgefühl	… in der Nierengegend	**Berb.**
Schmerzen der Nieren und Harnleiter		
abwärtszerrender	… herausdrängender Schmerz in den Harnleitern sowie Wehen mit Urindrang	**Cham.**
blitzartiger	… Schmerz durch Nieren und Rücken	**Canth.**
reißender	… Schmerz, schrecklich, wie von einem durchgehenden Stein, im Rücken und in den Hüften	**Arn.**
Prostata		
Ball	… als ob man auf einem säße	**Cann-i., Chim., Sep., Sil.**
Harnröhre		
Jucken	… Mündung, als wäre Urindrang da	**Chel.**
Kältegefühl	… als ob ein kalter Tropfen Urin durchlaufe … Urin kalt wäre, als ob der	**Agar.** **Nit-ac.**
Luft	… durch die weibliche Harnröhre geht, beim Urinieren als ob	**Sars.**
Taubheitsgefühl		**Apoc., Caust., Cedr., Kali-br., Mag-m., Nux-v., Sars.**
Tropfen	… brennende Tropfen laufen die Harnröhre entlang	**Arg-n., Thuj.**

Wichtiges Symptom	Als-ob-Symptom Is-If-Symptom	Arzneimittel Dosierung
9.3 Genitalien		
Schmerzen der männlichen Genitalien		
Ejakulation	... schmerzhaft, wie von Messerstichen	**Con.**
geprellt	... Hoden, wie ... und schwer ... verhärtet mit Schmerz, wie geprellt	**Acon.** **Ox-ac.** **Clem.**
Hoden wund	... und wie zerschlagen	**Arn., Ars., Cocc., Lil-t., Phos., Plat., Sulf., Verat.**
zermalmt	... Hoden	**Arg-m., Calc., Caust., Con., Dig., Rhod., Thuj.**
	... rechts, beim Gehen	**Arg-m.**
	... Erschütterung, durch	**Colch.**
Weibliche Genitalien		
Taubheitsgefühl		**Eup-pur., Mosch., Plat.**
Schmerzen der weiblichen Genitalien		
zerplatzen	... Uterus, als ob etwas zerplatzt wäre	**Elaps.**

10. Atemwege

Wichtiges Symptom	Als-ob-Symptom Is-If-Symptom	Arzneimittel Dosierung
10.1 Atmung		
Atembeklemmung	... als ob der Brustkorb nicht weit genug wäre	**Euph., Seneg.**
	... Luft kriegen, Gefühl in der Brust, als könne er keine	**Carb-v.**
	... Staub, wie durch	**Ars., Aur-m., Bell., Brom., Calc., Cycl., Hep., Ip., Nux-v., Phos., Sil., Sulf.**
einatmen	... müsse, als ob sie tief	**Lach.**
Erstickungsgefühl	... als ob sie vor Angst stürbe	**Cench.**
10.2 Husten		
Druck	... Gefühl zwischen Druck und Rauheit im Kehlkopf, das allmählich ein Kitzel wird, durch	**Tell.**
durchbohrendes Gefühl	... in der Brust	**Jod.**
faule	... Eier, Geschmack beim Husten wie	**Sep.**
Feder	... Flaumfeder in der Halsgrube	**Calc., Cina., Ph-ac., Sulf., Rumex**
Fremdkörper	... im Kehlkopf, wie ein	**Am-caust., Arg-m., Bell., Dros., Hep., Lach., Phos., Rumx., Sil.**
Haargefühl	... in der Trachea	**Sil.**
Kälte	... Husten durch ein Gefühl von eiskalter Luft in den Luftwegen	**Cor-r.**
Kitzelhusten i. K.	... wie von einer Daunenfeder	**Calc., Ph-ac., Sulf., Rumx.**
Klaviermusik	... jeder angeschlagene Ton scheint in ihrem Kehlkopf zu resonieren	**Calc.**
Pflock	... wie durch einen	**Spong.**

Wichtiges Symptom	Als-ob-Symptom Is-If-Symptom	Arzneimittel Dosierung
roh	… durch Gefühl wie	**Acon., Alum., Ambr., Bar-c., Brom., Bry., Coc-c., Dulc., Hep., Kali-i., Laur., Nux-v., Ol-an., Phos., Rumx., Sang., Sil., Sulf.**
Schlucken	… plötzliches Erstickungsgefühl beim	**Brom.**
schmerzhaft	… greift sich unwillkürlich bei jedem Hustenstoß an den Kehlkopf, hat das Gefühl, als ob der Kehlkopf zerrissen würde	**All-c.**
trockener Husten	… Kehlkopf, wie von einer trockenen Stelle im	**Cimic., Con., Crot-h.**
	… Magen ausgehend, wie vom	**Bry., Sep.**
widerzuhallen	… scheint im Magen	**Cupr.**
Auswurf		
schwierig	… Gefühl, als könne er nicht tief genug husten, um den Schleim zu lösen	**Ars., Bell., Caust., Dros., Lach., Mez., Rumx.**

10.3 Kehlkopf und Trachea

Fremdkörper	… Kehlkopf, hinter dem	**Coc-c., Ignat.**
Klumpen	… in der Halsgrube, wie ein	**Lach., Lab.**
	… hinter dem Kehlkopf, zwingt zum Schlucken	**Coc-c., Lach.**
Krümel	… im Kehlkopf, wie ein	**Bry., Coc-c., Lach., Pall., Plb.**
Völlegefühl	… im Kehlkopf morgens	**Cob.**
	… abends	**Naja**
Zwirnsfaden	… wie von einem, vom Kehlkopf nach rückwärts	**Calc-s.**

11. Herz

Wichtiges Symptom	Als-ob-Symptom Is-If-Symptom	Arzneimittel Dosierung
Angst	... Angstgefühl, als würde sie sterben	**Cench., Acon., Naja**
Besorgnis	... Gefühl von	**Karlsbader Wasser, Nat-m., Ph-ac.**
	... Herzgegend	**Ant-t., Aur., Meny., Mez., Plb., Plat., Rhus-t., Acon.**
Blutandrang	... als wenn die Brust mit heißen Güssen von Blut durchströmt würde	**Cact.**
brennendes	... Gefühl steigt von der Brust zum Hals auf	**Ant-t.**
	... feurige Kohlen in der Lunge brennen, als ob	**Ars.**
	... Feuer in der Lunge, wie	**Bufo**
eiserner Reifen	... um die Brust, wie ein	**Arg-n., Cact.**
eng	... wie zu	**Agar., Cupr-ar.**
	... Herz in den Bauch fiele, als ob das, mit Herzflattern	**Cench.**
	... vom Herz Tropfen fallen	**Cann-s.**
Faust	... Herz wie ergriffen mit einer	**Cact., Laur., Lil-t.**
Flattern	... abwechselnd mit wundem Gefühl	**Aur-m.**
	... Hals, scheint im Hals zu flattern	**Phys.**
Herz	... angeschwollen, als wäre es angeschwollen oder ausgedehnt und fülle den ganzen Brustraum aus	**Cench.**
	... aufgehört hätte zu schlagen, als ob es	**Arg-m., Arg-n., Aur., Cact., Cic., Dig., Lach., Lll-t., Lob., Rumx., Sep., Spig., Tarent., Zinc.**

Wichtiges Symptom	Als-ob-Symptom Is-If-Symptom	Arzneimittel Dosierung
	... als ob es zwei oder drei Sekunden lang aufhöre zu schlagen, sofort danach tumultöses Wiedereinsetzen mit dem Gefühl des Absackens im Oberbauch	**Aur.**
	... Kältegefühl geht vom Herzen aus	**Cic.**
	... als hätte es keinen Platz zum Schlagen	**Cact.**
	... Gefühl von Schnurren in der Herzgegend	**Pyrog., Spig.**
	... Gefühl von Schwirren in der Herzgegend	**Spig.**
Herzklopfen	... fühlt wellenartige Bewegung, die mit dem Pulsschlag übereinstimmt	**Spig.**
	... wird als Zittern empfunden	**Asaf.**
Hitze	... kochendes Gefühl in der Herzgegend	**Glon.**
Kälte	... vom Herzen geht ein Kältegefühl aus	**Cic.**
	... innerliche Kälte, als ob Eiswasser in einer zylindrischen Röhre steigt und fällt	**Elaps**
	... linke Mamma; als ob ein Eisklumpen darin wäre	**Sulf.**
Klumpen	... wie von einem schweren Klumpen mitten in der Brust	**Ambr., Cic., Sulf., Raph.**
Schwächegefühl	... Herz	**Ars-i., Aur., Aur-m., Gels., Lob.**
	... als ob es stehenbleiben wolle	**Aur., Dig., Lob., Nux-m.**
	... als ob es plötzlich stehenbliebe, wie nach einem Schreck	**Tarent.**
	... fürchtet, daß es stehenbleiben würde, wenn er sich nicht dauernd bewegt	**Dig., Gels.**
	... Gefühl von Wellenbewegungen des Herzens	**Benz-ac., Spig.**
	... als würde es im Herzen zittern	**Crot-h., Mosch.**

Wichtiges Symptom	Als-ob-Symptom Is-If-Symptom	Arzneimittel Dosierung
Herzklopfen	… beim Niederlegen mit Arrhythmien, wird bis in die Finger- und Zehenspitzen gefühlt	**Jod., Kali-c.**
	… krampfartig	**Nux-v.**
	… als würde es durch den ganzen Körper pulsieren	**Phys.**
	… als wäre die Brust verstopft	**Ambr.**
Schwächegefühl	… Herz	**Merc., Naja, Ph-ac., Rhus-t., Sang., Sumb., Thuj.**
	… müdes Gefühl	**Nux-v.**
	… nach Betreten eines kühlen Zimmers, nachdem man in der heißen Sonne gewesen ist	**Rhus-t.**
Wärme	… wie von	**Alum., Euph., Hell., Lact., Mang., Nat-m., Ol-an., Rhod., Sulf.**
	… am Herz	**Cann-s., Croc., Rhod.**
Wasser, heißes	… Gefühl von heißem Wasser	**Acon., Cic., Hep.**
Zucker	… Gefühl von, Herz	**Agar., Arg-m., Calc., Fl-ac., Nat-m., Nux-v., Sumb., Tarent.**
Zusammenschnüren	… wie gefesselt	**Cact.**
	… wie von einem Reifen oder Band	**Acon., Aml-n., Arg-n., Ars., Bry., Cact., Lob., Lyc., Op., Phos., Pic-ac., Sil.**
	… wie ein eiserner Reifen um die Brust	**Arg-m.**
	… wie von einer Rüstung	**Cact.**
	… Schraubstock, wie von einem	**Cact.**
	… wie von einer eisernen Hand	**Cact.**
	… wie von einer Faust	**Cact., Laur., Lil-t.**
	… wie in einem Schraubstock	**Lil-t.**
	… wie umklammert	**Nux-m.**
	… wie in einer Zange	**Lil-t.**

Wichtiges Symptom	Als-ob-Symptom Is-If-Symptom	Arzneimittel Dosierung
Herzschmerzen		
berstender Schmerz	... Gefühl am Herzen, als ob die Brust platze, beim Liegen auf dem Rücken nachts, besser durch Aufsitzen	**Asaf.**
durchbohrt	... als würde das Herz	**Cer-b.**
gepackt	... Herz wie von einer eisernen Hand	**Cact.**
gequetscht	... wie Herz ... als wären die Rippen	**Cact.** **Arn.**
stechender Schmerz	... mit Taubheitsgefühl und Lahmheit des linken Armes	**Rhus-t.**
ziehender Schmerz	... als ob Herz und Eierstock zueinandergezogen würden ... beim Liegen auf dem Rücken nachts, besser durch Aufsitzen	**Naja** **Asaf.**
zusammengedrückt	... als würde das Herz	**Cact., Tarent., Visc., Lil-t., Jod., Spig.**

12. Rücken, Rückenschmerzen

Wichtiges Symptom	Als-ob-Symptom Is-If-Symptom	Arzneimittel Dosierung
Rücken		
brennendes Gefühl	... wie von Pfeffer	**Acon., Phos.**
Fäden	... als gingen Fäden vom Rücken aus in die Arme, Beine oder Augen	**Lach.**
Käfer oder Insekten	... als ob darüber krabbelten	**Acon.**
Kälte	... als ob kaltes Wasser den Rücken hinuntergegossen würde	**Agar., Lil-t., Lyc., Puls., Stram., Zinc.**
	... als ob es darauf spritzt	**Caust., Lyc., Puls.**
Musik	... verursacht Schmerzen wie von Hammerschlägen	**Ambr.**
Rückenschmerzen		
gelöst	... als würde das Fleisch vom Knochen gelöst, Sakrum	**Acon., Kali-bi.**
Kälte	... als ob darauf wäre	**Agar.**
	... wie von kalter Luft	**Agar.**
Steißbein	... wie von einem Fall	**Kali-i.**
	... wie nach einer langen Wagenfahrt	**Sil.**
zerbrechen	... als ob der Rücken wolle	**Aesc., Bell., Chel., Nat-m., Nux-vom.**
zerbrochen	... Schmerz wie	**Arn., Eup-per., Nat-m., Nux-v., Phos., Plat., Ruta, Verat.**
zusammenschnüren	... Schmerz, wie von einem Band	**KKII/386, EK/943**

13. Extremitäten

Wichtiges Symptom	Als-ob-Symptom Is-If-Symptom	Arzneimittel Dosierung
Ameisenlaufen	... Finger: Angst, wie durch	**Verat.**
	... Oberschenkel: Taubheitsgefühl im Sitzen	**Hep.**
	... großer Zeh: Erfrierung, wie nach	**Alum.**
Arme	... Brennesseln, wie von	**Lach., Urt-u.**
feuchte	... Strümpfe an, als hätte er	**Calc.**
Fremdkörpergefühl	... in der Ferse, morgens	**Kreos.**
geschwollen	... Gefühl wie	**Ant-c., Ars-m., Chin., Glon.**
	... Finger: Grundgelenk, beim Greifen	**Bry.**
	... Daumen	**Berb., Plb.**
	... Fuß	**Apis, Nat-m., Ox-ac., Phos., Sep.**
hochhalten	... er muß die Glieder hochhalten, wenn er sie herabläßt, scheinen sie platzen zu wollen, mit unerträglichem Schmerz	**Vip.**
Jucken	... Brennen, als müsse er zur Erleichterung die Haut abreißen	**Culx.**
Kälte	... Eis, stellenweise wie eiskalt, wie abgestorben, Hände und Füße wie	**Plb.**
Krampf	... Schulter: krampfartig	**Cit-v.**
	... Oberschenkel: zusammengezogen, wie	**Cann-s.**
kurz	... wie zu	
	... Sehnen	**Caust.**
	... Arme	**Aeth., Alum., Sep.**
	... Beine	**Ambr., Caust.**
	... Kniesehnen	**Ruta, Caust.**

Wichtiges Symptom	Als-ob-Symptom Is-If-Symptom	Arzneimittel Dosierung
Schwäche	... lähmungsartig	**Anac., Ars., Bell., Carb-v., Caust., Nux-vom., Phos., Verat.**
Ungeschicklichkeit	... der Finger, als ob es Daumen wären	**Phos.**
Zittern	... erstreckt, wie Hand: lähmungsartig	**Op., Merc., Plb.**
	... krampfartig	**Colch., Hyos., Plb.**
	... Finger: krampfartig	**Calc.**
	... Fuß: krampfartig	**Hyos.**
Gliederschmerzen		
schießender Schmerz	... krampfartig	**Plat.**
ziehender Schmerz	... Beine: krampfartig	**Arg-n., Chin., Gels., Graph., Hep., Jod., Merc-i., Phos., Sulf.**
	... lähmungsartig	**Carb-v.**
	... Oberschenkel: lähmungsartig	**Kali-c., Nux-v.**
Allodynie	Fehlempfindungen (Nach Schlaganfall, nach Infekten)	**Caps.**

14. Haut, Fieber, Schweiß, Schlaf

Wichtiges Symptom	Als-ob-Symptom Is-If-Symptom	Arzneimittel Dosierung
Haut		
Haare	... sich sträuben würden, als ob	**Sulf-i.**
Narben	... werden empfindlich, wie wund	**Caust., Fl-ac., Nux-v., Sil.**
Splitterschmerz		**Calad., Hep., Nit-ac.**
	... bei Berührung	**Hep., Nit-ac.**
Fieber		
Durst	... als könne er nie genug zu trinken bekommen	**Ars.**
Schlaf		
Erwachen	... wacht auf mit dem Gefühl, als ob die Hände doppelt so groß wären	**Aran.**
	... als ob die Hände und Unterarme schwer und geschwollen wären	**Aran.**
Schlaflosigkeit	... schläfrig den ganzen Tag, schlaflos die ganze Nacht, der Körper ist wie zerschlagen	**Staph.**
Schläfrigkeit	... wie von einem Rausch	**Led., Nux-m.**
Schweiß		
Gefühl	... als ob man schwitzen möchte, aber es kommt nicht dazu	**Glon., Ign., Stann., Thuj.**

15. Allgemeines

Wichtiges Symptom	Als-ob-Symptom Is-If-Symptom	Arzneimittel Dosierung
Bett	... erscheint zu hart ... erscheint zu weich	**Arn., Sil.** **Op.**
eingeschnürt	... innere Organe wie ... Drähten, die sich immer fester zusammenziehen, wie in	**Plb.** **Cact.**
Haargefühl	... auf der Haut	**Arg-n., Ars., Carb-s., Lyc., Nat-m., Puls., Sil., Sulf.**
Hitzegefühl	... Bett erscheint zu heiß, daß er nicht darin liegen kann	**Op.**
Kältegefühl	... Blutgefäßen, in den ... Eis berührt würde, als ob er mit, oder als ob eiskalte Nadeln in die Haut eindrängen	**Acon., Ars., Lyc., Rhus-t., Verat.** **Agar.**
Schmerz	... Nadeln, wie durch heiße, mit Brennen in den Muskeln ... kalte Nadeln, wie durch Splitterschmerz	**Ol-an.** **Agar., Arg-n., Bar-c., Carb-v., Colch., Hep., Nit-ac., Petr., Sil., Sulf.**
Zittern und Zucken	... wie von	**I/485, Jod., Puls., Plat., Stann.**

V.
Seltene Allgemeinsymptome seltene Mittel

1. Seltene Allgemeinsymptome häufiger Erkrankungen

Klinische Diagnose **Symptom/Syndrom** **Aussehen/Verhalten**	**Arzneimittel** **Dosierung**	**Wichtige Symptome** **Modalitäten**
1.1 Adenome und Fibrome		
	Sulfur iodatum D3 ▷ 4x täglich ▷ bei akuten Zuständen alle 2 Stunden	Alle nicht malignen Schwellungen von Drüsen.
1.2 Adoleszenten-Akne		
▷ Alle Mittel 4x täglich 1 Gabe	**Agave americana D3**	Stomatitis mit Blutungstendenz.
	Agraphis nutans D4–D6	Drüsenwucherungen der Rachenmandel. Schlimmer durch Frieren und kalte Winde.
	Allium ursinum D3–D4	Arteriosklerose. Oxyuriasis (hier: **D2**). Gastrointestinale Störungen.
	Ambrosia artemisiaefolia C4–C6	Pollinose mit viel Niesen, dabei Fieber.
	Ampelopsis quinquefolia (Wilder Wein) **D2–D3**	Chronische Heiserkeit, die jeder Therapie trotzt.
	Antimonium crudum D3–D4–D6	Bei Magen-Darmstörungen. Lokalisation Kinn und Stirn. Verschlimmerung nach sauren Speisen.
	Dulcamara D3–D4–D6	Schlimmer bei Kälte und Menses. Herpetiform.
	Kalium bromatum D6–C12	Pustelähnlich wie Follikulitis.
	Sanguinaria D3	Rosaceaähnlich. Schlimmer vor der Periode.
	Selenium D6	Bei sehr fettiger Haut.

Klinische Diagnose Symptom/Syndrom Aussehen/Verhalten	Arzneimittel Dosierung	Wichtige Symptome Modalitäten
1.3 Aerophagie		
	Asa foetida D3–D4	Meteorismus. Gefühl eines Balles vom Magen zum Hals.
	Nux moschata D4–D6	Luftaufstoßen mit hysteroidem Allgemeinverhalten.
1.4 Afterfissuren		
	Acidum nitricum D4–D6	Splitterschmerzen
	Causticum D3–D4	Allgemein trockene Haut. Besserung bei feuchter Kälte.
	Ratanhia D4	Nässend, schmerzhaft.
1.5 Alterserscheinungen, allgemein		
	Conium maculatum D12–C12–C30	Vergißt alles, macht alles falsch.
1.6 Analekzem		
	Croton tiglium D3–D4	Juckende Bläschen auf rotem Grund.
	Hydrocotyle asiatica C4–C6	Heftiges Jucken, starkes Schuppen.

Lokal
Heftig juckend auch entzündet

Rp.

Hydrocotyle asiat.	Ø		
Balsam. peruv.	Ø		
Berberis aquif.	Ø		
Calendula	Ø		
Cistus canad.	Ø		
Viola tricolor	Ø	āā	2,5 g
Zinc. oxydat.			12,0 g
Vehiculum		ad	250,0 g

M.D.S. Salbe 2–3x täglich auftragen

Diese Salbe unterdruckt nicht, sie heilt.

Klinische Diagnose Symptom/Syndrom Aussehen/Verhalten	Arzneimittel Dosierung	Wichtige Symptome Modalitäten
1.7 Anazidität		
▷ Alle Mittel 4x täglich 1 Gabe	**Acidum muriaticum D2–D3**	Nach Durchfällen. Bei Appetitlosigkeit.
	Acidum phosphoricum D2–D3	Verlangen nach Saurem. Nach Durchfällen, »als stehe der Anus offen«.
	Anagallis arvensis D2–D3 ▷ Bei kleiner Ausdehnung auch lokal	Dermatitiden. Gehörgangsekzem. Vesikuläre Effloreszenzen.
	Anantherum muriaticum D2–D8–C9	Bei brüchigen und verdickten Nägeln. Trophische Nagelstörungen. Haarausfall an Augenbrauen. Brustwarzenschrunden.
	Anethum graveolens (Dill.) VOISIN: **Peucedanum C6–C9**	Hypertonie mit schlechter Nierenfunktion, pectanginösen und spastischen Magenbeschwerden.
	Anhalonium D6–D12–C30 ▷ Selten **D3** (Brachialgia paraethica nocturna)	Psychotische Züge mit optischen Halluzinationen. Antriebsstörung, Apathie. Störungen des Gedächtnisses und des Zeitsinnes. Störungen im Schlaf-Wach-Rhythmus. Sehstörungen nach zuvielem Fernsehen.
1.8 Angina pectoris		
▷ Alle Mittel 4x täglich 1 Gabe im Anfall alle 10 Minuten	**Anisum D4–C6**	Schleimhautreizungen nach geringster Zugluft. Reizzustände im Sinne von Lumbago V C4–L3.
	Argentum nitricum D12–C12–C30	Den ganzen Tag über große Angst vor der Angst beim Angina-pectoris-Anfall.

Klinische Diagnose Symptom/Syndrom Aussehen/Verhalten	Arzneimittel Dosierung	Wichtige Symptome Modalitäten
	Haematoxylum campechianum C4–C6–C12 (VOISIN)	Brustschmerz mit Angst und Herzklopfen. Kopf brennend heiß, brennende Hände – aber allgemeines Frösteln. Als läge ein schwerer Balken quer über der Brust; nachts. Frische Luft bessert.
	Latrodectus mactans D8–D12–C12	Angina pectoris mit eiskalter, marmorierter Haut, abwechselnd weiß und zyanotisch.
	Lilium tigrinum D2–D3–C12	Angina-pectoris-Anfall bei Frauen, nachts im Klimakterium.
	Nicotiana tabacum C8–C12–D6 (STIEGELE)	Angina-pectoris-Angst. Eiskalte schwitzige Haut. Trotz Kälte: Verlangen, unbedeckt zu bleiben. Verschlimmerung in Wärme, bei Bewegung, Aufwärtssehen, Druck, Kinetosen. Besser bei frischer Luft und nach Erbrechen.
	Quebracho D3–D2	Bewegungsangina, Atemnot bei Bewegung. Chronisch herzkrank.
	Theridion curassavicum D8–C12–C30	Angst, Herzbeklemmungen. Heftige Stiche linke Brust oben, von vorne in den Rücken.

1.9 Anosmie, besonders nach Antibiotika

	Antimonium sulfuratum aurantiacum D3–D4–D6 ▷ 4x täglich 1 Gabe	Chronische Sinubronchitis mit zäher Schleimanhäufung im Bronchialtrakt. Bei Mukoviszidose Erleichterung für den Patienten.

Klinische Diagnose Symptom/Syndrom Aussehen/Verhalten	Arzneimittel Dosierung	Wichtige Symptome Modalitäten
	Antimonium tartaricum D3–D4–D6 ▷ 4x täglich 1 Gabe	Schleimrasseln. Erschwerte Expektoration, Atembeklemmung. Kinder widersetzlich, lassen sich nicht untersuchen; wollen herumgetragen werden.
	Pulsatilla D4–D6–D8–(D3) ▷ 4x täglich 1 Gabe	Besonders erfolgreich bei Anosmie nach Antibiotikagaben und nach Infektionskrankheiten.

1.10 Aphthen bei Stomatitis

Hier nur selten gebrauchte Mittel	**Acidum sulfuricum D3–D4** ▷ 5x täglich 1 Tablette lutschen	Rezidivierende Stomatitis mit heftigem Brennen und unerträglichen Schmerzen.
	Borax D3–D4 ▷ 5x täglich 1 Tablette lutschen	Schmerzhaft, brennt. Vermehrte Salivation. Herpes labialis.
	Hepar sulfuris D3–D6–D8 ▷ 5x täglich 1 Tablette lutschen	Bei chronisch rezidivierenden Stomatitisfällen.
	Lycopodium D6–C12–C30 ▷ 3x täglich 1 Tablette	Periodisch wiederkehrende Stomatitis aphthosa, häufig kombiniert mit Magen-, Darm- oder Leberstörungen nach geringen Diätfehlern.
	Abrotanum D1–D3	Kinder mit Würmern, dickem Bauch und dünnen Gliedern.

1.11 Apoplexie

Erste Hilfe	**Arnica C30** ▷ 10 GTT in Wasser, alle 2 Std. ein Schluck	Alles, worauf er liegt, ist ihm zu hart. Empfindlich gegenüber Erschütterungen.
	Belladonna C30 ▷ wie Arnica!	Bewußtlos. Rotes Gesicht. Krämpfe. Weite Pupillen. Unfreiwilliger Urinabgang.

Klinische Diagnose Symptom/Syndrom Aussehen/Verhalten	Arzneimittel Dosierung	Wichtige Symptome Modalitäten
	Hyoscyamus niger C30 ▷ wie Arnica!	Plötzliche Ohnmacht mit Aufschrei. Sehr blaß. Unfreiwilliger Urin- und Stuhlabgang.
	Opium C30 ▷ wie Arnica!	Alles, worauf sie liegt, ist ihr zu weich. Indolent gegen alle Berührung, Erschütterung und Manipulation.
	Phosphorus C30 ▷ wie Arnica!	Hellrotes Aussehen. Angst. Schwindel nach Nasenbluten.
Apoplexie bei hohem RR	**Aconitum napellus C30** ▷ wie Arnica!	Angst und Unruhe. Sagt Todesstunde voraus. Folge von Ärger.
	Glonoinum C30 ▷ wie Arnica!	Plötzlicher Blutstau im Kopf mit zyanotischer Verfärbung. Heftige Kopfschmerzen mit pulssynchronem Klopfen. Überempfindlichkeit aller Sinnesorgane.
Apoplexie Spätfolgen	**Barium carbonicum D6** ▷ 3x täglich, langsam steigern bis **C30** 1x wöchentlich	Zu Beginn, nach den ersten Symptomen. Geistig und körperlich retardiert.
	Crotalus horridus C12–C30 ▷ später 1x **C200** ab **C30** selten 1x wöchentlich	Zustand nach Hirnblutung. Plethorische Menschen mit viel Angst. Petechien.
	Cuprum metallicum C8 ▷ Potenz langsam steigern bis **C20** ▷ 3x täglich 1 Gabe bis 1x wöchentlich **C20**	Bei Lähmungen mit verkrampften Extremitäten und beginnender Beugekontraktur an befallenen Gliedern. Singultus. Will immer kalt trinken, fühlt sich danach wohler.
	Plumbum metallicum C8 ▷ steigern bis **C200 (1000)** **C8** 3–4x täglich ab **C30** nur 1x wöchentlich	Besonders bei länger dauernder Lähmung der oberen Extremitäten, speziell bei Lähmung der Strecker.

Klinische Diagnose Symptom/Syndrom Aussehen/Verhalten	Arzneimittel Dosierung	Wichtige Symptome Modalitäten
	Capsicum D12–C30 ▷ **D12** 3x täglich **C30** 1–2x monatlich	Allodynie, besonders in Extremitäten. (Fehlempfindungen).
Apoplexiefolgen *Sprachverlust* *Stimmbandlähmung*	**Causticum D3–C6–C8–C12–C30–C200** ▷ langsam steigern täglich 3x 1 Gabe, ab **C30** nur 1x wöchentlich	Wenn alles gebessert ist und nur noch Sprachverlust oder Stimmbandlähmung zurückbleibt. Häufig unfreiwilliger Harn- und Stuhlabgang beim Lachen, Husten, Niesen. Es ist ihm unmöglich, das richtige Wort zu finden.
	Hyoscyamus niger C6–C8–C12–C20 ▷ täglich 3x, **C12** 1x täglich, ab **C30** 1x wöchentlich 1 Gabe	Wenn die erste Gefahrensituation gebannt ist und nur Sprachverlust und Stimmbandlähmung übrig blieben – dann sehr bewährt.
1.12 Appetitlosigkeit		
	Abrotanum D1–D3 ▷ 4x täglich 1 Gabe	Kinder mit Würmern, dickem Bauch und dünnen Gliedern.
1.13 Arthritis		
Arthritis acuta	**Aranea diadema D12** ▷ 2x täglich 1 Gabe	Alle Gelenke befallen. Fersenschmerz. Taubheit im Ulnarisbereich.
	Strontium carbonicum D12 ▷ 2x täglich 1 Gabe	Schmerzt gegen 03[00], dabei bessert Wärme.
	Viola odorata D4 ▷ 4x täglich 1 Tablette	Arthritische Schmerzen am Spann und am Fußrücken.
Arthritis chronica	**Arctium lappa D3–D6** ▷ 4x täglich 1 Gabe	Wunde dumpfe Schmerzen. Bewegung verschlimmert. Sodbrennen, schlimmer im Stehen.

Klinische Diagnose Symptom/Syndrom Aussehen/Verhalten	Arzneimittel Dosierung	Wichtige Symptome Modalitäten
	Phytolacca D2–D4 ▷ 4x täglich 1 Gabe	Besonders bei chronischer Tonsillitis und bei Herdgeschehen. Bevorzugt kleine Gelenke. Schmerzen unter den Ellenbogen und unter den Kniegelenken.
	Tellurium D6 ▷ 4x täglich 1 Gabe	Besonders Iliosakralgelenk und Wirbelsäule, insbesondere BWS. Schlimmer bei Husten, Niesen und Anstrengung.
	Thallium D6–D8 ▷ 3x täglich 1 Gabe	Besonders Fußgelenke. Muskelatrophie. Tibiaschmerzen.
Sowohl bei akuter wie bei chronischer Arthritis	**Pulsatilla D2–D4** ▷ 4x täglich 1 Gabe	Bei klimakterischen Frauenschmerzen, die wandern und schnell wechseln. Besser durch Bewegung und im Freien.
	Sulfur C30 ▷ Eine Gabe Sonntag; an den anderen Tagen ▷ **Rhododendron Ø** ▷ 3x täglich in Wasser, 1–3 Tropfen steigernd	Diese beiden Mittel (Sulfur und Rhododendron) im angegebenen Wechsel hat STIEGELE empfohlen. Sie haben sich auch bei mir bewährt, aber nur Rhododendron aureum und chrysanthum.

1.14 Asthma bronchiale

	Naphtalinum D12 ▷ Bei guter Verträglichkeit auch **D4** mehrmals täglich 1 Gabe	Bei krampfhaftem Husten mit sehr zähem Auswurf.
	Senega Ø D4 ▷ 20 Tropfen in 1 Tasse Wasser; alle 10 Minuten 1 Schluck	Im Anfall bei Asthma von Kindern.

Klinische Diagnose Symptom/Syndrom Aussehen/Verhalten	Arzneimittel Dosierung	Wichtige Symptome Modalitäten
1.15 Benehmen, albernes		
	Agaricus C12–C30 ▷ 1x täglich 1 Gabe	Zittern, Angst, Ungeschicklichkeit.
	Stramonium C12–C30 ▷ 3x täglich 1 Gabe Bei Besserung seltener	Benimmt sich wie irrsinnig. Bringt alles durcheinander. Gebärdet sich völlig unorthodox.
1.16 Bindehautentzündung		
Akut	**Bryonia D2–D3** ▷ Mehrmals täglich 1 Gabe	Bei akuter Konjunktivitis. Besonders bei starken Schmerzen und Fremdkörpergefühl bei geringster Augenbewegung.
Chronisch	**Alumina D12–D15** ▷ Nach STIEGELE ▷ 2x täglich 1 Gabe	Chronische Bindehautentzündung oder ständig rezidivierende.
1.17 Blasen- und Nierenbeckenentzündung		
	Eucalyptus Ø –D1–D2 ▷ Mehrmals täglich	Bei Colizystopyelitis ohne Fieber.
	Oleum terebinthinae D2–D3 ▷ Mehrmals täglich	Heftiger Harnzwang und imperativer Harndrang bei blutigem Urin. (Diagnostik!)
	Sarsaparilla D12 ▷ 10 Tropfen in 1 Glas Wasser. Jede Stunde 1 Schluck trinken	Bei Tenesmen und Brennen nach dem Wasserlassen. Schlimmer nachts und bei feuchtem Wetter.
1.18 Blutungen		
Exakte Diagnose erforderlich!	**Capsella bursa pastoris D1–D2** ▷ 20 Tropfen in 1 Tasse Wasser: alle 5 Minuten 1 Schluck	Siehe auch S. 23

Klinische Diagnose Symptom/Syndrom Aussehen/Verhalten	Arzneimittel Dosierung	Wichtige Symptome Modalitäten
	Phosphorus D200 ▷ Intravenös	Bei allen Blutungen nicht arterieller Art (postoperative, Nasenverletzungen etc.).
1.19 Brachialneuralgie		
	Crotalus D12 ▷ 2–3x täglich	Heftigste Schmerzen nachts, mit Petechien und Ekchymosen.
1.20 Bronchiektasien		
	Asa foetida D2–D4 ▷ Mehrmals täglich	Reichlich Schleim. Intensiver Foetor ex ore. Viel Rülpsen und Aufstoßen nach dem Hustenanfall.
	Aurum sulfuratum D2–D3	Maulvolle Expektoration. Überreichlich Schleim, foetid.
	Phellandrium aquaticum D2–D3	Überreichlich Schleimauswurf. Atemnot, starkes Rasseln. Auswurf mitunter blutig. Besser an frischer Luft, schlimmer nachts.
	Sulfur jodatum D3–D6 ▷ 4x täglich	Reichliches foetides Sputum.
1.21 Bronchiolitis		
Bei Kindern!	**Ammonium jodatum D2–D4** ▷ Mehrmals täglich 5 Globuli oder Tabletten	Wenn der Schleim festsitzt und nicht abgehustet werden kann. Laryngitis dabei.
Bei Kindern!	**Coccus cacti D2** ▷ Alle Stunden 3 Globuli	Hustenanfälle mit zähem, fadenziehendem Schleim. Schlimmer bei Erwachen und in Wärme. Besser durch frische Luft, Ruhe, kaltes Trinken.

Klinische Diagnose Symptom/Syndrom Aussehen/Verhalten	Arzneimittel Dosierung	Wichtige Symptome Modalitäten
1.22 Bursitis praepatellaris		
	Bryonia D2–D3 ▷ 4x täglich	Berührungsschmerzen. Besser bei starkem Druck, auch bei festem Verband. Besser durch kühlen Umschlag. Schlimmer bei Bewegung.
1.23 Calcaneus-Schmerzen		
	Aranea diadema D12–C9 ▷ 2x täglich	Unklare Schmerzen im Calcaneus-Bereich, in Ruhe und in Bewegung. Schlimmer bei feuchtem Wetter.
	Hekla lava D6 ▷ Tabletten 4x täglich	Bei Calcaneusschmerz mit vorhandenem Fersensporn.
1.24 Caput obstipum		
	Causticum D3–D4 ▷ Alle 2–3 Stunden 1 Tablette lutschen	Schlimmer früh zwischen 3–4^{00}. Bettwärme bessert. Unwillkürlicher Harnabgang bei Husten. Trinken von kaltem Wasser bessert.
1.25 Cystitis		
Nur seltene Mittel	**Coccus cacti D3** ▷ 4x täglich 1 Gabe	Ständiger Schleimabgang aus der Urethra. Bakteriologisch unspezifische Pollakisurie, Tenesmen. (RADEMACHER's Lieblingsmittel, STIEGELE).
	Equisetum D1–D6 ▷ 4x täglich 1 Gabe	Chronisch rezidiv, Zystopyelitis im Intervall.
	Pareira brava D4–D12	Urolithiasis mit Dysurie.
	Scilla D1–D2	Blaseninkontinenz beim Husten, bei alten Menschen.

Klinische Diagnose Symptom/Syndrom Aussehen/Verhalten	Arzneimittel Dosierung	Wichtige Symptome Modalitäten
	Triticum repens D4–D12 ▷ 4x täglich 1 Gabe später 1x täglich D12	Leichte Cystitis und Urethritis, Dysurie. Häufiges, schwieriges und schmerzhaftes Urinlassen.
1.26 Darmspasmen		
	Belladonna D3–D6 ▷ 5x täglich 1 Gabe	Besser durch Streckung des Oberkörpers.
	Bryonia D3–D6 ▷ 5x täglich 1 Gabe	Besser durch Druck und Kälte.
	Cicuta virosa D6–D12 ▷ 5x täglich 1 Gabe	Besser durch Rückwärtsstrecken.
	Colocynthis D6–D8 ▷ 5x täglich 1 Gabe	Besser durch Zusammenkrümmen, Wärme und Druck.
	Magnesium phosphoricum D6 ▷ 2x täglich 1 Gabe	Besser durch Zusammenkrümmen.
1.27 Delirium tremens		
	Sambucus nigra D8–D12 ▷ Beginnend 3x täglich **D8**, später 1x täglich **D12**	Besser bei Bewegung, schlimmer in der Ruhe. (Nach Obst.) Folgen von heftigen Gemütsbewegungen.
1.28 Diurese – Diuretika, Aquaretika		
	Digitalis D2–D4 ▷ Bei Schlafstörung – **D2** ▷ 3x täglich 1 Gabe	Herzschwäche, hohe Pulsfrequenz.
	Scilla D200 ▷ 1x täglich 1 Gabe	Ödeme aller Genesen, die sonst nicht reagieren.
1.29 Doppeltsehen		
	Gelsemium sempervirens D3–D6 ▷ 4x täglich 1 Gabe	Außerdem Verkehrtsehen und einseitige Muskellähmung.

Klinische Diagnose Symptom/Syndrom Aussehen/Verhalten	Arzneimittel Dosierung	Wichtige Symptome Modalitäten
	Paris quadrifolia D3, D4 ▷ 4x täglich 1 Gabe	Dabei das Gefühl, als seien die Augen von einem Draht in den Kopf nach hinten oder aus dem Kopf herausgezogen.

1.30 Drang zum Stuhlgang, vergeblicher

	Lycopodium clavatum D6–C30 ▷ 3x täglich 1 Gabe, später 1x wöchentlich **C30**	Hepatopathie. Besserung durch frische Luft und Bewegung. Reizbar, ärgerlich.
	Nux vomica D6–C30 ▷ täglich **Abend** 1 Gabe	Nur kleine Mengen Stuhl gehen ab. Hat nach dem Stuhlgang immer das Gefühl des »Nicht-fertig-Seins«.
	Plantago major D2–D6 ▷ 4x täglich 1 Gabe	Häufig mit Zahnschmerzen und Ohrenschmerzen bei Kindern.
	Sepia D6–C30 ▷ 4x täglich **D6** – dann 1x **C30** 1 Gabe	Belegte Zunge. Fremdkörpergefühl im After.

1.31 Durchblutungsstörungen

Nur seltene Mittel!	**Paris quadrifolia D3–D12** ▷ 4x täglich 1 Gabe	Spannungsgefühl im Kopf mit nachzerebralen Insulten oder Durchblutungsstörungen mit Sprachstörungen und dem Gefühl, als würden die Augen in die oder aus den Höhlen gezogen.
	Sarothamnus scoparius D2–D4 ▷ 3x täglich 1 Gabe	Periphere Durchblutungsstörungen bei Arrhythmie und gehäuften Extrasystolen.
	Secale cornutum D6—C30 ▷ **D6** 4x täglich 1 Gabe **C30** 1x wöchentlich 1 Gabe	Zerebrale Durchblutungsstörungen mit Kribbeln im Kopf und Besserung durch Eiskompressen.

Klinische Diagnose Symptom/Syndrom Aussehen/Verhalten	Arzneimittel Dosierung	Wichtige Symptome Modalitäten
	Viscum album D2–D4 ▷ 4x täglich 1 Gabe	Zerebrale Durchblutungsstörungen bei Hypertonie mit Kopfweh und Schwindel.
1.32 Durchfälle		
	Aethusa cynapium D3 ▷ 2stündlich 1 Gabe	Durchfall nach Milch, Unverträglichkeit von Milch.
	Argentum nitricum D6 ▷ 2x täglich 1 Gabe	Durchfälle bei Erwartungsangst und Spannung.
	China D2 ▷ Nach STAUFFER ▷ 2x täglich 1 Gabe	Nach Obstgenuß.
	Cuprum arsenicosum D3–D6 ▷ Alle Stunden 1 Gabe	Starke Durchfälle mit großer Austrocknung und Wadenkrämpfen. Angst.
	Magnesium carbonicum D6, D8 ▷ 4x täglich 1 Gabe	Unverträglichkeit von Milch.
	Magnesium muriaticum D6, D8 1 Gabe 1x zu jeder Mahlzeit	Unverträglichkeit von Milch Säuglingssingultus.
	Natrium phosphoricum D3–D6 ▷ 4x täglich 1 Gabe	Sauer riechende Durchfälle. Sodbrennen. Fettintoleranz.
	Podophyllum D4–D6 ▷ 4x täglich 1 Gabe	Hydrantenstühle, Spritzen. Wechsel von Durchfall und Verstopfung.
	Pulsatilla D4–D12 ▷ 2stündlich 1 Gabe	Nach fetten Speisen und reichlichem Eisgenuß.
	Rheum D3–D6 ▷ 2stündlich 1 Gabe	Durchfall nur bei Bewegung. In Ruhe und Wärme kein Durchfall.

Klinische Diagnose Symptom/Syndrom Aussehen/Verhalten	Arzneimittel Dosierung	Wichtige Symptome Modalitäten
1.33 Dysmenorrhöe		
Nur seltene Mittel!	**Calabar D4–D6** ▷ Physiostigminhaltig! ▷ 3x täglich 1 Gabe	Starke Dysmenorrhöe mit allgemeiner körperlicher Schwäche. Motilitätsstörungen in Magen und Darm. Globusgefühl. Pharynxbeschwerden: Fischgrätengefühl im Hals. Viele Krämpfe in der gestreiften und glatten Muskulatur.
	Dictamnus albus D1 ▷ Nach VOISIN während der Menses 2stündlich	Sehr schmerzhaft. Im Intermenstrum Fluor albus. Obstipation.
	Helonia dioica D1–D2 ▷ während Menses 2stündlich 1 Gabe	Mit heftigen Kreuzschmerzen. Besser bei körperlicher Arbeit. Bauch mit den Händen stützen bessert.
	Veratrum album D3–D4 ▷ 2stündlich 1 Gabe	Mit Frostgefühl. Kollapsigkeit. Kalter Schweiß auf der Stirn.
	Viburnum opulus D1–D3 ▷ Bei Krämpfen alle 5 Minuten 10–15 Tropfen	Symptomaticum.
1.34 Eiterungen		
Nur seltene Mittel	**Asa foetida D2–D3** ▷ 4x täglich 1 Gabe	Knocheneiterungen mit foetidem Sekret; lange Röhrenknochen, Gesichtsknochen. Neigung zur Nekrose. Chronische Entzündung des Periostes. Geringste Berührung verschlimmert.
	Calcium fluoratum D2 ▷ 4x täglich 1 Gabe	Zahnfisteln. Keine Angst vor Nadeln (ähnlich wie **Silicea**).
	Calcium hypophosphorosum D2–D3 ▷ Mehrmals täglich 1 Tablette lutschen	In eigener Praxis bewährtes Mittel bei Knocheneiterungen der kleinen Fingerknochen. In der Literatur bei Osteomyelitis.

Klinische Diagnose Symptom/Syndrom Aussehen/Verhalten	Arzneimittel Dosierung	Wichtige Symptome Modalitäten
	Calcium sulfuricum D6 ▷ **Nicht verwechseln mit Hepar sulfuris calcarea!** ▷ 4x täglich 1 Gabe	Bei Eiterungen, die bereits einen Abfluß gefunden haben.
	Carbo animalis D8–D30 ▷ Niedrige Potenzen 4x täglich, ab **C30** 2x wöchentlich	Drüsenschwellungen mit drohenden Eiterungen. Palliativum bei nekrotischen, eitrigen, karzinomatösen Eiterungen. Brennend schmerzende, reaktionsarme torpide Geschwüre auf variköser – aber auch karzinomatöser – Grundlage.
	Hekla lava D2 ▷ (Beim Fersensporn 4x täglich **D6**)	Vom Knochen ausgehende Eiterungen.
	Kalium sulfuricum D3–D12 ▷ 4x täglich 1 Gabe	Dicke, gelbe mild–eitrige Absonderung. Ängstlich. Mineralisch: **Pulsatilla**.
	Myristica sebifera D2 ▷ 4x täglich 1 Gabe	Das »homöopathische Messer« auch bei lange andauernden Eiterungen wie Otitis media chronica
	Pyrogenium D12–C30 ▷ **D12** 1x täglich, **C30** alle 2 Tage 1 Gabe	Septische Prozesse mit hohem Fieber. Eiterungen oder versteckte Eiterungen. Hohes Fieber und langsamer Puls. Toxische Blutungen.
	Siegesbeckia orientalis D2–C6 ▷ 4x täglich 1 Gabe	Alle Eiterungen mit einem frostig–fiebrigen, infektiösen Charakter.

1.35 Ekzeme

Nur seltene Mittel	**Acidum nitricum D6** ▷ 3–4x täglich 5 Tropfen oder 1 Tablette	Brennendes, nässendes Analekzem mit Fissuren.

Klinische Diagnose Symptom/Syndrom Aussehen/Verhalten	Arzneimittel Dosierung	Wichtige Symptome Modalitäten
Ekzeme	**Arsenicum bromatum D3** ▷ 4x täglich 5 Tropfen	Diabetische Ekzeme mit starkem Juckreiz.
	Calcium fluoratum D4–D6	Bei varikösen Ekzemen mit starkem Jucken und schweren Beinen.
	Carbo animalis D3 ▷ Mehrmals täglich 1 Tablette	Bei nässenden und sehr brennenden Ekzemen.
	Carduus marianus D1–D3 ▷ 4x täglich 5 Tropfen oder 1 Tablette	Variköses Ekzem am Unterschenkel mit Juckreiz. (Leberbelastung!).
	Croton tiglium D2, D3 ▷ Dil. 3x täglich	Stark juckender, bläschenartiger Ausschlag, besonders am After. Häufig Diarrhöe.
	Dulcamara D3–C4 ▷ 4–5x täglich	Ekzeme, die sich bei der Periode verschlimmern. Lichen-Urtikaria bei kleinen Kindern mit Verschlimmerung in der Kälte. Nässend.
	Graphites D6 ▷ 3–4x täglich; Tabletten	Nässendes Ekzem, besonders hinter den Ohren. Nur langsame Besserung.
	Juglans regia D1, D2 ▷ 4x täglich 1 Tablette	Juckende Hautausschläge, besonders im Gesicht von Kindern.
	Kreosotum D3–D6 ▷ 4x täglich 5 Tropfen	Intertrigo und Genitalekzeme, mit Geschwüren bei faulig stinkenden und scharfen Absonderungen. Feuchte Gangräne wie bei Diabetes.
	Mancinella D3, D4 ▷ Nach MEZGER **D6–D12** nach LEESER	Effloreszenzen. Besserung durch Wärme, Verschlimmerung durch Kälte.

Klinische Diagnose Symptom/Syndrom Aussehen/Verhalten	Arzneimittel Dosierung	Wichtige Symptome Modalitäten
Ekzeme	**Petroleum D3–D6** ▷ 4–5x täglich	Bei allgemeiner Hyperkeratosis, rissiger, schmutziger und trockener Haut. Bläschen und Rhagaden. Gelegentlich bei Psoriasis, wenn schlechter Geruch.
	Viola tricolor D1, D2 ▷ 2–3x täglich 5 Tropfen oder 1 Tablette	Chronische Hautausschläge, besonders hinter den Ohren; aber auch am ganzen Körper bei nur zarten, geringen Effloreszenzen.
Psoriaiformes Ekzem	**Hydrocotyle asiatica D3, D4** ▷ 4–5x täglich 1 Tablette oder 5 Tropfen	Bei allen ekzematösen Formen, die den Charakter der Psoriasis haben, ohne jedoch eine echte zu sein.
1.36 Elephantiasis		
	Abrotanum D1, D2 ▷ 4x täglich 1 Tablette	Schlechter Appetit
	Calcium fluoratum D3, D4 ▷ 4–5x täglich 1 Tablette	Besonders bei Ulcus cruris.
	Cilla D200 ▷ Täglich 5 Kügelchen	Bei starken Ödemen und schlechter Ausscheidung.
1.37 Enuresis		
Nur bei Mädchen verabreichen!	**Equisetum arvense D3–D6** ▷ Im Wechsel mit:	
	Eupatorium perfoliatum D4–D6 ▷ 4x täglich 1 Gabe	
Für Jungen und Mädchen	**Atropinum D6** ▷ 1 Stunde vor dem Zubettgehen 1 Tablette lutschen	

Klinische Diagnose Symptom/Syndrom Aussehen/Verhalten	Arzneimittel Dosierung	Wichtige Symptome Modalitäten
Enuresis nocturna	**Dulcamara D3, D4** ▷ 4x täglich 1 Tablette lutschen	Besonders bei Verschlimmerung durch Kälte und Besserung durch Wärme.
	Ferrum muriaticum D2 ▷ 3x täglich 1 Tablette lutschen	Schwächliche Kinder, bei denen auch tagsüber unaufhörlich Urin abgeht.
	Nux vomica D4 **Belladonna D4** ▷ 4x täglich je 1 Tablette	Im Wechsel täglich bei entsprechendem Arzneimittelbild.
	Plantago major D2–D4 ▷ 4x täglich 1 Gabe	Wenn keine besonderen Modalitäten vorliegen.
	Calcium carbonicum D6–C30 ▷ **D6** 4x täglich steigern bis **C30** 2x wöchentlich	Bei Kindern mit entsprechendem Typus und anderen Arzneimittelzeichen von Calcium carbonicum.
	Calcium phosphoricum D6–C30 ▷ Wie Calcium carbonicum	Bei entsprechendem Konstitutionstyp.
	Kreosotum D6 ▷ 4x täglich 1 Gabe	Besonders bei schwer weckbaren Kindern in sehr tiefem Schlaf. Der Urin stinkt schrecklich.
	Sepia D4, D6–D12 ▷ 4x täglich 1 Gabe, steigern bis **D12** 2x täglich 1 Gabe	Kinder, die gleich nach dem Einschlafen einnässen, zumindest aber im ersten Schlaf.
1.38 Epididymitis		
	Aurum jodatum D4 ▷ Mehrmals täglich 1 Tablette	Bei schmerzhaften Schwellungen und Drüsenschwellungen.
	Pulsatilla D4–D6 ▷ 4x täglich 1 Gabe	Weinerlich, wärmeempfindlich, berührungsempfindlich.

Klinische Diagnose Symptom/Syndrom Aussehen/Verhalten	Arzneimittel Dosierung	Wichtige Symptome Modalitäten
1.39 Erbrechen		
	Antimonium crudum D4, D6 ▷ 3x täglich 1 Tablette lutschen	Stark weiß belegte Zunge. Verschlimmerung auf saure Speisen, besonders bei Magenkatarrhen alter Leute.
	Apomorphinum hydrochloricum D4 ▷ 3x täglich 1 Tablette	Besonders bei Kleinkindern. Bei begleitender Übelkeit.
	Argentum nitricum D6 ▷ 3–4x täglich 1 Tablette	Lebhaftes Temperament. Nüchternschmerz. Unverträglichkeit von süßen Speisen, verlangt aber danach.
	Bismutum subnitricum D4 ▷ Mehrmals täglich 1 Tablette	Aufstoßen, Erbrechen. Tympanie. Strecken nach hinten bessert.
	Ipecacuanha D3, D4 ▷ 4x täglich 1 Tablette	Bei dauernder Übelkeit, aber immer eine **reine** Zunge.
Schwangerschaftserbrechen	**Cina D3, D4** ▷ 4x täglich 1 Tablette oder 5 Tropfen	Saubere Zunge. Übelkeit zu jeder Tageszeit. Immer Würmer im Stuhl.
	Ipecacuanha D4 ▷ 4x täglich 1 Tablette	Morgenübelkeit. Erbrechen bessert nicht. Zunge ganz sauber.
	Kreosotum D6 ▷ 4x täglich 1 Tablette	Abneigung gegen Fleisch ist sehr groß, außerdem besteht starker Fluor. Foetor.
	Lobelia inflata D3 ▷ Dil. oder Tabl. ▷ 4x täglich 1 Tablette	Besserung durch kleine Mengen Nahrung. Elendsgefühl im Epigastrium. Starker Speichelfluß.
Urämisches Erbrechen	**Cuprum arsenicosum D4** ▷ Alle 2 Stunden 1 Tablette	Mit Krämpfen im Bauch.

Klinische Diagnose Symptom/Syndrom Aussehen/Verhalten	Arzneimittel Dosierung	Wichtige Symptome Modalitäten
1.40 Erythema nodosum		
	Apis mellifica D3 ▷ 4x täglich 1 Tablette oder 5 Tropfen	Großes Hitzegefühl. Besserung durch kalte Umschläge. Brennendes, juckendes Empfinden.
	Pulsatilla D4, D6 ▷ 4x täglich 1 Tablette oder 5 Tropfen	Immer kalte Füße. Schweregefühl in den Beinen. Bedürfnis nach frischer Luft. Kann Wärme nicht vertragen.
1.41 Exostosen – osteopathische Erscheinungen im Röntgenbild		
	Hekla lava D6 ▷ 4x täglich 1 Tablette	Besonders bei Fersensporn. 2–3 Monate Geduld. Aber auch bei Tumoren der Knochen und bei Ostitis.
	Vermiculite D6 ▷ 4x täglich 1 Tablette	Osteoporose und Arthrose, besonders der Wirbelsäule. Fersensporn.
1.42 Extrasystolie		
Wenn keine klare diagnostische Abklärung möglich ist!	**Convallaria D2** ▷ 4x täglich 1 Tablette	Dyspnoe beim Hinlegen. Pectanginöse Beschwerden, oft Bradykardie.
1.43 Facialisparese		
	Causticum D6, D12 ▷ 4x täglich 1 Tablette	Alle Symptome schlimmer frühmorgens zwischen 3 und 5 Uhr. Besserung in Bettwärme. Häufig Besserung durch kaltes Trinken.
1.44 Fettsucht		
Endokrin	**Baryta carbonica D6** ▷ 4x täglich 1 Tablette	Besonders gut wirksam bei entsprechenden, sehr schwachen Kindern.

Klinische Diagnose Symptom/Syndrom Aussehen/Verhalten	Arzneimittel Dosierung	Wichtige Symptome Modalitäten
Endogen	**Fucus vesiculosus Urtinktur bis D1** ▷ 2x täglich 10 Tropfen ▷ **Vorsicht** bei Hyperthyreose!	Besonders bei Hypothyreose angezeigt.
	Phytolacca Urtinktur ▷ 3x täglich 10 Tropfen	Hypofunktion von Ovarien und Hypophyse.
	Sepia D6 ▷ 3x täglich 1 Gabe **C30** in seltenen Gaben	Bei Frigidität und typischen Sepia-Symptomen.

1.45 Fissuren

Am After	**Aesculus–Ratanhia–Salbe** ▷ Auf Watte und in den After einführen. Brennt anfangs.	

Rp. Belladonna Ø
Aesculus Ø
Ratanhia Ø
ānā 10,0
Eucerin Anh. 14,0
Lanolin 15,0
Vaselin flav. 5,0
M. f. ungt. S.: Wattepfropf in den After einführen!

An den Lippen	**Acidum nitricum D3–D6** ▷ 4x täglich 1 Gabe	Immer wieder aufspringende Fissuren, die leicht bluten. Brennen sehr stark. Das Gefühl von Splittern.
	Chamomilla D3 ▷ 3x täglich 5 Tropfen oder 1 Tablette	Fissur in der Mitte der Unterlippe und auf beiden Seiten im Mundwinkel.
	Graphites D4 ▷ 4x täglich 1 Tablette ▷ Es gibt auch eine Graphitsalbe (DHU) 2x täglich auftragen.	Bei lymphatisch pastösem Habitus. Foetor.
	Sepia C30 ▷ 1x wöchentlich 1 Gabe	Fissur nur an Unte Passende Konstit

Klinische Diagnose Symptom/Syndrom Aussehen/Verhalten	Arzneimittel Dosierung	Wichtige Symptome Modalitäten
1.46 Fisteln		
	Aethiops antimonialis D4–D6 ▷ 4x täglich 1 Tablette ▷ Nach STIEGELE	Besonders bei Fistelerscheinungen im Bereich des Anus nach Colitis ulcerosa oder nach Operation am After oder Dickdarm.
1.47 Flatulenz		
	Asa foetida D3 ▷ 4x täglich	Fortwährendes explosives Aufstoßen.
	Carbo vegetabilis D4–D6 ▷ 4x täglich 1 Tablette lutschen	Viel Blähungen ohne erkenntliche Ursache. Stark gespannter Bauch. Aufstoßen
	Momordica D1–D3 ▷ 4x täglich 1 Tablette lutschen	Dauerndes Rumpeln an der Flexura lienalis (Roemheld).
1.48 Fliegen, Beschwerden beim		
Ängste, allgemeine und unbegründete	**Arsenicum album C30** ▷ Am Abend vorher und 1 Stunde vor dem Abflug 1 Gabe	Beim Fliegen wird es ihm/ihr immer sterbensübel, schwindelig. Angst.
	Ignatia C30 ▷ 1 Gabe am Abend vorher; ▷ 1 Gabe 1 Stunde vor Abflug	Beschwerden beim Start. Kann Nikotinrauch nicht vertragen.
Beschwerden allgemeiner Art	**Acidum nitricum C30** und **Argentum nitricum C30** ▷ 1 Stunde vor Abflug	Beide Mittel bei Angst vor dem Start (Aufwärtsbewegung).
	Borax C30 ▷ 1 Stunde vor der Landung	Angst bei der Abwärtsbewegung.
	Chininum sulfuricum C30 ▷ 1 Stunde vor Abflug und Landung 1 Gabe	Wenn Angst vor dem Ohrensausen bei Start und Landung besteht.
	Cimicifuga C30 ▷ 1 Stunde vor dem Start 1 Gabe	Bei Panikgefühl wegen Platzangst.

Klinische Diagnose Symptom/Syndrom Aussehen/Verhalten	Arzneimittel Dosierung	Wichtige Symptome Modalitäten
	Ferrum metallicum C30 ▷ 1 Stunde vor der Landung 1 Gabe	Herzklopfen bei Abwärtsbewegung.
	Oleander C12 ▷ 1 Stunde vor dem Flug 1 Gabe	Bei Schwindel vom Hinuntersehen.
	Tabacum C30 ▷ 1 Stunde vor dem Abflug 1 Gabe	Während des Fluges Schweiße, Übelkeit und Schwindel, besonders bei geöffneten Augen.
	Theridion curassavicum C30 ▷ 1 Stunde vor dem Abflug 1 Gabe	Wird schwindelig, wenn sie beim Fliegen die Augen schließt. (Bsplw. will schlafen).
1.49 Frostbeulen		
	Abrotanum D1, D2 ▷ 4x täglich 5 Tropfen oder 1 Tablette lutschen ▷ Es gibt auch eine 10%ige Salbe	Alte Erfrierungen mit Kapillarschäden. Große Schmerzen bei Beginn der Kälte und bei Beginn der Hitze.
	Agaricus D6 ▷ 3x täglich 5 Tropfen nehmen oder 1 Tablette lutschen	Bei Schmerzen an befallenen Körperstellen, die außerdem noch jucken.
	Petroleum D6 ▷ 4x täglich Tabl. oder Dilutio	Zur Vorbeugung, bevor der Winter oder der Sommer kommt, damit keine Beschwerden auftreten.
1.50 Gähnen		
	Crocus sativus D2 ▷ 4x täglich Tabl./Tropfen	Zu jeder Tageszeit ohne Müdigkeit. Psychopathische Reaktionen, häufig Nasenbluten.
	Digitalis D3, D4 ▷ 2x täglich 5 Tropfen, oder 1 Tablette lutschen	Bei latenter oder ausgeprägter Herzinsuffizienz.

Klinische Diagnose Symptom/Syndrom Aussehen/Verhalten	Arzneimittel Dosierung	Wichtige Symptome Modalitäten
1.51 Gallenblasenentzündung		
Nur seltene Mittel	**Chelidonium D4** ▷ Als Ampulle unter den rechten Schulterblattwinkel 1 Quaddel setzen.	Kolik im Oberbauch, Schmerz zieht zum rechten Schulterblatt.
	Hedera helix D3–D6 ▷ 3–4x täglich	Besonders bei alten und reaktionslosen Fällen. Auch bei Koliken und alten, fieberhaften Cholezystitiden.
	Hydrastis D1–D2 ▷ Bei heftigen Beschwerden alle Viertelstunden 5 Tropfen in Wasser	Cholerese fordernd. Hydrastis und Chelidonium **nicht** bei akuter Entzündung und Verschluß.
1.52 Gangrän		
	Kreosotum D3, D4 ▷ 3–4x täglich 1 Tablette oder 5 Tropfen	Äußerst stinkendes Gangrän der Extremitäten, aber auch bei entsprechendem Lungengangrän.
	Secale cornutum D6 im Wechsel mit **Arsenicum album D6** ▷ Mehrmals täglich alle 2 Stunden im Wechsel	Bei AVK, wenn abwechselnd Wärme (Ars.) oder Kälte (Sec.) gut tun.
Trockenes Gangrän	**Tabacum D6** ▷ 4x täglich 1 Gabe	Schmerzhaft, besonders nachts. Verträgt keine Wärme, will es kühl haben. Krampfartige Schmerzen (besonders bei Nichtrauchern) REYNAUD.

Klinische Diagnose Symptom/Syndrom Aussehen/Verhalten	Arzneimittel Dosierung	Wichtige Symptome Modalitäten
1.53 Gedächtnisschwäche		
	Ambra grisea D3, C4 ▷ 4x täglich ▷ In der **D3** oft sehr wirksam	Gedächtnisschwäche, Menschenscheu. Besserung im Freien. Erregung verschlimmert.
	Kalium phosphoricum D3–D6 ▷ 4x täglich 1 Tablette lutschen	Kopfmüdigkeit, Tagesschläfrigkeit. Ängstlich, schlechtes Gedächtnis. Schlimmer morgens, bei geistiger Anstrengung und Kälte.
1.54 Gerstenkorn		
	Staphisagria D4–D6 ▷ 4x täglich 1 Tablette oder 5 Tropfen	Bewährt bei rezidivierendem Gerstenkorn.
1.55 Globusgefühl im Darm		
	Aesculus hippocastannum D3, D4 ▷ 4–5x täglich 5 Tropfen oder 1 Tablette	
	Sepia D12, C30 ▷ 1x täglich bis 1x wöchentlich (**C30**)	Häufig das Gefühl von Globus im Dickdarm oberhalb des Afters oder in der Vagina.
	Staphisagria D6 ▷ Tabl. oder Dil. 4x täglich	Gefühl, als wenn ein Ball im Darm wäre. Sexualastheniker.
1.56 Greisenalter, Beschwerden im		
Degenerative Vorgänge an der Hirnrinde	**Aurum coloidale D4, D6** ▷ 4x täglich 1 Tablette	Häufig Herz- und Kreislaufkrankheiten. Hypertonie, Faszies, Apoplectica.

Klinische Diagnose Symptom/Syndrom Aussehen/Verhalten	Arzneimittel Dosierung	Wichtige Symptome Modalitäten
	Conium D6–D12–C30 ▷ 4x täglich bis 1x wöchentlich 1 Gabe	Häufig Schwindel im Liegen bei Bewegen des Kopfes, nicht aber beim Stehen und Gehen.
	Magnesium fluoratum D12–C30 ▷ 1x täglich bis 1x wöchentlich 1 Gabe = 5 Tropfen/1 Tablette lutschen	Sehr stark retardierte, unelastische, mitunter auf unmögliche Dinge fixierte Menschen; mit großer Unruhe und unangenehmer Aktivität.
1.57 Grippe		
Seltene Mittel bei seltenen Indikationen	**Baptisia D2, D3** ▷ 3x täglich 1 Tablette, bei hohen Fieber alle 1–2 Stunden 1 Tablette	Bei rezidivierender Grippe, wenn die Verschlimmerung am Nachmittag auftritt, das Fieber immer wieder hoch ist, dabei aber der Puls bradykard. Zusätzlich Leukopenie.
	Lachesis C30 ▷ 1x täglich 1 Tablette ▷ 3 Tage 1 Tabl., dann 2x alle 2 Tage; dann 3x alle 3 Tage; schließlich 1x wöchentlich	Immer wieder rezidivierende chronische Grippe mit septischen Temperaturen.
1.58 Haarausfall		
Haare sehr schlecht	**Alumina D3, D6** ▷ 4x täglich 1 Tablette	Bei sehr trockener Haut und Haarausfall.
	Antimonium crudum D3–D6 ▷ 4x täglich 1 Tablette	Haare dünn, glanzlos. Nägel verdickt, gespalten. Hornartige Schwielen an den Fußsohlen.
	Bryonia D6 ▷ 4x täglich 1 Tablette lutschen	Haarwurzeln sind nicht in Ordnung.

Klinische Diagnose Symptom/Syndrom Aussehen/Verhalten	Arzneimittel Dosierung	Wichtige Symptome Modalitäten
1.59 Hämorrhoiden		
	Aesculus hippocastanum D2 ▷ 4–5x täglich 5 Tropfen	Schwere entzündliche Veränderungen. Pflockgefühl. Jucken im Mastdarm. Mitunter Blutungen.
	Collinsonia canadensis D2 ▷ 4x täglich 5 Tropfen	Unterleibsplethora. Dysmenorrhoe.
	Paeonia officinalis D3 ▷ Mehrmals täglich 5 Tropfen oder 1 Tablette	Bei blutenden, sehr stark juckenden Hämorrhoiden mit heftigen Splitterschmerzen beim Stuhlgang.
	Sepia D6 ▷ Als Salbe	In der Gravidität, wenn Fissuren auftreten und heftige Beschwerden vorhanden sind.
1.60 Hals, Fremdkörpergefühle im		
	Abies nigra D3 ▷ 4x täglich 1 Tablette oder 5 Tropfen	Druckschmerz im Magen und nach dem Essen und Knödelgefühl im unteren Teil des Ösophagus.
	Asa foetida D3 ▷ Tabl./Dil. 4x täglich	Häufiges Aufstoßen mit üblem Geruch, bessert aber nicht im Magen.
	Colchicum D2 ▷ Dil./Tabl. 4–5x täglich, besonders im Anfall	Globusgefühl im Hals.
	Ignatia D4	Globusgefühl im oberen Bereich des Ösophagus.
1.61 Heiserkeit		
	Alumina D6 ▷ 4–5x täglich 1 Tablette lutschen	Heiserkeit, mit dem Gefühl, als wären die Schleimhäute im Hals und Rachen ausgetrocknet; besonders nach langem Reden sehr empfehlenswert.

Klinische Diagnose Symptom/Syndrom Aussehen/Verhalten	Arzneimittel Dosierung	Wichtige Symptome Modalitäten
Heiserkeit	**Argentum metallicum D4** ▷ 2x wöchentlich 1 Tablette (Kinder)	Tonlose Stimme der Kinder ohne erkennbaren Grund.
	Arum triphyllum D2, D3 ▷ Alle 2 Stunden 1 Tablette lutschen	Heiserkeit der Sänger. Schmerzhafter Husten. Gefühl von rohem Fleisch im Hals.
	Paris quadrifolia D3 ▷ Alle 2 Stunden 1 Tablette Nach STAUFFER	Bei einfacher Heiserkeit, bei jeder Anstrengung der Stimme wiederkehrend.
	Phosphorus D6 ▷ Alle 2 Stunden 5 Tropfen in Wasser	Heiserkeit bis zur Aphonie. Trockener Husten, Kitzeln in der Trachea. Verschlimmerung beim Übergang von einem warmen Zimmer in kalte Luft. Dabei große Erschöpfung im allgemeinen. Man hat immer das Gefühl von einem Brennen in der Kehle.
	Verbascum D1 ▷ Tabl./Dil. 4x täglich	Heiserkeit mit tiefem Baß bei sonst normaler Stimme.
1.62 Herpes labialis		
	Natrium chloratum D6 ▷ Alle 2 Stunden 5 Tropfen; auch direkt auf die Lippe geben	Bei deutlich sichtbarer psychosomatischer oder seelischer Ursache. Schmutziges Geschirr, schmutzige Berührung. Kuß eines Menschen, den man nicht leiden kann etc.
	Ranunculus bulbosus D3 ▷ Dil./Tabl. Alle 2 Stunden	Besonders, wenn Schmerzen im Trigeminusbereich auftreten.
	Rhus toxicodendron D6 ▷ 2stündlich eine Gabe	Einfacher Herpes. Besserung durch Wärme oder heiße Umschläge.

Klinische Diagnose Symptom/Syndrom Aussehen/Verhalten	Arzneimittel Dosierung	Wichtige Symptome Modalitäten
	Sepia D6 ▷ Dil. Tabl. Alle 2 Stunden	Herpes, besonders bei Frauen. (Nach STERNBERG) Sie haben Sehnsucht, aber wehren sich gegen das Küssen.
1.63 Herpes zoster		
	Arsenicum album D6–D12–C30 Akut: tiefe. Potenzen 2stündlich 1 Gabe, später **D12** 2x täglich 1 Gabe	Heftige Brennschmerzen, besonders nach Mitternacht. Mit pathologischen Veränderungen der Vesicae mit heftigem Brennen, teilweise auch mit nekrotischen Veränderungen.
	Dulcamara D4–D6 ▷ Alle 2 Stunden 5 Tropfen oder 1 Tablette	Schlimmer durch Kälte, besser durch Wärme.
	Mezereum D4, D6 ▷ Alle 2 Stunden 5 Tropfen oder 1 Tablette	Nächtliche Verschlimmerung. Heftige Schmerzen, bei offenem Feuer oder Grill.
	Ranunculus bulbosus D3 ▷ Alle 2 Stunden 5 Tropfen oder 1 Tablette	Bei heftigen Schmerzen entlang der interkostalen Nerven.
	Rhus toxicodendron D6 ▷ Dil./Tabl. Alle 2 Stunden	Wenn keine stark pathologischen Veränderungen der Herpesbläschen bestehen, aber Wärme bessert. Nächtliche Verschlimmerung.
1.64 Herzmittel bei Stenokardie		
Nur seltene Mittel	**Glonoinum D4–D6** ▷ Bei Bedarf alle 10 Minuten 5 Tropfen oder 1 Tablette	Hypertonie. Pulssychrones Klopfen und Pulsieren im Kopf und im ganzen Körper. Eigenartige, krampfartige Schmerzen im Kopfbereich.

Klinische Diagnose Symptom/Syndrom Aussehen/Verhalten	Arzneimittel Dosierung	Wichtige Symptome Modalitäten
	Naja tripudians D6, D12 ▷ Alle 2 Stunden 5 Tropfen auf die Zunge	Schmerzen, in den linken Arm und in die linke Ohrgegend ausstrahlend bis zum Kopf.
	Theridion D6, D12 ▷ 2–3x jede Stunde, dann nur bei Anfällen	Herz liegt wie ein Stein in der Brust. Ausstrahlung in den **rechten** Arm.
1.65 Husten		
Nur seltene Mittel	**Causticum D3**	Unwillkürlicher Harnabgang beim Husten.
	Scilla D1	Unwillkürlicher Harnabgang beim Husten.
	Conium D2, D3 ▷ Alle 2 Stunden 5 Tropfen	Trockener Husten. Stark beeinträchtigtes Allgemeinbefinden, besonders im Alter. Husten sehr anstrengend, am schlimmsten in der Nacht. Häufig im Bett Schwindel.
	Hyoscyamus D3, D4 ▷ Alle 5 Stunden 5 Tropfen	Besonders bei Reizhusten abends beim Niederlegen. Unwillkürlicher Harnabgang beim Husten.
	Phellandria D2, D3 ▷ Alle 2 Stunden 5 Tropfen	Profuser Auswurf, eitriges Sekret. In frischer Luft deutlich besser.
	Sambucus D3, D6 ▷ Mutter nimmt das Mittel $^1/_2$ Stunde vor dem Stillen ein	Säuglingshusten.
	Senega D2 ▷ Alle 2 Stunden 1 Tablette lutschen oder 5 Tropfen	Bei älteren Leuten, die den Schleim nicht herausbekommen.

Klinische Diagnose Symptom/Syndrom Aussehen/Verhalten	Arzneimittel Dosierung	Wichtige Symptome Modalitäten
Husten	**Sticta pulmonaria D2** ▷ Jede Stunde 5 Tropfen oder 1 Tablette	Jede Erkältung fängt mit Schnupfen an und endet mit Husten. Es ist wichtig, daß der Husten mit einem Schnupfen beginnt! Nasenwurzelschmerzen.
	Stramonium D6 ▷ Jede Stunde 5 Tropfen	Bei irrsinnigem, salvenähnlichem, überhaupt nicht enden wollendem Husten, therapieresistent.
1.66 Hyperkeratosen		
	Antimonium crudum D4 ▷ 3x täglich 1 Tablette	Hyperkeratosen im Bereich der Fußsohlen und Fußränder.
	Petroleum D3, D4, D6 ▷ Dil./Tabl. 4x täglich 1 Gabe	Hyperkeratosen besonders im Bereich der Hände.
1.67 Hypertonie		
	Adrenalinum C30 ▷ 1x täglich 1 Gabe akut: IV. **C30**	Bei akuten Blutdruckkrisen, die öfter einmal und immer wieder auftreten; mit heftigen Kopfschmerzen, heftigem Herzklopfen, auch Extrasystolen. (Klinische Untersuchung!)
	Belladonna D3, D4 ▷ Bei akuten Zuständen alle 2 Stunden; sonst 2–3x täglich **D12**	Roter Hochdruck mit pulssynchronem Pulsieren des ganzen Körpers. Roter Kopf, viel Durst. Erregbar.
	Glonoinum D3, D4 ▷ Im akuten Zustand alle 2 Stunden; sonst 1x täglich bei Bedarf	Ganz ähnliche Symptome wie bei **Belladonna**, aber kein so großer Durst.

Klinische Diagnose Symptom/Syndrom Aussehen/Verhalten	Arzneimittel Dosierung	Wichtige Symptome Modalitäten
	Pulsatilla C30 ▷ 1x in der Woche **C30** ▷ 1x im Monat **C200**	Bei Beginn einer Hypertoniebehandlung, besonders wenn keine cholerische oder sonstige Symptomatik gegeben ist, sondern eher ruhige Patienten dahinterstehen. Pulsatilla senkt den systolischen Blutdruck bei entsprechender Geduld und Diät sehr deutlich. Klinische Kontrolle!
	Sulfur C30 ▷ 1x wöchentlich 1 Tablette oder 5 Tropfen, ▷ 1x **C200** im Monat	Bei entsprechenden Sulfurtypen deutliches Absinken des systolischen Druckes. Geduld, aber klinische Kontrolle! !
1.68 Ichthyosis		
	Selenium D3, D4 ▷ 4x täglich 1 Gabe	Nach STIEGELE erfolgreich.
1.69 Impffolgen		
	Mezereum D3–D4 ▷ 4x täglich 1 Gabe	Sonst siehe Kap. S. 84 »Folgen von Impfungen«.
1.70 Impotenz		
Funktionell	**Agnus castus D4, D6** ▷ 4x täglich 1 Gabe	Depressiv und müde, mangelhafte Libido.
	Caladium seguinum D2–D3 ▷ 4x täglich 1 Gabe	Ejaculatio praecox, Mangel an Libido.
	Conium D4–D6 ▷ 4x täglich 1 Gabe	Nach langem Zölibat. »Grüne Witwe«.
	Damiana Ø, D2 ▷ mehrmals täglich 1 Gabe	Mangelnde Libido, Sexualneurasthenie.
	Kalium phosphoricum D6 ▷ 4x täglich 1 Gabe	Bei älteren Männern, mit großer Erschöpfung danach.

Klinische Diagnose Symptom/Syndrom Aussehen/Verhalten	Arzneimittel Dosierung	Wichtige Symptome Modalitäten
	Lycopodium D6–D12 ▷ Mehrmals täglich **D6**, später 2x täglich **D12**	Präsenile Impotenz, aber große Libido.
	Selenium D6 ▷ 4x täglich 1 Tablette	Bei Erschöpfung, Müdigkeit und Ejaculatio praecox. Allopathische Anamnese: Seleneinnahme bei Carcinophobie!
1.71 Inkontinenz der Blase		
	Causticum D3 ▷ 5x täglich 1 Tablette	Bei Urinspritzern während des Hustens und Lachens sowie bei Anstrengung.
	Scilla D2 ▷ 4x täglich eine Tablette, bei Ödemen **D200** Globuli 2x wöchentlich	Siehe **Causticum,** aber bei Herzinsuffizienz.
1.72 Insektenstiche		
	Apis mellifica D3–D6–C30 ▷ Niedere Potenz 2stündlich 1 Gabe oder ▷ **C30** 10 Globuli in $^1/_2$ l Wasser auflösen. Alle $^1/_2$ Stunde 1 Schluck	Stechen, Brennen, Jucken. Schmerzschwellung, Quaddeln, Ödeme. Wilde Hyperkinetik.
	Croton tiglium D6–C30 ▷ Wie Apis	Stechen, Brennen. Verschlimmerung durch Berühren und Kratzen. Besser durch warme Getränke.
	Ledum palustre D3–D4, C30 ▷ Wie Apis	Brennen, Stechen, Jucken, Schmerz. Bewegung verschlimmert, hält deshalb ganz still.
	Manchinella D3–D4–C30 ▷ Wie Apis	Brennen, Stechen, Schmerz. Bläschenartige Hauterscheinung. Traurig und still.

Klinische Diagnose Symptom/Syndrom Aussehen/Verhalten	Arzneimittel Dosierung	Wichtige Symptome Modalitäten
1.73 Interkostalneuralgien		
	Asclepias tuberosa D2–D3 ▷ 4x täglich 5 Globuli oder 5 Tropfen	Schmerzen, über die ganze Thoraxwand ausstrahlend.
	Bryonia D2–D4 ▷ Mehrmals täglich 5 Tropfen oder Globuli	Druck und lokale Kälte bessert. Bewegung aktiv oder passiv verschlimmert
	Mezereum D4–D6	Nächtliche Verschlimmerung. Kälte und Kältegefühl in erkrankten Teilen
	Ranunculus bulbosus D2–D4 ▷ 4x täglich 5 Tropfen oder Globuli	Verschlechterung bei Temperaturwechsel, durch Bewegung.
1.74 Iritis rheumatica		
	Mercurius bijodatus D3 ▷ 5x täglich, bei Besserung seltenere Gaben und **D6**	Nach STIEGELE bewährt. In meiner Praxis etwa zehnmal erfolgreich angewandt.
1.75 Ischias		
Allgemein	**Argentum nitricum D3–D4** ▷ Mehrmals 1 Gabe	Bei unerträglichem, heftigem Ischias. (Klare orthopädische Abklärung, Röntgenbefund, notfalls Tomographie.) Das Gefühl »von einem Stahlseil« im befallenen Bein.
	Arsenicum album D12–C30 ▷ 2–3x täglich 1 Gabe	Stechen wie mit heißen Nadeln. Verschlimmerung nachts. Friert sehr.
	Colocynthis D3–D6 ▷ 2stündlich 1 Gabe, nach Besserung seltener	Einschießende Schmerzen mit Ameisenlaufen. Verschlimmerung nachts. Besser durch Wärme und kräftigen Druck. **Bryonia** durch Kälte und Druck.

Klinische Diagnose Symptom/Syndrom Aussehen/Verhalten	Arzneimittel Dosierung	Wichtige Symptome Modalitäten
	Gaultheria procumbens D1–D4–D6 ▷ Im akuten Zustand mehrmals täglich, nach Besserung seltenere Gaben	Salizylwirkung? Folgen von Unterkühlung und Durchnässung.
	Gnaphalium D1–D3–C30 ▷ Im Beginn alle 2 Stunden 5 Tropfen, nach Besserung seltenere Gaben	Gefühl von Taubheit und Pelzigkeit. Taubheit wechselnd mit Schmerzen in der Kniekehle. Schmerzen entlang den Nerven bis zur Großzehe. Muskelkrämpfe
	Spiraea ulmaria D1–D6 ▷ 5x täglich 1 Gabe	Verschlimmerung bei feuchtem Wetter und Bewegung.
	Zincum metallicum D6–D12–C30 ▷ akut häufige Gaben **D6–D12**, nach Besserung 1x täglich **C3**	Krampfende Schmerzen. Einschlafen mit zuckenden Schmerzen. Unruhe der Beine. Es reißt dem Kranken das Bein hoch.
Zu Beginn	**Aconitum D4–D6–C30** ▷ Wie Zincum met.	Kalter Wind als Causa.
	Cuprum aceticum D3–D6–C30 ▷ Wie Zincum met.	Wenn Ischias mit Wadenkrämpfen beginnt.
	Mercurius solubilis D6 ▷ Wie Zincum met.	Mit Fieber und Schweißen, diese erleichtern nicht. Foetor!
	Nux vomica D6–D12–C30 ▷ Wie Zincum met.	Lokale Kälte bei cholerischem Temperament. Besserung durch Wärme.
Ischialgia ambulatoria	**Rhus toxicodendron D4–D6–C30** ▷ Wie Zincum met.	Wandert nächtens, um Schmerz zu verhindern. Wärme und Bewegung bessern. Ruhe verschlimmert.

1.76 Juckreiz, palliativer

	Acidum muriaticum D3–D6 ▷ 2x täglich 1 Gabe	Jucken am After mit starker Schmerzhaftigkeit.

Klinische Diagnose Symptom/Syndrom Aussehen/Verhalten	Arzneimittel Dosierung	Wichtige Symptome Modalitäten
	Caladium seguinum D3, D4 ▷ 4x täglich 1 Gabe	Pruritus vulvae.
	Dolichos pruriens Ø, D1, D2 ▷ Besonders nachts alle Stunden 5 Tropfen	Juckreiz bei Ikterus. Schlimmer nachts und durch Kratzen.
	Mercurius jodatus flavus D6, D12 ▷ Abends stündlich 5 Tropfen	Heftiger Pruritus am ganzen Körper, beginnend und verschlimmert in Bettwärme.
	Opium D6 1x stündlich 1 Gabe	Hautjucken ohne Befund. Alterspruritus.
	Rumex crispus D1, D2 ▷ Abends oft 5 Tropfen	Beim Auskleiden.
	Urtica urens D1, D2 ▷ Alle 2 Stunden 1 Gabe	Juckreiz mit Quaddelbildung unbekannter Ursache.
1.77 Kälteurtikaria		
	Dulcamara D4, D6 ▷ Im Beginn häufige Gaben, nach Besserung selten	Ausgelöst durch Kälte und Nässe und auch verschlimmert dadurch.
	Rhus toxicodendron C4, C6 ▷ Zu Beginn häufige Gaben, bei Besserung selten	Verschlimmerung in Ruhe und Kälte, auch durch kaltes Wasser.
1.78 Keuchhusten		
Nur seltene Mittel	**Arnica D6, D12, C30** ▷ 4x täglich 1 Gabe **C30** 1x täglich Gabe	Keuchhustenanfälle mit immer wieder auftretendem Nasenbluten.
	Coccus cacti D2, D3 ▷ 4–6x täglich 1 Gabe	Zähsträhniges Sekret, Erbrechen beim Husten.
	Corallium D3, D4 Tablette ▷ 6x täglich 1 Tablette lutschen	Husten mit dauerndem Räusperzwang. Pharyngitis Husten bellend in schneller Folge.

Klinische Diagnose Symptom/Syndrom Aussehen/Verhalten	Arzneimittel Dosierung	Wichtige Symptome Modalitäten
	Cuprum aceticum D4, D6 ▷ Mehrmals täglich 1 Gabe	Krampfhusten, Zyanose. Gesicht blaß–blau. Krampfartige Zuckungen. Besserung durch Trinken von kaltem Wasser.
	Drosera D2, D3 Tablette ▷ 6x täglich 1 Tablette Tabletten wirken besser	
	Ipecacuanha D3, D4 ▷ Alle 2 Stunden 1 Gabe	Husten mit Würgen und Schleimerbrechen. Erstickungsgefühl. Manchmal Durchfälle. Saubere Zunge!
	Veratrum album D3 ▷ Alle 10 Minuten 1 Gabe	Keuchhustenanfälle mit anschließendem Kollapszustand.
1.79 Klimakterium		
Nur seltene Mittel und Indikationon	**Acidum sulfuricum D10** ▷ Intravenös 1x täglich	Bei *heftigen* Hitzewallungen mit starken Schweißausbrüchen, die die Patientin fix und fertig machen.
	Ferrum muriaticum D4, D6 ▷ 4x täglich	Allgemeine klimakterische Beschwerden. Im Vordergrund stehen Gelenkbeschwerden und Schwäche.
	Jaborandi D3, D4 ▷ Mehrmals täglich 1 Gabe	Hitzewallungen, gefolgt von heftigen Schwoißausbrüchen. Viel Herzklopfen und Zittern (Hyperthyreose).
	Pulsatilla D4, D6 ▷ 5x täglich **D4, D6** 1x täglich, 1x wöchentlich **D12, C30**	Ambivalent wirksam, wie in der Pubertät. Heftig, cholerisch, weinerlich und trotzig.
	Veratrum album D4 ▷ 5x täglich 1 Gabe	Psychische Störungen mit Verwirrungen, Wahnideen, Erstickungszuständen.

Klinische Diagnose Symptom/Syndrom Aussehen/Verhalten	Arzneimittel Dosierung	Wichtige Symptome Modalitäten
1.80 Knochenbrüche		
Besonders zusätzlich zu **Arnica, Hypericum** *und* **Symphytum**	**Phosphorus D12** ▷ 1x täglich 1 Gabe	Als Unterstützung zur schnelleren Callusbildung (STIEGELE).
1.81 Koliken im Bauch und Darm		
	Colocynthis D3, D4, D6	Besser durch Zusammenkrümmen, Wärme und starkem Druck. Periodisch wiederkehrend, bohrende, blitzartige Schmerzen, besonders in der Nabelgegend.
	Dioscorea villosa D2, D4, D6 ▷ Alle 2 Stunden bis 1/2 Stunde	Heftigste Koliken in der Nabelgegend. Besser durch Druck und Rückwärtsbeugen. Typische Nabelkoliken.
	Magnesium phosphoricum D4, D6 Tablette ▷ Alle 2 Stunden 1 Tablette lutschen	Besonders bei Darmkoliken von Kindern. Kolikartige Menstruationsschmerzen.
1.82 Konzentrationsmangel, allgemeiner		
Beginnende Troddulosis	**Nux moschata D4, D6** ▷ 5x täglich 1 Gabe	»Was wollte ich doch gerade sagen oder holen?«
1.83 Kopfschmerzen		
Nur seltene Mittel	**Acidum phosphoricum D3, D4, D6** ▷ Mehrmals täglich 1 Gabe	Kopfschmerzen bei länger dauernder Arbeit. Mit Schwitzen.
	Arnica D3, D6, D12 ▷ Mehrmals täglich 1 Gabe	Heißer Kopf, kalte Extremitäten. Kissen zu hart. Überempfindlich gegen Erschütterungen.

Klinische Diagnose Symptom/Syndrom Aussehen/Verhalten	Arzneimittel Dosierung	Wichtige Symptome Modalitäten
	Asterias rubrum D12 ▷ 1x täglich 1 Gabe	Kopfschmerzen mit Röte im Gesicht. Herzstechen und Kurzatmigkeit. Hypertonie. Gefühl, als könne sie starkes Geschlechtsverlangen nicht aushalten.
	Bryonia D3, D4, D6	Kopfschmerzen, nur auftretend bei jedem Schritt und jeder Bewegung.
	Caulophyllum D3, D4 ▷ 4–5x täglich	Spannungsgefühl im Hinterkopf, beugt den Kopf in den Nacken.
	Cocculus D6 ▷ 4x täglich 1 Gabe	Kopfschmerzen nach schlafloser Nacht (auch Nachtdienst etc.).
	Cyclamen D3, D4, D6, C30 ▷ 4x täglich 1 Gabe	Kopfschmerzen, besonders zur Zeit der Regel. Verlangen nach Wärme, Bewegung bessert.
	Glonoinum D4, D6 ▷ Jede Stunde 1 Gabe	Pulssynchrones Klopfen in den Schläfen und im ganzen Kopf. Besserung durch frische Luft und Kälte.
	Hepar sulfuris D3, D4, D6 ▷ Mehrmals täglich 1 Gabe	Sehr schwerer Kopf, ist empfindlich gegen Berührung und Kälte.
	Lycopodium D6, D12 ▷ 1–3x täglich 1 Gabe	Hauptsächlich in Ruhe auftretend. Schlimmer bei nüchternem Magen, Wärme und Bettwärme.
	Menyanthes trifoliata D1, D2, D3 ▷ Mehrmals täglich 1 Gabe	Hinterkopfschmerzen mit dem Gefühl des Zusammenziehens. Einschlafstörungen.

Klinische Diagnose Symptom/Syndrom Aussehen/Verhalten	Arzneimittel Dosierung	Wichtige Symptome Modalitäten
	Paris quadrifolia D3, D4, D6 ▷ Mehrmals täglich 1 Gabe	Kopfschmerzen, vom Nacken ausgehend. Gefühl, als ob die Augen aus den Höhlen gezogen würden.
	Sanguinaria D3–D6 ▷ 4x täglich 1 Gabe	»Gemälde in rot«. Blutandrang zum Kopf, besonders rechts. Geht zeitlich mit der Sonne. Schlimmer bei Menses.
1.84 Körperschwäche, allgemeine		
	Acidum phosphoricum D3, D4, D6 ▷ 2stündlich 1 Gabe. Nach Besserung seltener ▷ 4x täglich 1 Gabe. Nicht nach 17 Uhr!	Herz- und Rückenschwäche. Mangel an körperlicher und geistiger Initiative. Pollutionen. Verschlimmerung durch Kälte und nachts.
	Calcium hypophosphorosum D3, D4, D6 ▷ 4x täglich 1 Gabe Hinweis: ▶ Nicht nach 17^{00}!	Sehr ähnlich **Calcium phosphoricum**, besonders aber nach fieberhaften Erkrankungen und in der Rekonvaleszenz. Hier bei entzündlichen (eitrigen) Komplikationen. Sehr gut bei Osteomyelitis (auch unklarer Genese) der Fingerknochen.
	Calcium phosphoricum D4, D6, D12 ▷ 4–5x täglich 1 Gabe	Hochwüchsige, asthenische Kinder, lebhaft und schnell, durstig mit schlechtem Appetit. Verschlimmerung durch Nässe, Zugluft, Anstrengung. Verlangen nach Salz und Geräuchertem.

Klinische Diagnose Symptom/Syndrom Aussehen/Verhalten	Arzneimittel Dosierung	Wichtige Symptome Modalitäten
	China D3, D4, D12 ▷ 4–5x täglich 1 Gabe	Schwächemittel mit Schwindel und Herzklopfen. Besserung durch Wärme. Verschlimmerung nachts und durch Kälte, Nässe, Zugluft und Berührung.
	Chininum arsenicosum D4, D6 ▷ 4x täglich 1 Gabe	Sehr gutes Rekonvaleszenzmittel für jung und alt.
	Ferrum metallicum D6, D8, D12 ▷ 4x täglich 1 Gabe	Anämie, Blutungsneigung. Große Schwäche. Verschlimmerung in Ruhe. Besserung durch Bewegung.
	Zincum picrinicum D6, D12 ▷ 3x täglich 1 Gabe	Sexuelle Neurasthenie. Große geistige und körperliche Mattigkeit, Schwäche nach Orgasmus.

1.85 Komedonen (Mitesser)

	Sulfur jodatum D3, D4 ▷ 4x täglich 1 Tablette lutschen	**Nicht bei Hyperthyreose oder Basedow!**

1.86 Krämpfe

Nächtliche Wadenkrämpfe	**Cimicifuga D4, D6** ▷ Akut: 1stündlich **D4** im Intervall 3x **D6** 1 Gabe	Bei Dysmenorrhöen. Im Klimakterium. Geburtshilfe auch bei Krampfwehen.
	Cuprum aceticum Tabl. **Cuprum metallicum D4, D6, D12** ▷ stündlich **D12** 3x Abends 1 Tablette lutschen	Hauptkrampfmittel. Verschlimmerung durch Beruhrung, Schreck, nachts, Hitze und vor den Menses.

Klinische Diagnose Symptom/Syndrom Aussehen/Verhalten	Arzneimittel Dosierung	Wichtige Symptome Modalitäten
	Sulfur D4, D6, D12 ▷ Akut: **D4, D6** 2stündlich 1 Gabe. Später 2x täglich **D12**	Besonders, wenn Wesen und Konstitution passen sowie bei reaktionsschwachen Menschen. Verschlimmerung nachts, nach Mitternacht, in Bettwärme, durch Nässe und Kälte, bei Wetterwechsel, durch langes Stehen und in der Ruhe.
Beschäftigungskrämpfe (örtlich)	**Agaricus D6, D12, C30** ▷ Tiefe Potenzen mehrmals; hohe Potenzen seltener	Örtliche Krämpfe an den Körperstellen, die durch ungewohnte oder sehr schwere oder lang andauernde Arbeit besonders belastet sind. Auch Belastung durch eine ungewöhnliche Stellung oder Haltung mit nachfolgenden Krämpfen.
Schreibkrampf *Krämpfe beim Spielen auf Instrumenten,* *Menstruationskrämpfe*	**Colocynthis D6, D12** ▷ 4x täglich 1 Gabe. Im Intervall täglich 1 Gabe **D12**	Krämpfe im Bauch (Nabelkoliken). Besser bei Wärme und Druck. **Genaue Diagnostik erforderlich!**
	Magnesium phosphoricum D4, D6, D12 ▷ Im Anfall mehrmals täglich, im IIntervall 1–2x täglich **D12**	Bei Kindern mit leichter Krampfneigung, wenn sie viel mit einem Musikinstrument üben müssen, oder beim Übergang zu schwierigen Passagen. Menstruationskrämpfe, wenn die Krämpfe intermittierenden Charakter haben und sich auf Druck und Wärme bessern.
Krampfbereitschaft bei reizbaren, temperamentvollen, überarbeiteten Menschen. Gesteigerte Reflexbereitschaft	**Nux vomica D4, D6, C30** ▷ tiefe Potenz oder höhere Potenzen selten	Besonders bei konstitutionsgebundener Krampf- und Reflexüberreaktion bei entsprechenden Typen; speziell nach Abusus von Reiz- und Genußmitteln.

Klinische Diagnose Symptom/Syndrom Aussehen/Verhalten	Arzneimittel Dosierung	Wichtige Symptome Modalitäten
Wadenkrämpfe und Singultus	**Cuprum aceticum D4, D6, C30** ▷ Im Anfall mehrmals hintereinander. Um Bereitschaft zu bessern: 1x täglich **C30**	Bewährte Indikation bei Krämpfen aller Art, besonders der gestreiften Muskulatur.
Zahnkrämpfe	**Chamomilla D3, D6, C30** ▷ Nachmittag 2stündl. 1 Gabe Tiefpotenz Nachts im Anfall öfter 1 Gabe. Intervall **C30** 1x wöchentlich	Sehr unruhig, grantig, widerwärtig. Läßt sich nicht beruhigen. Besser durch Tragen. Bei Erwachsenen besser durch Schaukeln.
1.87 Kreuzschmerz		
Akuter Lumbago	**Bryonia Ø, D3, D4, D6, C30** ▷ Im Anfall alle $^{1}/_{2}$ Stunden, bei Besserung Potenz erhöhen	Bewegung verschlimmert. Druck und lokale Kälte bessern.
	Nux vomica D2, D4, D6 ▷ Wie bei **Bryonia**	Reizbarer Neurastheniker. Alles verkrampft (auch Urina spastica). Neben den Schmerzen oft Parästhesien.
	Rhus toxicodendron D4, D6, C30 ▷ Wie bei **Bryonia**	Heftige Schmerzen, besonders in Ruhe. Verschlimmerung in Ruhe und Kälte, beim Hochstrecken der Arme. Wärme und Bewegung bessern.
Kreuzschmerzen bei klimakterischen Frauen	**Berberis D2, D3, D6** ▷ Mehrmals täglich 1 Gabe	Harnsaure Diathese. Urin enthält rötliches Sediment und ist salzig. Schmerzen ziehen bis in den Bauch hinein.
	Cimicifuga D2, D3, D6 ▷ Mehrmals täglich 1 Gabe	Depressive, erethische, hysteriforme klimakterische Patientin. Verschlimmerung durch Berührung und Erschütterung.

Klinische Diagnose Symptom/Syndrom Aussehen/Verhalten	Arzneimittel Dosierung	Wichtige Symptome Modalitäten
	Helonias dioica D2, D3, D6 ▷ 5x täglich 1 Gabe	Erschöpfte, überarbeitete, stets nervöse Frau mit Unterleibsbeschwerden. Reizbare Schwäche, depressive Gemütsstimmung. Verträgt keinen Widerspruch.
	Kalium carbonicum D6, D8, D12 ▷ 4x täglich 1 Gabe	Kreuz wie gebrochen. Schwächegefühl im Kreuz. Anämie. Besserung durch Anlehnen.
1.88 Krupphusten, Pseudokrupp		
	Aconitum napellus D4, D6, C30 ▷ tiefe Potenz häufig hohe selten 1 Gabe	Auslösung durch **kalten Luftzug** oder **kalten** Wind. Angst, Unruhe, heftiger Durst. Tachykardie.
	Hepar sulfuris D3, D6, ▷ Alle 5 Minuten 1 Tablette C30	Bellender Husten, tagsüber in Intervallen. Splitterschmerzen, schlimmer bei Berührung und Kälte, **besonders kalte Luft.**
	Spongia D2, D3, C30 ▷ Im akuten Fall häufig 1 Gabe oder 5 Kügelchen in Wasser auflösen (C30) alle 10 Minuten 1 Schluck	Stickhusten. Kriegt keine Luft, greift sich an den Kehlkopf. Verschlimmerung vor Mitternacht, sitzt im Bett auf. Verschlimmerung durch kalte Luft.

Bewährt hat sich bei mir und in anderen homöopathischen Arztpraxen die Gabe dieser drei Medikamente als **Mischspritze** in der **C30**. Verabreicht am besten **i.v.**, wenn nicht möglich, auch **i.m.** oder **s.c.**

Klinische Diagnose Symptom/Syndrom Aussehen/Verhalten	Arzneimittel Dosierung	Wichtige Symptome Modalitäten
Krampf der Stimmritzen	**Cuprum aceticum D4, D6** ▷ 4x täglich 1 Gabe bei heftigen Symptomen $^1/_2$stündlich	Stimmritzenkrampf mit Zyanose, kein Krupphusten. Immer **besser nach Trinken von kaltem Wasser** oder wenn Mutter erzählt, daß das Kind immer nach kaltem Wasser verlange, weil es ihm dann besser gehe.
	Kalium bromatum D3 ▷ Mehrmals hintereinander 1 Gabe	Krampfhusten, asthmatische Zustände, trockener Husten. Verschlimmerung durch Wärme, besonders durch lokale feuchte Wärme.
1.89 Laktation, laktagoge Mittel (auch gegenteilige)		
	Asa foetida D4, D6 ▷ 4x täglich	Um die Milch **nicht** einschießen zu lassen.
	Trillium pendulum D3, D4 ▷ 4x täglich	Bei geringer Milchproduktion.
1.90 Lampenfieber		
	Argentum nitricum D12, C30 **D12** = 1x täglich 1 Gabe **C30** = 2x wöchentlich 1 Gabe	Erwartungsspannung. Prüfungsangst. Am besten schon Wochen vorher einnehmen!
	Piper methysticum D4 ▷ Alle 2–1 Stunden 5 Tropfen auf die Zunge ▷ Am Tag vor der Prüfung 3x nachmittags ▷ und direkt vor der Prüfung, dem Bühnenauftritt oder vor der Rede ▷ Auch im Wechsel mit Strophanthus *zusammen mit:*	Bestes Mittel vor Prüfungen und starker Erwartungsangst.
	Strophanthus D2	Wie Piper methysticum.

Klinische Diagnose Symptom/Syndrom Aussehen/Verhalten	Arzneimittel Dosierung	Wichtige Symptome Modalitäten
1.91 Landkartenzunge		
	Natrium chloratum D6, D12, C30 ▷ Akut **D6** 3x täglich 1 Gabe chronisch **D12** 1x täglich später **C30** 1x wöchentlich bis 1x monatlich	Folgezustände schwerer körperlicher und geistiger Belastung durch Krankheit und biographische Krisensituationen. Isolation. Hepatopathie. Viel Durst. Verlangen nach Salz. Verschlimmerung 10^{00}–12^{00}.
	Taraxacum D2, D4, D6 ▷ 4–5x täglich 1 Gabe	Grundleiden ist eine Leberkrankheit. Appetitlosigkeit, Meteorismus, Flatulenz. Allgemeine Schwäche. Widerwillen gegen Fett. Übelkeit.
	Thuja D12–C30 ▷ **D12** 1x täglich, **C30** 1x monatlich 1 Gabe	Bei chronischen sykotischen Krankheiten. Starke Schweiße am Kopf. Warzen und Polypen. Verschlimmerung durch Kälte und Nässe. Allgemeine große Frostigkeit. Besserung durch Wärme.
1.92 Leber-Galle-Erkrankungen		
Hepatopathien bekannter und unbekannter Genese	**Bryonia D3, D4, D6, C30** ▷ 4x täglich 5 Tropfen Nach Besserung Potenz steigern!	Druck (auch Koliken) in der Lebergegend. Trockenheit der Schleimhäute. Großer Durst. Besserung durch Wärme, aber **lokale Kälte**, und Druck.
	Carduus marianus Ø, D1, D2 ▷ 4x täglich 5 Tropfen	Gallen- und Leberbeschwerden aller Art, mit Hämorrhoiden, Varizen und Obstipation.
	Chelidonium majus D3, D4, D5 ▷ Mehrmals täglich 5–10 Tropfen ◀ **Niemals bei Gallenwegsverschluß!**	Periodische Schmerzen nachts, im rechten Schulterblattwinkel ausstrahlend. Bitterer Geschmack. Hungerschmerz. Breiige Stühle, oft hell.

Klinische Diagnose Symptom/Syndrom Aussehen/Verhalten	Arzneimittel Dosierung	Wichtige Symptome Modalitäten
	China D2, D3, D6 ▷ Mehrmals täglich, je nach Befinden 1 Gabe	Bitterer Geschmack im Mund. Schwäche, Anämie, Schweiße. Verschlimmerung durch Kälte, Nässe, Luftzug, Essen, Berührung. Besserung durch Wärme.
	Lycopodium D6, D12, C30 ▷ 3–4x täglich, nach Besserung Potenz steigern	Schlimmer 16^{00} bis 20^{00}. Kleiderdruck und Ärger verschlimmern. Meteorismus. Bitter im Mund. Aufstoßen und Blähungen bessern nicht.
	Podophyllum D4, D6, D12, C30 ▷ akut 2stündlich später 4x täglich 1 Gabe	Immer wieder auftretende Durchfälle. **Hydrantenstühle**. Verschlimmerung morgens und nach jedem Essen. Auf Berührung des Bauches und Kleiderdruck sehr empfindlich. Zunge belegt, viel Durst.
	Pulsatilla D4, D6, D12, C30 ▷ akut 2stündlich 1 Gabe nach Besserung 4x täglich Abschluß 1 Gabe **C30**	Fettintoleranz, Ekel vor Fett. Allgemein weicher, harmoniebedürftiger Mensch (bei Leber selten). Immer kalte Füße. Hitzeempfindlich. Verlangen nach und Besserung in frischer Luft.
Juckreiz bei Ikterus	**Dolichos pruriens D1, D2, D4** ▷ Mehrmals täglich 1 Gabe	Juckreiz bei Ikterus.
Bei Gamma-GT-Erhöhung	**Elaterium D1** ▷ 5x täglich 5–10 Tropfen	Klinisch bewährt bei nicht therapierbarer Erhöhung der Gamma-GT-Werte. (Nach W. ZIMMERMANN).

1.93 Lippenfissuren

	Acidum fluoricum D4, D6 ▷ Mehrmals täglich 1 Gabe	Regionale Drüsenschwellungen. Übelriechende Schweiße. Jucken an den Lippenwinkeln.

Klinische Diagnose Symptom/Syndrom Aussehen/Verhalten	Arzneimittel Dosierung	Wichtige Symptome Modalitäten
	Acidum nitricum D3, D4, D12 ▷ 4x täglich 1 Gabe	Stechende Schmerzen. Foetor ex ore. Blutungsneigung. Übelriechende Schweiße.
	Chamomilla D3, D4, D6 ▷ 4x täglich 1 Gabe	Besonders bei Kindern. Sehr unruhig, gereizt. Besser durch Herumtragen. Schlimmer abends, nachts, in Wärme und bei Ärger.
	Hepar sulfuris D3, D4, D6, C30 ▷ akut 4x täglich, dann **D12** 1x täglich, **C30** 1x wöchentlich 1 Gabe	Stechende Schmerzen. Berührungsempfindlich. Kalter Wind und Kälte verschlimmern.
1.94 Lymphangitis, Lymphadenitis		
	Arsenicum jodatum D4, D6 ▷ Mehrmals täglich 1 Gabe	Bei sehr schwachen, mitunter kachektischen Personen, mit deutlicher Verschlimmerung nachts.
	Belladonna D4, D6, C30 ▷ Bei akutem Zustand mehrmals täglich 1 Gabe	Bei starkem Fieber, Rötung des Gesichtes und der befallenen Körperteile. Kalte Füße. Berührungs- und erschütterungsempfindlich. Schlimmer durch Kälte, Zugluft und Aufregung. Ablehnung kalter Umschläge!
	Hepar sulfuris D3, D6 **D3, D6** bei akutem Bild 2stündlich **D3** 1 Tablette ▷ **C30** bei subchronischem Verlauf (zur Resorption) 1x täglich 1 Tablette	Schmerzhafte Überempfindlichkeit, schon bei geringster Berührung. Verschlimmerung durch Kälte und Nässe, besonders kalter Wind verschlimmert.
	Lachesis C30 ▷ Am besten i.v. oder i.m. oder 1x täglich 1 Gabe	Bei septischen Zuständen mit wechselhaften Schweißen und Schüttelfrost. Berührungsempfindlichkeit. Schläft in Verschlimmerung hinein. Besserung durch Bewegung.

Klinische Diagnose Symptom/Syndrom Aussehen/Verhalten	Arzneimittel Dosierung	Wichtige Symptome Modalitäten
	Silicea D6, D8, C30 ▷ akut 2stündlich 1 Gabe bei Besserung 1x wöchentlich **C30**	Mangel an Lebenswärme. Schwächlich frostig. Immer wieder Entzündungen, die schlecht heilen. Regionale Lymphknotenschwellung besser durch Wärme und warmes einhüllen. Schlimmer durch Kälte, abends und nachts.
1.95 Magenbeschwerden		
Essen	**Anacardium D6, D12, C30** ▷ 4x täglich 1 Gabe	Besserung der Beschwerden durch Essen. Hungerschmerzen. Nach dem Stuhlgang immer das Gefühl des »Nichtfertigseins«. Zornig, reizbar, rachsüchtig.
	Argentum nitricum D4, D6 ▷ 4–6x täglich 1 Gabe	Magenschmerzen gleich nach dem Essen. Splitterschmerzen. Gier nach süßen Speisen, die aber nicht vertragen werden. Aufstoßen nach dem Essen.
	Arsenicum album D6, D12, C30 ▷ akut 1stündlich 1 Gabe später **D12** 2x täglich 1 Gabe **C30** als Abschluß 1x 1 Gabe	Bei Magen-Beschwerden nach alimentären Vergiftungen. Viel Durst bei Überempfindlichkeit auf kalte Getränke.
	Belladonna D3, D4 ▷ Alle 2 Stunden 1 Gabe	Bei Magenschmerzen, die während des Essens auftreten. Besser durch Zurückbeugen des Oberkörpers.
Magenbeschwerden, Essen		
	Carbo vegetabilis D6 ▷ 4x täglich 1 Tablette	Magenschmerzen sofort nach dem Essen. Blähungen. Geblähter Bauch. Verschlimmerung bei feuchter, warmer Luft. Besser in frischer Luft. Abneigung gegen Milch, Fett und Alkohol.

Klinische Diagnose Symptom/Syndrom Aussehen/Verhalten	Arzneimittel Dosierung	Wichtige Symptome Modalitäten
	Chelidonium D4 ▷ Mehrmals 5–10 Tropfen in warmem Wasser	Bei immer wieder geblähtem Bauch. **Besonders bei subkompensierter Herzinsuffizienz** mit Meteorismus und Blähungen mit Atemnot nach reichlichem Essen.
	Mandragora ex radice D4, D6, D12 ▷ Akut: Öfter 1 Gabe Nach Besserung Potenz erhöhen, mit selteneren Gaben	Nüchternschmerz oder Schmerz 1–2 Std. nach dem Essen. Völlegefühl mit Meteorismus. Viel Luftaufstoßen, heißer Kopf, kalte Extremitäten. Arbeitsunlustig, depressiv, müde, Konzentrationsmängel. (Sehr gut bei rezidivierender Gastroduodenitis und Ulcus duodeni. Besserung: Wärme, liegen, Ruhe. Schmerzen besser durch Zurückbiegen des Kopfes. (Wie **Belladonna**)
	Nux vomica D4, D6, D12, C30 ▷ Akut mehrmals **D4–6** 1 Gabe, später **D12** 2x täglich 1 Gabe **C30** als Abschluß 1x 1 Gabe	Magenschmerzen beginnen $^1/_2$ Stunde nach dem Essen. Abusus von Reiz- und Genußmitteln. Verschlimmerung in den Morgenstunden und bei Ärger. Besserung in Ruhe.
Magenblutung	**Phosphorus D200** ▷ Intravenös	Trotz der schnellen Blutungsstillung mit Phosphor: **Dringend in die klinische Behandlung!**

1.96 Mastdarmprolaps der Kinder und Säuglinge

	Ignatia D6, D12	Nach STIEGELE wirksam. Auch in meiner Praxis habe ich Besserung einige Male beobachtet.

Klinische Diagnose Symptom/Syndrom Aussehen/Verhalten	Arzneimittel Dosierung	Wichtige Symptome Modalitäten
1.97 Mastitis		
	Belladonna D3, D4, D6 ▷ Alle 2 Stunden 5 Tropfen	Fieber, heißer Kopf, kalte Füße. Stark empfindlich gegen Berührung und Erschütterung. **Verträgt** keine Kälte, **auch keine kalten Kompressen.**
	Hepar sulfuris D3, C30 ▷ **D3** = stündlich bei beginnender Einschmelzung ▷ **C30** = wenn Resorption noch möglich	Berührungsempfindlichkeit. Verträgt Kälte nicht. Reizbar. Regionale Lymphknoten geschwollen.
	Phytolacca D3 ▷ Alle 2 Stunden 5 Tropfen	Bewährt bei Infiltration sowie bei prämenstruellen Schmerzen und Anschwellung der Brust.
	Walnußblätter, frische ▷ Auf die Brust legen. (Nach SCHLEGEL)	Bewährte Indikation der Volksmedizin.
1.98 Menière-Krankheit		
	Chininum sulfuricum D3, D4 ▷ Akut im Anfall: stündlich	Typisch ist eine hyperalgotische Zone im Bereich C6–Th3. Heftige Schmerzen, starker Schwindel, oft Erbrechen
	Cocculus D4, D6, D12 ▷ Alle 2 Stunden; später 1–2x täglich **D12**	Schwindel beim Kopfheben. Übelkeit mit Erbrechen. Große Schwäche. Schlimmer beim Fahren. Schwindel dominiert.
	Tabacum D6, D12 ▷ **D6** = stündlich 5 Tropfen **D12** = später 1x täglich	Elendigkeitsgefühl. Große Übelkeit. Kältegefühl am ganzen Körper. Kalte Schweiße, will sich nicht zudecken lassen. Ohrensausen und Schwindel besser bei geschlossenen Augen.

Klinische Diagnose Symptom/Syndrom Aussehen/Verhalten	Arzneimittel Dosierung	Wichtige Symptome Modalitäten
	Theridion D12 ▷ 2x täglich 1 Gabe	Alle Symptome besser bei offenen Augen (Gegenteil von **Tabacum!**). Schlimmer bei Lärm und Geräuschen. Zittrige Frostigkeit. Besser durch Wärme.
1.99 Menstruation, medikamentös unterdrückte		
Pille, hormonale Verschiebung der Tage; nach Absetzen der Pille bei Kinderwunsch	**Aconitum napellus D12–C12** ▷ 1x täglich 1 Gabe	Nach Absetzen der hormonalen Lenkung oder Verschiebung der Menstruation, um die Folgen einer Unterdrückung aufzuheben.
1.100 Meteorismus		
Ohne faßbaren klinischen Befund	**Collinsonia D1, D2, D3** ▷ Mehrmals täglich 5 Tropfen	Unterleibsmeteorismus, alles ist da voll. Obstipation. Hämorrhoiden. Gelb belegte Zunge. Knollig-harter Stuhl, trocken.
	Momordica C1, D2 ▷ Mehrmals täglich 5 Tropfen	Ähnlich wie **Raphanus,** jedoch nur linke Flexur (Römheld).
	Raphanus D2 ▷ Mehrmals täglich 5 GTT.	Sehr starke Gasbildung im Oberbauch, Hauptpunkt in der rechten Flexur.
1.101 Migräne		
	Argentum nitricum D6, D12, C30 ▷ **D6** = im akuten Stadium 2stündlich; ▷ **D12, C30** = bei entsprechender Konstitution selten	Gedächtnisschwäche. Magen-Bauch-Symptomatik. Erregung, Zittern am ganzen Körper. Erwartungsängste. Luftaufstoßen nach dem Essen. Verlangen nach Süßem, wird aber nicht vertragen. Meteorismus mit sehr lauten, meterweit hörbaren Geräuschen. Kopfschmerzen haben Splittercharakter.

Klinische Diagnose Symptom/Syndrom Aussehen/Verhalten	Arzneimittel Dosierung	Wichtige Symptom Modalitäten
	Cicuta virosa D4, D6 ▷ Im Anfall 2stündlich 1 Gabe	Kopfkongestionen mit Schwindel. Schlimmer bei Berührung und Erschütterung. Besserung durch heiße Wadenwickel und heiße Tücher auf die Stirn. (STIEGELE)
	Cimicifuga D3, D4, D6 ▷ stündlich 1 Gabe	Migräne klimakterischer Frauen mit erethisch-depressiver Stimmungslage. Oft linksseitig, als würde der Kopf bersten und von hinten ein Keil hineingetrieben.
	Gelsemium D3, D4, D6, D12 ▷ stündlich 1 Gabe **D12** 1x täglich 1 Gabe	Hinterhauptschmerzen mit Schläfrigkeit, Benommenheit und allgemeinem Zerschlagenheitsgefühl. Verschlimmerung bei Wärme, Sonne, Bewegung, Furcht, Schreck. Im Augenblick der Besserung reichliches Wasserlassen.
	Iris versicolor D3, D4, D12 ▷ **D3, D4** = mehrmals im Anfall; ▷ sonst **D12** 1x täglich	»Sonntagsmigräne« (Ruhemigräne). Depressive Stimmung. Es bestehen Hepatopathien. Brennen im Magen. Auf der Höhe des Anfalls Erbrechen (ganz sauer). Neuralgien im Trigeminusbereich.
	Nux vomica D4, D6, D12 ▷ Im Anfall 2stündlich 1 Gabe später 1–2stündlich **D12** im Intervall 1x wöchentlich **C30**	Alles, auch der Kopf, ist verkrampft. Abusus von Reiz- und Genußmitteln. Reizbar, mürrisch in den Morgenstunden. Verschlimmerung früh und durch Essen. Auch der **geliebte Alkohol** verschlimmert.
	Sanguinaria D3, D4, D6 ▷ Im Anfall alle $^{1}/_{2}$ Stunde	Kongestionen, Ohren und Gesicht hochrot. Übelkeit und Erbrechen. Klimakterium.

Klinische Diagnose Symptom/Syndrom Aussehen/Verhalten	Arzneimittel Dosierung	Wichtige Symptome Modalitäten

1.102 Müdigkeit nach dem Essen

Klinische Diagnose Symptom/Syndrom Aussehen/Verhalten	Arzneimittel Dosierung	Wichtige Symptome Modalitäten
	Calcium carbonicum D6 Tablette ▷ 3x täglich 1 Tablette	Im Frühjahr und bei allgemeiner Trägheit.
	Carbo vegetabilis D6 Tablette ▷ 3x täglich 1 Tablette	Bauch voll, muß sich hinlegen.
	Lycopodium D6 ▷ 3x täglich 1 Tablette	Braucht frische Luft und Bewegung. Niederlegen verschlimmert.
	Nux moschata D6 ▷ 3x täglich 1 Tablette	Brust- und Herzbeklemmung.
(Acida)	**Säuren, alle** ▷ Entsprechend der Symptomatik, besonders aber der Modalitäten in tiefen Potenzen 4x täglich 1 Gabe	Gemeinsames Merkmal aller Säuren sind Müdigkeit (Schwäche), Schweiße, Ängste, Zwänge.

1.103 Mundgeschmack

Klinische Diagnose Symptom/Syndrom Aussehen/Verhalten	Arzneimittel Dosierung	Wichtige Symptome Modalitäten
Bitter	**Bryonia D12, C30** ▷ 1x täglich bzw. 1x wöchentlich 1 Gabe	Durchgehend: Stets auf die Gesamtheit der Symptome achten. 1 Gabe = 1 Tablette oder 5 Globuli oder 5 Tropfen.
	Carduus marianus D4 ▷ 4x täglich 1 Gabe	Meist bei Hepatopathien.
	Chelidonium D4 ▷ 4x täglich 1 Gabe	Bei Hepathopathien.
	China D3 ▷ 4x täglich 1 Gabe	Nach schweren Infektionskrankheiten.
	Lycopodium D12, C30 ▷ 1x täglich bzw. 1x wöchentlich	Hepathopathie.

Klinische Diagnose Symptom/Syndrom Aussehen/Verhalten	Arzneimittel Dosierung	Wichtige Symptome Modalitäten
	Nux vomica C30 ▷ 2x wöchentlich 1 Gabe	Vielfraß.
	Pulsatilla C30 ▷ 1x wöchentlich 1 Gabe	Nach Fettgenuß.
	Sulfur C30 ▷ 1x wöchentlich 1 Gabe	Potator. Hepatopathie.
	Taraxacum D2, D3 ▷ 4x täglich 1 Gabe	Hepathopathie.
Metallisch	**Cuprum C30** ▷ 1x wöchentlich 1 Gabe	Entsprechend den Modalitäten und der Gesamtheit der Symptome.
	Mercurius solubilis C30	Besonders Nachts mit Schweiß.
	Rhus toxicodendron C30 ▷ jeweils 1x wöchentlich 1 Gabe	Schlimmer bei Ruhe und Kälte.
Pappig	**Antimonium crudum C30** ▷ 1x wöchentlich 1 Gabe	Bei Beachtung der Gesamtheit der Symptome.
	Arsenicum album C30 ▷ 1x wöchentlich 1 Gabe	Friert sehr, Nachts schlimmer, Durst!
	Pulsatilla C30 ▷ 1x wöchentlich 1 Gabe	Nach Fettgenuß.
Salzig	**Conium C30**	Mit Schwindel im Liegen.
	Cyclamen C30	Mit Kopfweh, alle Speisen schmecken salzig.
	Kalium jodatum C30 ▷ 1x wöchentlich 1 Gabe	
	Natrium chloratum C30 ▷ 1x wöchentlich 1 Gabe	Immer Salzgeschmack im Mund, aber Verlangen nach Salz.

Klinische Diagnose Symptom/Syndrom Aussehen/Verhalten	Arzneimittel Dosierung	Wichtige Symptome Modalitäten
	Sepia C30 ▷ jeweils 1x wöchentlich 1 Gabe	Klimakterium.
Süßlich	**Argentum nitricum C30** ▷ 1x wöchentlich 1 Gabe	Aufstoßen nach dem Essen
	Sabadilla C30 ▷ 1x wöchentlich 1 Gabe	Bei Migräne.
	Stannum metallicum C30 ▷ Jeweils 1–2x wöchentlich 1 Gabe	Bei alten Menschen.

1.104 Muskelatrophie, progressive

	Phosphorus D12, C30 ▷ 1–2x wöchentlich 1 Gabe	Beeinträchtigung des gesamten Neuralsystems, von leichten Parästhesien bis zu lanzierenden Schmerzen in Übereinstimmung der Gesamtheit der Symptome. Sensibel.
	Plumbum metallicum C30 ▷ 1x wöchentlich 1 Gabe	Befallen kann das gesamte Nervensystem sein, mit Parästhesien leichterer Art bis zu heftigen Schmerzen, Paresen und Muskelatrophien. Intimaschädigungen der Endarterien, kapillare Durchblutungsstörung.

1.105 Nachtschweiße

	Acidum phosphoricum D3, D4 ▷ 4x täglich 1 Gabe	Dauernde, stark schwächende Nachtschweiße verschiedener Genese. Genaue Diagnostik!
	Jaborandi D2 ▷ Mehrmals täglich 1 Gabe	Starke Nachtschweiße mit Ptyalismus, Tränenfluß, Tachykardie. Fliegende Hitzen bei Nacht.

Klinische Diagnose Symptom/Syndrom Aussehen/Verhalten	Arzneimittel Dosierung	Wichtige Symptome Modalitäten
	Salvia D4–D12 ▷ 2–3x täglich 1 Gabe	Nachtschweiße unbekannter Genese, besonders bei neurovegetativen Störungen.
	Sambucus D2 ▷ 4x täglich 1 Gabe	Nachtschweiße bei Polyarthritis.
1.106 Nachtwandeln		
	Kalium bromatum D2, D3 ▷ Nachmittags alle 2 Stunden 1 Gabe bis zum Schlafengehen (ca. 4–5x)	Bleibt die Besserung aus, kommen noch alle Mittel in Frage, die eine Vollmond-verschlimmerung aufweisen:
	▷ Alle **C30** 1x wöchentlich	**Calcium carbonicum, Natrium carbonicum, Sepia, Silicea, Sulfur.** Somnambulismus bei Vollmond: **Causticum** (Neumond) **Cina** (Würmer), **Cuprum, Sepia, Silicea.** Bei ab- und zunehmendem Mond: **Lycopodium, Staphisagria, Sulfur, Thuja.**
1.107 Narbenbeschwerden, Konstriktionen		
	Graphites D4, D6 ▷ Wochenlange Einnahme 4x täglich 1 Tablette	Nach wochenlanger Einnahme kommt es zur Erweichung des Narbengewebes.
Narbenkeloide	**Acidum fluoricum D3–D12** ▷ 4x täglich 1 Gabe 4–8 Wochen	Bei Narbenkeloiden, auch bei postoperativen.
	Calcium fluoratum D6–D12 ▷ Mehrmals täglich über 6–8 Wochen	Siehe **Acidum fluoricum!**
Periodisch wiederkehrende, schmerzhafte Empfindungen und kleine Ekchymosen auf der Narbe	**Cenchris contortrix D12** ▷ 1x täglich über mehrere Wochen	Periodizität wie nach Schlangenbissen, aber auch bei anderen Ursachen.

Klinische Diagnose Symptom/Syndrom Aussehen/Verhalten	Arzneimittel Dosierung	Wichtige Symptome Modalitäten
1.108 Nase tropft		
	Spigelia D3 ▷ 4–5x täglich 1 Gabe	Nase tropft, spontan bei älteren Menschen, besonders zu Beginn des Essens, häufig bei Suppe als Vorspeise.
1.109 Neuralgien		
Allgemein	**Aconitum napellus D6** ▷ 1stündlich 1 Gabe bis Besserung, dann seltener	Ausgelöst durch kalten Wind, auch durch ständige Luftstrahlung bsplw. der Düsen in der Flugzeugkabine. Bei Unterkühlung durch die eiskalte Bordinnenwand (vielleicht im Schlaf). Dann **Belladonna** (besonders rechtsseitig).
	Belladonna D4 ▷ Wie Aconitum	Häufiger rechtsseitig. Siehe **Aconitum**.
	Cedron D3, D4 ▷ 4x täglich 1 Gabe	Periodisch auftretender Schmerz. Verschlimmerung früh 3^{00}–4^{00}.
	Chininum D3, D4 ▷ Wie Cedron	Linksseitig, nachts.
	Coffea D6–D12 ▷ Wie Cedron	Nervöse, überempfindliche Typen, die sich über alles aufregen. Hastigkeit–Schwitzen.
	Colocynthis D4, D6 ▷ Wie Cedron	Einschießende, zuckende Schmerzen.
	Dulcamara D3–D4 ▷ hoch akut 1stündlich 1 Gabe später 4x täglich 1 Gabe	Auslösung durch feuchte Nässe und auch Verschlimmerung dadurch.
	Gelsemium D3, D4 ▷ Im Anfall $^1/_2$stündlich	Nachts.

Klinische Diagnose Symptom/Syndrom Aussehen/Verhalten	Arzneimittel Dosierung	Wichtige Symptome Modalitäten
	Magnesium carbonicum D3, D4 ▷ 4x täglich 1 Gabe (Tabl.)	Gesichtsneuralgien, vorwiegend nachmittags. Schlimmer in Ruhe und in Kälte.
	Mezereum D2, D3, D4 ▷ Im Anfall 1stündlich 1 Gabe	Jochbogenneuralgie links. Nachts.
	Plantago major D1 ▷ Wie Mezereum	Von den Zähnen ausgehend, zum Ohr ziehend.
	Spigelia D4, D6 ▷ Wie Mezereum	Linksseitig, nachts.
	Stramonium D4 ▷ Wie Mezereum	Besonders rechtsseitig.
	Thuja D4, D6 ▷ Wie Mezereum	Frühmorgens und nachmittags.
	Verbascum D1–D2 ▷ Wie Mezereum	Nur rechtsseitig.
	Zincum valerianicum D2–D3 ▷ 4x täglich 1 Gabe	Neuralgien mit Zuckungen, besonders im Gesicht. Ursache häufig Unterdrückung von Hautkrankheiten bei sensiblen Menschen.
Brachialneuralgie	**Arsenicum album D12, C30** ▷ 2x täglich **D12** 1x wöchentlich **C30**	Heftig brennende Schmerzen, oft Beginn um Mitternacht.
	Piper methysticum D3, D4 ▷ Mehrmals täglich 1 Gabe	Besonders bei Brachialneuralgien nach einem Herpes zoster am Arm.
	Sanguinaria D2, D4 ▷ Mehrmals täglich 1 Gabe	Meist in den Wechseljahren. Rechtsseitig bis in die Fingerspitzen.
Interkostalneuralgie	**Apis mellifica D3, D4, D6** ▷ Mehrmals täglich 1 Gabe	Besserung durch Bewegung, Kälte und Nässe. Kein Durst.

Klinische Diagnose Symptom/Syndrom Aussehen/Verhalten	Arzneimittel Dosierung	Wichtige Symptome Modalitäten
	Arsenicum album D6, D12, C30 ▷ Mehrmals täglich 1 Gabe auch Nachts.	Besonders durch Herpes zoster, der bis zum gangrösen Stadium fortgeschritten war und noch danach sehr heftige, besonders nachts auftretende Schmerzen verursacht. Subjektiv viel Durst, objektiv aber nur kleinste Schlucke.
	Bryonia D3, D4 ▷ Mehrmals täglich 1 Gabe	Schlimmer bei Bewegung, besser durch Druck und lokale Kälte. Zimmer muß warm sein. Viel Durst.
	Ledum palustre D1, D4, D6 ▷ Mehrmals täglich 1 Gabe	Alles besser durch Kälte, besonders durch feuchte Kälte. Mögliche Ursache ist ein Stich (bsplw. Insekten u.a.).
	Mezereum D3, D4, D6 ▷ Mehrmals täglich 1 Gabe	Verschlimmerung durch Kälte und Bettwärme, durch Wasser und offenes Feuer in der Nähe. Schlimmer durch Baden und Waschen.
	Ranunculus bulbosus D2, D4 ▷ Mehrmals täglich 1 Gabe	Mehr empfindlich bei Druck auf Interkostalmuskeln. Verschlimmerung bei Bewegung und bei Berührung am frühen Morgen und abends.
	Rhus toxicodendron D4, D6 ▷ Mehrmals täglich 1 Gabe	Verschlimmerung durch Ruhe sowie bei beginnender Bewegung. Besser durch fortgesetzte Bewegung und Wärme in jeder Form.
Rechtsseitige Neuralgie	**Chelidonium D3, D4** ▷ Mehrmals täglich 1 Gabe	Rechtsseitig, oft einhergehend mit Galle-Leberbeschwerden. Auch supraorbital rechts.

Klinische Diagnose Symptom/Syndrom Aussehen/Verhalten	Arzneimittel Dosierung	Wichtige Symptome Modalitäten
	Kalmia D3, D4 ▷ Mehrmals täglich 1 Gabe	Oft mit Herzbeschwerden oder mit Rheuma einhergehend.
Supraorbitalneuralgie links	**Natrium muriaticum D6–D12, C30** ▷ Mehrmals täglich 1 Gabe	Oft linksseitig. Ursache Sonne oder psychosomatischer Schock. Herpes labialis.
	Spigelia D3–D4 ▷ Mehrmals täglich 1 Gabe	Linksseitig mit der Sonne an- und absteigender Schmerz.
Trigeminusneuralgie	**Verbascum D2, D4, D6** ▷ Mehrmals täglich 1 Gabe	Setzt um 09^{00} ein, geht in der Schmerzintensität mit der Sonne, besonders oberer rechter und mittlerer Ast.
Zervikalneuralgie	**Cimicifuga D4, D6** ▷ Mehrmals täglich 1 Gabe	Große Empfindlichkeit bei Palpation der Halswirbel. Klimakterium.

1.110 Obstipation

Allgemein; nur seltene Mittel	**Causticum D4** ▷ 4x täglich 1 Gabe	Bei zähem, wie fett glänzendem Stuhl.
	Chelidonium D4 ▷ Mehrmals täglich 3–4x 5–10 Tropfen	Wirkt stärker als manches phytotherapeutische Choloretikum. Nach Lebererkrankungen und Leberstauung bei Herzinsuffizienzen.
	Collinsonia D3 ▷ 4x täglich 1 Tablette lutschen	Obstipation in der Schwangerschaft. Stuhl trocken, knollenartig. Meteorismus.
	Laudanum D4 Tablette ▷ 3x täglich eine Tablette	Atonischer Stuhl, besonders nach Operation.
	Nux moschata D4, D6 ▷ 4x täglich 1 Gabe	Trockener Mund. Selbst weicher Stuhl geht schwer heraus.

Klinische Diagnose Symptom/Syndrom Aussehen/Verhalten	Arzneimittel Dosierung	Wichtige Symptome Modalitäten
	Nux vomica D6–D12 ▷ 4–5x täglich **D6** nach Besserung 1x täglich abends 1 Gabe	Spastischer Stuhl bei Mißbrauch von Genußmitteln (Raucher, Säufer).
	Platinum D6 ▷ 4x täglich 1 Gabe	Stuhl bleibt wie Kitt am After hängen.
	Plumbum metallicum D6–D12 ▷ 2x täglich 1 Gabe	Spastisch, schmerzhaft. Kahnbauch. Meteorismus. Zerebrale Reizerscheinungen. Abnorm trockener Stuhl.
	Staphisagria D4, D6 ▷Am besten **D6** i.v.	Postoperativer Subileus.
Obstipation abwechselnd mit Durchfall	**Abrotanum D2, D4** ▷ 4x täglich 1 Gabe	Die hier aufgeführten Arzneimittel müssen der Gesamtheit der Symptome, der Leitsymptome und der Modalitäten entsprechen.
	Argentum nitricum D6, D12 ▷ 4x täglich 1 Gabe	
	Natrium sulfuricum D4, D6, D12 ▷ 4x täglich 1 Gabe	
	Podophyllum D3, D6 ▷ 4x täglich 1 Gabe	
	Pulsatilla D4, D6, D12 ▷ 4x täglich 1 Gabe	
	Sulfur colloid. D6 ▷ 4x täglich 1 Gabe	
Obstipation und Hämorrhoiden	**Aesculus hippocastanum D3–D4** ▷ 4x täglich 1 Gabe	Alle drei Mittel entsprechend der Gesamtheit der Symptome einsetzen.
	Collinsonia D4–D6 ▷ 4x täglich 1 Gabe	

Klinische Diagnose Symptom/Syndrom Aussehen/Verhalten	Arzneimittel Dosierung	Wichtige Symptome Modalitäten
	Sulfur D4–D6 ▷ 4x täglich 1 Gabe	
1.111 Ohrensausen, Ohrenklingen, Tinnitus		
	Acidum salicylicum D2, D3, D4 ▷ 4x täglich 1 Gabe	Schwindel mit starken Schweißausbrüchen.
	Arnica D3, D12, C30 **D3** = **kurzfristig** 2 Stunden **D12, C30** = 2 Tage 2x täglich 1 Gabe	Bei Tinnitus nach Lärmbelastung, bsplw. Disco oder Arbeitsplatz.
	Barium carbonicum D3, D4, D6 ▷ 4x täglich 1 Gabe	Retardierte, magere, gleichgültige ältere Menschen. Schwindel dabei.
	China D2, D3, D4 ▷ 4x täglich 1 Gabe	Schwäche und Kitzel im Ohr.
	Chininum sulfuricum D6 ▷ 4x täglich 1 Gabe	Mit Schwindel und Schwäche.
	Cimicifuga D3, D6, D12 ▷ 4x täglich 1 Gabe	Klimakterium.
	Kalium chloratum D3, D6, D12 ▷ 4x täglich 1 Gabe	Bei Kopfschmerzen mit dauernder chronischer Sinusitis mit leicht eitrigem Sekret. Dauernder Katarrh der Eustachischen Röhre.
	Pulsatilla D4, D6, D12 ▷ **C30** bei Hochdruck	Nach STIEGELE bei Jugendlichen, aber auch bei Hochdruckpatienten.
	Viscum album D2, D4 ▷ 4x täglich 1 Gabe	Mit Schwindel, Kopfdruck, »Brett vor dem Kopf«. Hochdruck. Zerebrale Durchblutungsstörungen.

Klinische Diagnose Symptom/Syndrom Aussehen/Verhalten	Arzneimittel Dosierung	Wichtige Symptome Modalitäten
1.112 Onanie		
Neigung zur Onanie	**Murex purpureus D6, D12** ▷ 1–2x täglich 1 Gabe	Erregung und Handlung schon bei geringster Berührung der Geschlechtsteile bringt Zwang zum Onanieren.
	Origanum majorana D3 ▷ 4x täglich 1 Gabe	Unbeherrschbare Erregung des Geschlechtstriebs. Orgasmus führt fast immer zur Verzweiflung. Ist als Gewürz (Majoran) bei diesen Patienten unbedingt wegzulassen, da es den Zustand noch verstärkt. Zu Beachten: Majorana origanum ist dem Arzneimittelbild von **Origanum vulgare** sehr ähnlich!
	Platinum D12, C30 ▷ 1x täglich **D12**, nach Besserung 2x wöchentlich **C30**	Depressionen. Starke geschlechtliche Erregbarkeit mit Angst vor Koitus, weil verkrampft. Vaginismus.
	Salix nigra D2, D4 ▷ Mehrmals täglich 1 Gabe	Bei geschlechtsreifen Frauen. Mit regelmäßig wiederkehrenden Schmerzen in den Ovarien in der Periode. Bei Magenbeschwerden im Zusammenhang mit der Onanie.
Onanie bei Kindern	**Acidum phosphoricum D3, D6, D12** ▷ 4x täglich 1 Gabe später 1x täglich 1 Gabe **D12**	Bei Säuglingen und Kleinkindern! Schwache Kinder mit dem Bedürfnis, öfter zu schlafen. Folgen von Anstrengungen. Heimweh.
	Bufo rana D6, D8, D12 ▷ 4x täglich 1 Gabe später 1x täglich 1 Gabe **D12**	Sexuelle Übererregbarkeit. Spielt ständig mit seinen Geschlechtsteilen.

Klinische Diagnose Symptom/Syndrom Aussehen/Verhalten	Arzneimittel Dosierung	Wichtige Symptome Modalitäten
	Hyoscyamus niger D6, D12, C30 ▷ 4x täglich 1 Gabe nach Besserung 1x täglich **D12** nach Besserung 1x wöchentlich **C30**	Ähnlich dem Stramoniumkind, aber große Angst vor Wasser und spiegelnden Flächen, die zugleich zum Onanieren reizen.
	Phosphorus D30 Globuli ▷ Alle 2 Tage 1 Gabe	Hochgeschossene, leicht ermüdbare Kinder. Feuchte Hände. Hang zur Onanie.
	Stramonium C30 ▷ 1x am Abend 1 Gabe	Starke Nervosität, immer unruhig. Sexuell immer erregt. Reden gerne davon. Hang zur Onanie, immer öfter.
	Tarantula D12, C30 ▷ Am Abend **D12** **C30** = 2x wöchentlich	Sehr unruhige, lebhafte Kinder mit geschlechtlicher Übererregbarkeit. Dauernd die Hand an den Geschlechtsteilen.
1.113 Osteoporose		
	Calcium fluoratum D4, D6, D12 ▷ Einige Wochen zu geben 4x täglich 1 Gabe. Nach 8 Wochen 1 Gabe täglich **D12**	Dabei Bindegewebsschwäche. Bänderschwäche. Neigung zu Varizen. Hordeolum.
	Silicea D4, D6, D12	Sehr stark frierende Patienten. Lymphatismus. Fußschweiß. Schmerzen deutlich besser, wenn in Wärme eingehüllt. Osteopathien.
	Vermiculite D6, D8 ▷ 3–4x täglich 1 Tablette lutschen; mehrere Monate einzunehmen	Sehr gute Erfahrungen, was die Besserung bis zum Verschwinden der Schmerzen anbelangt; aber keine Besserung radiologischer Befunde oder Meßergebnisse. Sehr bewährt!

Klinische Diagnose Symptom/Syndrom Aussehen/Verhalten	Arzneimittel Dosierung	Wichtige Symptome Modalitäten
1.114 Otitis media chronica		
	Hepar sulfuris D4, D6, D12, C30 ▷ Beginn 2stündlich 1 Gabe **D4, D6** nach Besserung 1 Tablette **D12** täglich als Abschluß 1x wöchentlich 1 Tablette **C30**	Heftige Berührungs- und Zugluftempfindlichkeit. Stinkendes Sekret. Oft schmerzhaft. Braucht Ruhe und Wärme zur Besserung.
	Pulsatilla D4, D6, D12 ▷ Wie Hepar sulfuris	Bei leicht unangenehm riechendem Sekret. Verträgt Wärme schlecht, will frische Luft. Sehr sensibel, weint leicht.
	Silicea D6, D12, C30 ▷ Wie Hepar sulfuris	Sehr chronischer Prozeß. Patient muß sich am Kopf sehr warm einhüllen. Schlimmer abends, nachts und durch Kälte.
Otitis externa	**Calcium bichromicum D6, D8** Tablette ▷ 4x täglich 1 Tablette	Bei entzündlichen, mitunter juckenden flächigen Entzündungen. Keine Follikulitiden. Nach STIEGELE.
	Sulfur jodatum D6, D8 Tablette ▷ 5x täglich 1 Tablette	Bei kleinen, immer wieder rezidivierenden Follikulitiden und kleinen Furunkeln im Gehörgang. (Habe ich schon als Student – als erste Erfahrung in der Homöopathie – in der Breslauer HNO–Klinik als »unfehlbares« Mittel von einem »allopathischen« Professor [PERWITSCHKY] gehört und gelernt.)

Klinische Diagnose Symptom/Syndrom Aussehen/Verhalten	Arzneimittel Dosierung	Wichtige Symptome Modalitäten
1.115 Otosklerose		
	Graphites D8, D12 ▷ 4 Wochen lang 3x täglich **D8**, dann 1x täglich **D12** 1 Gabe	Außer dem gesicherten otologischen Befund gilt als Leitsymptom: Im Verkehrslärm oder beim Fahren in einem sehr lauten Fahrzeug hört der Patient besser.
	Arsenicum album D12 **Phosphorus C30** **Silicea D12–30** ▷ **D12** 1x täglich 1 Gabe **C20** 1x wöchentlich 1 Gabe	Alle drei Arzneimittel entsprechend der Konstitution oder der Gesamtheit der Symptome wählen.
1.116 Ovarialzysten		
	Apis mellifica D3, D6 ▷ Mehrmals täglich 1 Gabe	Bei rechtsseitigen Zysten.
	Lachesis D8 ▷ Mehrmals täglich 1 Gabe	Bei linksseitigen Zysten.
1.117 Oxyuren		
	Cina D2, D3 ▷ 4x täglich 1 Tablette lutschen	Bei Oxyuren von Kleinkindern.
	Cuprum oxydatum nigrum D4 ▷ 4x täglich 1 Tablette lutschen	Sehr wirksam bei Oxyuren, aber auch bei Taenien und Askariden.
1.118 Parosmie und Anosmie		
Geruchstörung	**Colchicum D3, D4**	Nach Entzündungen der oberen Luftwege.
Geruchsverlust	**Pulsatilla D3, D4, D6** ▷ Mehrmals täglich 1 Gabe; Potenzen steigern	Geruchsverlust besonders nach Antibiotikagaben. Hilft fast immer. Frühzeitig anfangen!

Klinische Diagnose Symptom/Syndrom Aussehen/Verhalten	Arzneimittel Dosierung	Wichtige Symptome Modalitäten
1.119 Pavor nocturnus bei Kindern		
	Aconitum napellus D12 ▷ Am Abend 1 Gabe	Aufschrecken mit Zucken des ganzen Körpers. Angst, Unruhe, und das alles im ersten Schlaf.
	Agaricus C30 ▷ Abends 1 Gabe	Aufschrecken und angstvolles Schreien mit Krämpfen. Empfindlich gegen Kälte.
	Arsenicum album C30 ▷ 1 Gabe in der Woche am Abend	Ängstlich, unruhig, durstig, friert. Kann nicht allein sein, will in Muttis Bett.
	Stramonium C30 ▷ 1x wöchentlich abends 1 Gabe (5 Globuli)	Kann nicht im Dunkeln einschlafen. Unruhiger Schlaf, schreit öfter auf, ohne aufzuwachen. Im Schlaf unwillkürliche rhythmische Bewegungen des Kopfes.
1.120 Pleuritis		
Nur seltene Mittel	**Asclepias tuberosa D2, D4** ▷ 4x täglich 1 Gabe	Alle Entzündungen der serösen Häute. Heftige Brustschmerzen beim Atmen, Husten und Niesen. Interkostalschmerzen, in USA »Leuresy root«.
1.121 Pneumonie		
	Acidum phosphoricum D3, D4, D6, D12 ▷ Mehrmals bei täglicher Steigerung der Potenz	Bei alten, schwachen Leuten mit nächtlicher Verwirrung und Fluchtversuchen. Nachts hoch fieberhaft.
	Ammonium jodatum D3, D4 ▷ 2stündlich 1 Gabe	Es fehlt an der Kraft zu expektorieren. Sehr bewährt bei zähem Sputum, alles ist voll, es geht nicht raus!

Klinische Diagnose Symptom/Syndrom Aussehen/Verhalten	Arzneimittel Dosierung	Wichtige Symptome Modalitäten
	Arsenicum jodatum D3, D4 ▷ Mehrmals täglich 1 Gabe	Bei fast desolaten Zuständen alter Leute mit mangelnder Entfieberung und Myokardschwäche. Bei schlechter Schleimlösung.
	Coccus cacti D2, D4 ▷ 2stündlich 1 Gabe	Bei Kindern und Erwachsenen. Bei zähem, schwer zu expektorierendem Schleim in den Bronchien.
	Hyoscyamus D4, D6 ▷ 4x täglich 1 Gabe	Bei abklingender Pneumonie, wenn der Husten trocken und nur noch beim Niederlegen auftritt.
	Jodum D4, D6 ▷ Alle 3 Stunden 1 Gabe	Ganz im Beginn im 1. und 2. Stadium. Hat sich sehr bewährt. **Vorsicht bei Hyperthyreose!**
	Kalium bichromicum D3, D4, D6 ▷ 2stündlich 1 Gabe, nach Besserung höhere Potenz 3–4 stündlich	Zäher Schleim, schwer zu expektorieren, zieht lange Fäden im Sputum. Sekret aus dem Rachen. (**Coccus cacti** aus den Bronchien!)
	Kreosotum C30 ▷ 1 Gabe täglich	Als Folgemittel nach Sulfur jodatum. Bei foetidem Sputum.
	Strychninum phosphoricum D3–D6 ▷ Alle 2 Stunden 1 Gabe	Akuter Zustand mit Kreislaufproblemen und sanguinolentem Sputum. Globusgefühl und Erstickungsgefühl bei geringsten Sinnesreizen.
	Sulfur jodatum D3, D4 ▷ 4x täglich 1 Gabe	Foetides Sputum bei Bronchialentzündungen.

Klinische Diagnose Symptom/Syndrom Aussehen/Verhalten	Arzneimittel Dosierung	Wichtige Symptome Modalitäten
1.122 Polyarthritis, Polyserositis im Rheumakreis		
	Berberis vulgaris D3, D6, D12 ▷ Im Beginn stündlich **D3**, dann 4x täglich **D6**, nach Besserung 2x täglich **D12**	Bei harnsaurer Diathese. Alles schlimmer durch Bewegung. Urin salzig, mit rötlichem Sediment.
	Colchicum D4, D6, D12 ▷ 4x täglich 1 Gabe **D12** 2x täglich 1 Gabe	Bei Verdacht auf harnsaure Diathese.
1.123 Prostatahypertrophie		
	Conium D3, D4, D6 ▷ 4x täglich 1 Gabe	Senile Schwäche in den Beinen. Inkontinenz. Harte Prostata.
	Ferrum picrinicum D4, D6 ▷ 4x täglich 1 Gabe	»Homöopathischer Katheter«. Sexualneurasthenie, nervöse Erschöpfung. Oft besteht Hepatopathie.
	Hedera helix D5, D6 ▷ 4x täglich 1 Gabe Nach STIEGELE	Ständiger Harndrang, Tag und Nacht. Läßt den Patienten nicht zur Ruhe kommen. Nervös, Herzklopfen, Angst.
	Populus tremuloides D1, D2 ▷ 5x täglich 1 Gabe	»Homöopathischer Dauer katheter«. Mit häufiger leichter Zystitis. Schwierigkeiten beim Wasserlassen.
	Senecio D1, D2, D4 ▷ 4x täglich 1 Gabe	Viel Kopfschmerzen. Ständiger Harndrang, schneidende Schmerzen dabei.
1.124 Prüfungsangst		
	Argentum nitricum D12, C30 ▷ **D12** 1x täglich **C30** 1x wöchentlich Wochen voher.	Ängstliche Unruhe vor allen besonderen Ereignissen, muß kurz vor der Prüfung noch auf die Toilette. Gier nach Süßem, aber starke Blähungen danach.

Klinische Diagnose Symptom/Syndrom Aussehen/Verhalten	Arzneimittel Dosierung	Wichtige Symptome Modalitäten
Prüfungsangst	**Gelsemium D4, D12** ▷ **D4** = kurz davor **D12** = am Abend vorher	Herzklopfen. Brett vor dem Kopf. Schwäche, Aufregung.
im Wechsel mit →	**Piper methysticum D4, D12** ▷ 1 Tag vor dem aufregenden Ereignis 4x 5 Tropfen; ▷ am Tage des Ereignisses alle 2 Stunden 5 Tropfen.	Prüfungsangst.
im Wechsel mit →	**Strophantus D2** ▷ 1 Tag vorher 4x täglich 5 Kügelchen; ▷ am gleichen Tag bis zur Prüfung alle 2 Stunden 5 Tropfen oder Kügelchen	
1.125 Pruritus		
	Caladium D2, D4 ▷ 4x täglich 1 Gabe	Ältere Männer mit Durchblutungsstörungen und ständiger Libido, trotz körperlicher und geistiger Schwäche.
	Croton tiglium D4 ▷ 3x täglich 1 Gabe	Bei Analekzem, wenn andere Mittel versagen.
	Dolichos pruriens D1, D2, D4 ▷ 5x täglich 1 Gabe	Bei Ikterus und Hepatopathion.
	Fagopyrum D1, D2 ▷ 6x täglich 1 Gabe	Pruritus bei älteren Menschen mit Durchblutungsstörungen.
1.126 Rheuma		
	Acidum salicylicum D2, D3 ▷ 4x täglich 1 Gabe	Rheumatische Schmerzen mit erheblichen Schweißen.
	Ammonium muriaticum D2, D3 ▷ 4–5x täglich 1 Gabe	Gefühl, als ob alle Glieder zu kurz seien.

Klinische Diagnose Symptom/Syndrom Aussehen/Verhalten	Arzneimittel Dosierung	Wichtige Symptome Modalitäten
Rheuma	**Apis mellifica D3, D6** ▷ 5x täglich 1 Gabe	Schmerzen brennend und stechend. Besser im Freien und bei Kaltanwendung.
	Berberis vulgaris D3, D4 ▷ 5x täglich 1 Gabe	Kleine Gelenke sind befallen.
	Calcium hyperphosphorosum D3 Tablette ▷ 3x täglich 1 Gabe	Starke arthritische Beschwerden und Veränderungen in den Hüftgelenken.
	Guajacum D2, D3, D4 ▷ 5x täglich 1 Gabe	In allen Gelenken und Muskeln rheumatische Schmerzen. Übelriechende Schweiße. Gefühl, als ob die Glieder zu kurz seien.
	Kalmia D3, D4, D6 ▷ 4x täglich 1 Gabe	Geht von oben nach unten. Schmerzen sind oft mit Taubheitsgefühl verbunden. Focussuche! Alle Beschwerden sind stark wetterabhängig.
	Ledum palustre D3, D4, D6 ▷ 5x täglich 1 Gabe	Kann keine Wärme vertragen. Rheuma geht von unten nach oben. Patient ist frostig, aber Besserung durch kalte Anwendungen und Kälte. Verschlimmerung nachts und in Bettruhe.
	Phytolacca D1, D2 ▷ 4x täglich 1 Tablette lutschen	Nach vorhergegangener Angina. Beginn an den kleinen Gelenken.
	Sulfur D3, D4 ▷ Tabl. Alle 2 Stunden, wenn die Patienten es vor Schmerzen kaum noch aushalten können	Reaktionsmittel – wenn nichts hilft 1 Woche lang, dann Simile.

Klinische Diagnose Symptom/Syndrom Aussehen/Verhalten	Arzneimittel Dosierung	Wichtige Symptome Modalitäten
	Zincum valerianicum D3	Muskel- und Gelenkrheuma mit großer Unruhe in den befallenen Extremitäten.
1.127 Rhinitis		
Langer Verlauf	**Allium cepa D2, D3, D4** ▷ Alle 2 Stunden 1 Gabe	Wenn die Augen sehr tränen und frische Luft bessert.
	Arsenicum iodatum D6 ▷ 4x täglich	Unruhe, Angst. Starkes Brennen in Nase und Rachen.
	Sabadilla D3, D4, D6 ▷ 5x täglich 1 Gabe	Neigung zu Fließschnupfen. Leicht zu verwechseln mit Rhinitis vasomotorica. Dazu oft spastische Bronchitis oder Asthma.
	Sanguinarinum nitricum D3 ▷ 4x täglich 1 Gabe	Nase hochrot. Brennen. Speichelfluß. Kopfschmerzen; rheumatische Schmerzen im rechten Deltoidesbereich. In den Wechseljahren häufig rezidivierend.
1.128 Röntgenverbrennungen, Strahlungsfolgen		
Verbrennungen 1. und 2. Grades; zur Schmerzlinderung und Heilung	**Arsenicum album D6, D12** ▷ 3x täglich 1 Gabe **D6** nach Ende 1x täglich **D12**	Hautverbrennungen und Schleimhautverbrennungen mit nekrotischen Stellen. Große Schwäche, Friert.
	Cantharis D6 ▷ 4x täglich 1 Gabe	Brennen, Blasenbildung in der Haut. Erysipelartige Rötungen. Wenig Schmerzen.
	Radium bromatum D30 ▷ 1x täglich 1 Tablette lutschen	Sehr bewährtes Mittel. ▶ In Deutschland wegen der Strahlenverordnung nicht erhältlich.
	Uranum nitricum D30 Tablette ▷ 1x täglich 1 Tablette	Sehr bewährt, besonders in Verbindung mit großer Müdigkeit und Schwäche. ▶ In der BRD nicht erhältlich!

Klinische Diagnose Symptom/Syndrom Aussehen/Verhalten	Arzneimittel Dosierung	Wichtige Symptome Modalitäten
1.129 Schlafstörungen		
	Ambra grisea D3, D12, C30 ▷ Beginn 4x täglich **D3–D4** nach 2 Wochen **D12** 1x täglich wenn besser **C30** $^1/_2$monatlich 1 Gabe	Bei älteren Menschen, wenn nach Schicksalsschlägen der Patient immer hellwach ist, sobald er sich hinlegt. Dasselbe dann beim Aufstehen und erneutem Niederlegen.
	Arnica C30 ▷ 1 Gabe abends	Bei alternden Menschen, wenn diese durch Besuche zu sehr belastet werden. Bei jüngeren nach großen geistigen und körperlichen Anstrengungen.
	Arsenicum album D12, C30 ▷ Abends 1 Tablette	Nach kurzem Schlaf Erwachen um Mitternacht und dann Unruhe, Angst, brennende Schmerzen.
	Chamomilla D3, D6, D12, C30 ▷ Abends 1 Tablette lutschen; langsam steigern	Unruhiger, unerquickender Schlaf mit Aufschrecken, Auffahren und Zucken. Ängstliche Träume, schreckliche Visionen.
	Coffea D12, C30 ▷ Abends vor dem Schlafen	Angeregter Gedankenzufluß. Schwitzig. Herzklopfen mit Extrasystolie. Reizbarkeit, aber leichtes Erwachen.
	Cypripedium pubescens D12, C30 ▷ Abends vor dem Schlafen 10 Tropfen oder 5 Kügelchen	Erwachsene: Ruhelosigkeit, nervöses Kopfweh. Kinder: Erwachen nachts, sind ungewöhnlich munter, fröhlich und spielen. Leichtes Erwachen.
	Digitalis D4 ▷ 4x täglich 5 Globuli oder Tropfen	Nächtliche Spontandyspnoe mit Aufschrecken aus dem Schlaf nach schweren Träumen. Zustand häufig nach zu hohen Digitalisdosen mit Appetitlosigkeit und Übelkeit.

Klinische Diagnose Symptom/Syndrom Aussehen/Verhalten	Arzneimittel Dosierung	Wichtige Symptome Modalitäten
	Kalium bromatum D3 Globuli ▷ Unruhige Kinder: Jede Stunde 3 Globuli	Bei sehr unruhigen Kindern, die nicht zur Ruhe zu kriegen sind.
	Strychninum phosphoricum D12 ▷ Abends 1 Tablette lutschen	Nervöse, überreizte Großstadtmenschen.
	Theridion D12, C30 ▷ Abends 1 Gabe	Kann nicht einschlafen, weil ihn Gerüche daran hindern.
	Zincum valerianicum D3 ▷ Abends alle 2 Stunden 1 Tablette lutschen	Schlaflosigkeit durch Unruhe in den Beinen (»restless legs«).
1.130 Schweiße		
Profuse	**Jaborandi D3** ▷ Anfangs alle 2 Stunden, nach Besserung seltener	Plötzlich auftretende oder bei jeder Kleinigkeit auftretende profuse Schweiße. Genaue Diagnostik!
Schweißfrieseln	**Mancinella D4, D6**	Wenn Kinder immer bei oder nach dem Schwitzen Frieseln bekommen.
Heftige Schweiße im Klimakterium	**Acidum sulfuricum D4, D10** ▷ **D4** = peroral 1 Gabe **D10** = i.v. täglich 1 Amp.	Bei häufigen profusen Schweißen im Klimakterium, wenn kein anderes Mittel hilft; mit nachfolgender Schwäche.
1.131 Sehnenscheiden-Entzündung		
	Acidum formicicum D3 ▷ Mehrmals täglich 1 Gabe	Besonders im akuten Stadium.
	Causticum D3, D6, D12 ▷ Nach STIEGELE 4x täglich 1 Gabe nach Besserung **D12** 1x täglich 1 Gabe	Bei langdauernden Prozessen, wenn Besserung in Bettwärme. Verschlimmerung durch kalte Luft, nachts und morgens sowie bei Bewegung. Lähmungsartige

Klinische Diagnose Symptom/Syndrom Aussehen/Verhalten	Arzneimittel Dosierung	Wichtige Symptome Modalitäten
		Schwäche. Gefühl, als seien die befallenen Glieder zu kurz.
	Silicea D6, D12, C30 ▷ **D6** = 3x täglich **D12** = 2x täglich **C30** = 1x wöchentlich	Im Stadium chronischer Prozesse.

1.132 Singultus unklarer Genese

Klinische Diagnose Symptom/Syndrom Aussehen/Verhalten	Arzneimittel Dosierung	Wichtige Symptome Modalitäten
	Belladonna D3, D4 ▷ Alle Stunden 5 Tropfen	Periodisches Auftreten. Trockene Schleimhäute. Überempfindlichkeit der Sinnesorgane.
	Cuprum metallicum D30, C30 ▷ i.m. unter dem Proc.xyphoideus senkrecht bis ans Peritoneum	Sehr bewährt bei allen möglichen Ursachen.
	Hyoscyamus D4, D6 ▷ Jede Stunde 1 Gabe	Erregungszustände, Krämpfe. Schlimmer nachts und beim Niederlegen.
	Staphisagria D4, D6 ▷ Am besten i.v.	Singultus nach Bauchoperationen mit Atonie.

1.133 Sinusitis

Klinische Diagnose Symptom/Syndrom Aussehen/Verhalten	Arzneimittel Dosierung	Wichtige Symptome Modalitäten
Kaum zu beeinflussende Schmerzen und ständige Eiterung	**Stannum D6** Tablette ▷ 4x täglich 1 Gabe	Langdauernder Prozeß mit ansteigenden Schmerzen.
	Sticta pulmonaria D1, D2 ▷ Alle 2 Stunden 1 Gabe	Druck auf der Nasenwurzel, einseitig. Nase manchmal trocken. Bei oft trockenen Luftwegen mit Schmerzen.

1.134 Sonnenallergie

Klinische Diagnose Symptom/Syndrom Aussehen/Verhalten	Arzneimittel Dosierung	Wichtige Symptome Modalitäten
	Acidum fluoricum D12 ▷ 1x täglich 1 Gabe	Bewährtes Mittel bei pustulösen Effloreszenzen.

Klinische Diagnose Symptom/Syndrom Aussehen/Verhalten	Arzneimittel Dosierung	Wichtige Symptome Modalitäten
	Natrium chloratum D6, D12 ▷ **D6** = 4x täglich im akuten Stadium ▷ **D12** = 2x täglich **vor** Sonnenexposition	Bewährtes Mittel.
1.135 Speichelfluß nach dem Essen		
	Allium sativum D3 ▷ 4x täglich	Dabei oft das Gefühl eines Haares auf der Zunge.
1.136 Sphinkterschwäche		
	Aloe D3, D4, D12 ▷ Erst 4x täglich **D3–D4** dann **D12** 1 Gabe täglich	Imperativer Stuhldrang, nachts, in Ruhe, beim Gehen. Windabgang mit falschem Freund.
	Sulfur D4, C30 ▷ Wie Aloe	Entsprechendes Konstitutionsbild. Imperativer Stuhldrang. Immer feuchter After mit Foetor. Unterhose schmutzig. Stuhldrang treibt aus dem Bett.
1.137 Splitterschmerzen an Körperöffnungen		
	Acidum nitricum D6–D12–C30 ▷ 4x täglich 1 Gabe **D12** 1x täglich 1 Gabe **C30** 1x $^{1}/_{2}$monatlich 1 Gabe	Juckreiz. Splittergefühl beim Kratzen oder beim Stuhlgang. Heftiger Foetor ex ore.
1.138 Stauung, allgemeine venöse		
	Hamamelis D2 ▷ 4–5x täglich 5 Tropfen	Beine schwer, schmerzhaft, besonders beim Stehen und Sitzen.
1.139 Sterilität der Frauen		
	Aristolochia D12 ▷ 2 Monate lang täglich 1 Tablette lutschen	Besonders bei völlig unregelmäßiger Periode.

Klinische Diagnose Symptom/Syndrom Aussehen/Verhalten	Arzneimittel Dosierung	Wichtige Symptome Modalitäten
Sterilität der Frauen	**Borax D2, D3** ▷ 4x täglich 1 Tablette lutschen	Wenn **häufig Candida** oder anderer Befall auftrat und viel **Antimykotika** gegeben wurden.
	Pulsatilla D4–D6–D8–D12–C30 ▷ Mit **D4** beginnend bis **C30**; mindestens 1/4-Jahr ▷ Unterstützend täglich 3 Tassen Storchenschnabeltee (Herba geranium roberianum) trinken; auch der Ehepartner	Bewährte Indikation, oft erfolgreich.
1.140 Stomatitis ulcerosa		
	Acidum sulfuricum D3 ▷ Alle 2 Stunden 5 Tropfen verdünnt im Mund halten	Heftig brennende Schmerzen. Säureempfindlichkeit.
	Arnica Ø **Tormentilla Ø āā** ▷ 10 Tropfen in 1 Tasse Wasser und den Mund spülen; lange im Mund halten.	Bewährt.
	Kalium chloratum D3 ▷ 4x täglich 1 Gabe	Weißgrauer, flächenhafter Belag auf der Mundschleimhaut.
	Phytolacca D3 ▷ 5x täglich 5 Tropfen	Stechende Schmerzen im Mund, die ins Ohr ausstrahlen.
1.141 Tendovaginitis		
	Causticum D4, D6, C30 ▷ akut **D4, D6** 4x täglich später **C30** 1x wöchentlich	Schmerzen bei Bewegung und Kälte. Besser durch Bettwärme, Ruhe, Feuchtigkeit. Gefühl, als seien die Sehnen zu kurz.

Klinische Diagnose Symptom/Syndrom Aussehen/Verhalten	Arzneimittel Dosierung	Wichtige Symptome Modalitäten
	Silicea D4, D6, D12, C30 ▷ Wie Causticum	Chronisch rezidivierende Entzündung, besonders bei Ganglion. Besser durch Wärme, Verschlimmerung bei Neumond.
1.142 Thrombose und Mammaamputation, starke Ödeme danach		
	Apisinium D12 ▷ 2x täglich 1 Gabe	Brennen und Stechen, Hitze. Verlangen nach kalten, feuchten Umschlägen.
1.143 Tränendrüsenentzündung		
	Allium cepa D3, D4 ▷ 4x täglich 1 Gabe	Leichte Konjunktivalreizung. Juckreiz. Ständiger Tränenfluß. Tränen mild und reizlos.
	Apium graveolens D4, D6 ▷ 4x täglich 1 Gabe	Tränen reizen die Haut. Überempfindlich gegen grelles Licht. Zwang zum Reiben.
1.144 Überempfindlichkeit bis zur Unverträglichkeit		
	Aethusa cynapium D3, D6, D12 ▷ $^1/_2$ Stunde vor Stillen der Mutter 1 Gabe	Völlige Unverträglichkeit von Milch, schon bei Säuglingen.
	Alumina D6, D12 ▷ 3x täglich 1 Gabe	Gegen Brot.
	Antimonium crudum D4, D12	Zunge dick weiß belegt.
	Asa foetida D3, D4, D6 ▷ Öfters 1 Gabe	Starke Flatulenz, Aufstoßen bei allen Nahrungsmitteln.
	Capsicum D3, D4, D6 ▷ Vor Untersuchung alle Stunde 1 Gabe	Schleimhautberührung, besonders durch Mundspatel, mit Brechreiz.
	Carbo vegetabilis D6–D8–D12 ▷ 4x täglich 1 Gabe	Gegen Schweinefleisch.

Klinische Diagnose Symptom/Syndrom Aussehen/Verhalten	Arzneimittel Dosierung	Wichtige Symptome Modalitäten
	China D3, D4, D6, D12 ▷ 4x täglich 1 Gabe	Flatulenz, Durchfälle. Gegen (geringste) Berührung.
	Ferrum metallicum D6–D12 ▷ 3x täglich 1 Gabe	Gegen Fleisch allgemein.
	Hepar sulfuris D12 ▷ **D12** 2x täglich	Berührungsängstlich, besonders bei Entzündungen.
	Kalium bichromicum D4, D6, D12 ▷ 4x täglich 1 Gabe	Gegen Bier.
	Kalium nitricum D6, D12 ▷ 4x täglich 1 Gabe	Gegen Kalbfleisch.
	Kreosotum D6–D12 ▷ 4x täglich 1 Gabe	Gegen Fleisch allgemein.
	Lachesis D12, C30 ▷ 1x täglich 1 Gabe	Geringste, leichte Druckberührung, besonders am Hals.
	Lycopodium D6, D12, C30 ▷ 3x täglich 1 Gabe	Gegen Brot.
	Magnesium muriaticum D4, D6, D12 ▷ 3x täglich 1 Gabe	Gegen Milch.
	Natrium sulfuricum D4, D6, D12 ▷ tiefe Potenzen 4x täglich **D12** 1x täglich 1 Gabe	Oft als Folge von Schädeltraumen: Sonne, Alkohol.
	Nux vomica D4, D6, D12 ▷ 4x täglich 1 Gabe	Gegen Bier und andere Alkoholika.
	Phosphorus C30 ▷ 1x wöchentlich 1 Gabe	Gegen kalte Speisen und Getränke.
	Pulsatilla D12, C30 ▷ **D12** 1x täglich 1 Gabe **C30** 1x wöchentlich 1 Gabe	Gegen Obst, kalte Speisen und Getränke, Fettgebackenes.

Klinische Diagnose Symptom/Syndrom Aussehen/Verhalten	Arzneimittel Dosierung	Wichtige Symptome Modalitäten
	Quassia amara D2, D3 ▷ 4x täglich 1 Gabe	Oft Ödeme.
	Sepia D12, C30 ▷ **D12** 1x täglich 1 Gabe **C30** 1x wöchentlich 1 Gabe	Schon der Name oder Anblick erregen Übelkeit. Auch gegen Schweinefleisch.
	Zingiber D2–D3 ▷ In häufigen Gaben bis zur Besserung	Besonders bei Brotallergie.
1.145 Urtikaria		
	Apis mellifica D6, D12	Bei Hitzeurtikaria.
	Dulcamara D4, D6, D12	Bei Kälteurtikaria.
	Sulfur D12, C30 ▷ **D12** 1x täglich 1 Gabe **C30** 1x wöchentlich 1 Gabe	Spontanurtikaria ohne ersichtlichen Grund, besonders bei passender Konstitution
1.146 Verlangen nach, gieriges		
	Acidum nitricum D12 ▷ Täglich 1 Gabe	Dick Butter aufs Brot, auch Butter pur.
Siehe KENT:	**III/482–86**	
Außerdem noch	**Nux vomica D4, D6, D12** ▷ akut: **D4** 2stündlich 1 Gabe chronisch: 1x täglich **D12** 1 Gabe	Gierig nach Saurem und Salzigem, besonders nach Alkoholgenuß.
	Pulsatilla D12 **Ignatia D12** ▷ 1x täglich 1 Gabe	Hat Appetit, ist auch gierig, weiß aber nicht auf was.
	Tuberculinum C30, LM XII ▷ 1x wöchentlich 1 Gabe	Brot dick mit Speck, auch mit Butter.

Klinische Diagnose Symptom/Syndrom Aussehen/Verhalten	Arzneimittel Dosierung	Wichtige Symptome Modalitäten
1.147 Würmer		
	Abrotanum D1 ▷ 4x täglich 1 Gabe	Bei immer wieder rezidivierendem Wurmbefall im Intervall.
	Cina D3 ▷ 4x täglich 1 Gabe	Bei Askariden.
	Cuprum oxidatum nigrum D4 Tablette ▷ 4x täglich 1 Gabe	Bei Oxyurenbefall, auch bei Askariden und Taenien.
1.148 Xanthelasmen		
	Sepia C30 ▷ 1x wöchentlich **C30** (in Wechseljahren)	Auch schon vor den Wechseljahren, wenn es konstitutionell paßt.
1.149 Zahnschmerzen		
	Ammonium carbonicum D12 ▷ 1–2 stündlich 1 Tablette oder 5 Tropfen	Bei starkem Druck wird es schlimmer. Der Schmerz ist charakterisiert durch ein Stechen quer durch den Kopf und in die Augen und Ohren. Jede Temperaturänderung im Mund ruft eine Verschlimmerung hervor. Vor allem Kälte wird nicht vertragen.
	Bryonia D6, D12 ▷ 5 Tropfen oder 1 Tablette lutschen; mehrmals täglich	Stechende, reißende Schmerzen. Essen nicht möglich. Zähne scheinen länger. Äußerst berührungsempfindlich, aber starker Druck bessert. Zähne zusammenbeißen bessert. Wärme verschlimmert.

Klinische Diagnose Symptom/Syndrom Aussehen/Verhalten	Arzneimittel Dosierung	Wichtige Symptome Modalitäten
	Plantago D2 ▷ Alle Stunden 1 Tablette lutschen oder 5 Tropfen nehmen	Stechender, ins Gesicht ausstrahlender Schmerz mit Speichelfluß. Verschlimmerung durch Berührung, extreme Kälte und Hitze. Kauen bessert!
	Mezereum D6 ▷ $^1/_2$stündlich 1 Gabe	Ähnlich dem **Ammonium-carbonicum-**Stadium. Die Schmerzen strahlen jedoch vor allem in die oberen Wangenknochen aus. Linderung durch Einziehen von kalter Luft.
1.150 Zahnungsbeschwerden, Dentitio difficilis		
	Borax D3, D4 ▷ 5x täglich Globuli (2–4)	Schreien beim Hinlegen und bei Abwärtsbewegungen. Oft Soorbefall im Mund.
	Chamomilla D3, D4, D12 ▷ 5x täglich **D3** 1 Gabe Abend 1x **D12**	Übermäßige Salivation. Der Säugling ist unausstehlich, wird aber sofort ruhig, wenn er gewiegt und herumgetragen wird.
	Cheiranthus cheiri D12, C30 ▷ Nach FELDHAUS als erstes 1 Gabe **D200**, notfalls noch andere Mittel dazu	Besonders bei Dentitio difficilis der Weisheitszähne, speziell im Unterkiefer.
	Cypripedium D4, D6, D12 ▷ Abends 1 Gabe **D12** Im Anfall stündlich 1 Gabe	Kind wacht auf, schreit nicht, sondern spielt und plappert vor sich hin.

2. Seltene Mittel

Klinische Diagnose Symptom/Syndrom Aussehen/Verhalten	Arzneimittel Dosierung	Wichtige Symptome Modalitäten
2.1 Abies canadensis bis Brassica oleracea		
	Abies canadensis D3–C3–D12 *Schierlingstanne* ▷ 4x täglich 1 Gabe	Epigastrische atonische Zustände mit Heißhunger und Abmagerung. Bindegewebsschwäche weiblicher Beckenorgane.
	Acalypha indica D3–D6–C30 *Indisches Brennkraut* ▷ 4x täglich 1 Gabe	Starker Husten, manchmal mit Blut bei konsumierenden Krankheiten. Morgens alles schlimmer.
	Acer negundo D3 *Eschenblatt Ahorn* ▷ 5x täglich 1 Gabe	Rektale Kongestion mit sehr schmerzhaften Hämorrhoiden.
	Acidum formicicum D20–C200 *Ameisensäure* ▷ i.v. 1 Amp., notfalls wiederholen	Bei hochakuten allergischen Zuständen, bsplw. Wespenallergie mit Stich und sehr rasch Quinckeödem. Akutes Asthma. Generalisierte Urtikaria ohne Causa.
	Actaea spicata D2–D3 *Christophskraut* ▷ 4x täglich 1 Gabe	Gicht- und Rheumazustände der kleinen Gelenke, Finger und Hand.
	Aethiops antimonialis D3–D6–D12 ▷ 2stündlich **D3**, bei Besserung Potenz steigern, aber seltenere Gaben	Colica mucosa, Kolitis des Enddarmes mit blutig-schleimigem Stuhl. Häufiger Stuhlgang. Schlappheit, Schwäche. Stark belegte Zunge. Klare Diagnostik! Kälte in jeder Form verschlimmert.
	Aethusa cynapium D6–D8 *Hundspetersilie* ▷ 4x täglich 1 Gabe	Nutritive Unverträglichkeit von Milch und Milchprodukten bei Kindern.

Klinische Diagnose Symptom/Syndrom Aussehen/Verhalten	Arzneimittel Dosierung	Wichtige Symptome Modalitäten
	Arctium lappa D3–D6 *Klette* ▷ 3x täglich 1 Gabe	Sodbrennen und Uterussenkungsbeschwerden im Stehen. Chronische Arthritis.
	Areca D2–D3 *Betelpalme* ▷ Alle 2 Stunden 5–10 Tropfen	Versuch bei Bandwurmbefall. Hinweis: Es kann zu Speichelfluß und Krämpfen kommen.
	Arundo mauritanica C4–C6 *Pfahlrohr* ▷ Mehrmals täglich 1 Gabe	Ein leider vergessenes, von LEESER und VOISIN mit gutem Erfolg angewendetes Mittel bei: **Pollinose,** vasomotorischer Rhinitis und therapieresistentem Pruritus vulvae.
	Asclepias cornuti D3 *Seidenpflanze* (Europa, N-Amerika) ▷ 5x täglich 5–10 Tropfen	Diuretikum, besser als Apozynum, bei Herz- und Nierenödemen (Oligurie, nach VOISIN).
	Asclepias tuberosa C4–C6 *Knollige Seidenpflanze* (Nordamerika) (Nach VOISIN) ▷ 4x täglich 1 Gabe	Pleuritis sicca. Interkostalneuralgien. In den Modalitäten recht ähnlich zu **Bryonia**. Angezeigt, wenn Bryonia bei richtiger Indikation versagt.
	Asimina triloba D3–D4 ▷ 4x täglich 1 Gabe	Übelkeit, Halsweh, Erbrechen. Haut rot, aber keine Scharlachеffloreszenzen. Ähnlich wie **Belladonna**, aber sehr großer Durst.
	Asperula odorata D2–D4 *Waldmeister* ▷ Mehrmals täglich 1 Gabe	Variköser Symptomenkomplex bei Lebererkrankungen.
	Balsamum peruviamum D3–D4 ▷ Mehrmals täglich 1 Gabe	Chronische Katarrhe der Nase und der Bronchien mit reichlich-übelriechendem Auswurf. Eitrige Entzündungen der ableitenden Harnwege mit übelst riechendem Urin.

Klinische Diagnose Symptom/Syndrom Aussehen/Verhalten	Arzneimittel Dosierung	Wichtige Symptome Modalitäten
	Boletus satanas D6–C5 *Chile* ▷ 2stündlich 1 Gabe	Durchfälle mit Krämpfen im Gesicht. Erschöpfung, Kreislaufschwäche, aber kein Schweiß wie bei **Veratrum album.**
	Borax D4 ▷ 1/2 Stunde vor der Landung des Flugzeugs 1 Tablette lutschen	Bei Beschwerden anläßlich der Landung eines Flugzeugs, auch beim Achterbahnfahren.
	Brassica oleracea C6 *Kohl* Nach VOISIN ▷ 3x täglich 1 Gabe	Kropf mit Schilddrüsenunterfunktion.
2.2 Calcium sulfuratum bis Duboisia		
	Calcium stibiato sulfuratum D2–D3–D4 ▷ Tabletten 2stündlich 1 Gabe	Colitis ulcerosa, besonders bei Blutungen während des Stuhlgangs.
	Cahinca racemosa D3–D4 *Schneebeere* ▷ 4x täglich 1 Gabe	Pollakisurie. Bei der Miktion – Ausstrahlen von Schmerzen in Samenstränge und Hoden.
	Carica papaya D3–C4 *Melone* ▷ 4x täglich 1 Gabe	Chronische, eitrige Otorrhoe. Nässendes Ekzem der Handflächen.
	Carlina acaul D1 *Silberdistel* ▷ 3x täglich 5 Tropfen	Gutes »Dopingmittel«, körperlich und geistig.
	Cascara sagrada C4–C8 *Faulbaum* Nach VOISIN ▷ Mit Obstipation = **C7** ▷ Mit Durchfallneigung = **C4** 4x täglich 1 Gabe	Rheumatismus der Gelenke und Muskeln.

Klinische Diagnose Symptom/Syndrom Aussehen/Verhalten	Arzneimittel Dosierung	Wichtige Symptome Modalitäten
	Cascarilla D12 *Fieberrindenbaum* ▷ 2x täglich 1 Gabe	Stomatitis, Gastroenteritis. Abwechselnd harte Stühle mit Schleim oder Durchfall. Hunger und Leeregefühl nach dem Essen. Beim Gehen Schmerzen im Magen. Abneigung gegen Tabakgeruch. Verlangen nach heißen Getränken.
	Castor equi D3–D4 Auswüchse an Pferdesprunggelenken ▷ 4x täglich 1 Gabe	Bei rissigen Wunden der Brustwarzen bei säugenden Müttern.
	Castoreum D3–D12 *Bibergeil* ▷ 3–1x täglich 1 Gabe	Zarte, geschwächte, reizbare Frauen, bei denen triebhafte animalische Gedanken mit ängstlich-frommen Gedanken abwechseln. Multiple Beschwerden während der Menses.
	Ceanothus americanus D1–D2 *Säckelblume* ▷ 4x täglich 1 Gabe	Milzschwellung mit Wassersucht. Verlangen nach Saurem. Oft mit Varikose vergesellschaftet.
	Cenchris contortrix D12–C30 *Schlange* ▷ 1x täglich 1 Gabe	Mit blauen Narben oder mit kleinen Venen übersät. Sehr bewährtes Mittel.
	Cetraria islandica D1–D3 *Isländisch Moos* ▷ 4x täglich 1 Gabe	Bei chronisch rezidivierender Bronchitis mit Durchfall.
	Chamomilla D30 *Kamille* ▷ 2x täglich 1 Gabe	Nicht nur bei Dentitio difficilis, sondern insbesondere auch bei Ohrenschmerzen während Flugreisen.
	Cheiranthus cheiri D2–D3 ▷ Als Ø lokal am Zahn **D2, D3** mehrmals täglich	Dentitio difficilis am Weisheitszahn.

Klinische Diagnose Symptom/Syndrom Aussehen/Verhalten	Arzneimittel Dosierung	Wichtige Symptome Modalitäten
	Chimaphila umbellata D2–D3 *Winterlieb* ▷ 6x täglich über Monate hinweg 1 Gabe	Chronisch rezidivierende Harninfekte (anstelle von Antibiotika oder Chemotherapie). Daneben hat sich auch potenziertes Eigenblut nach IMHÄUSER gut bewährt.
	Chionanthus virginicus D3–D6 *Schneeflockenstrauch* ▷ In chronischen Fällen auch **C30** **D3–D6** mehrmals täglich	Hepatitis, Pankreatitis. Fieberhafte Gallenblasenentzündung mit Beteiligung des Pankreas. Ein Mittel, das auch klinisch gut erprobt war.
	Cistus canadensis C6–C30 *Kanadische Zistrose* ▷ Beginn **D6** mehrmals täglich Nach Besserung selten **C30**	Juckende Ekzeme, schlimmer durch Kälte und kaltes Wasser sowie im Winter. Starkes Jucken, Kratzen bis zum Bluten. Juckende Fissuren an den Fingerspitzen. Zahnfleischaffektionen.
	Cobaltum nitricum D6–D12–C30 ▷ 2–3x täglich 1 Gabe **C30** 1x wöchentlich	Zahnschmerzen, besonders da, wo Zähne extrahiert sind. Trockenheit im Mund. Durst. Bei Obstipation als Folge von Laxantienabusus.
	Coccinella septempunctata D3–D6 *Marienkäfer*	Schmerzen an den Zähnen mit Kältegefühl. Geschwollenes Zahnfleisch. Hitzewallung. Einseitiger Kopfschmerz.
	Cochlearia officinalis D3–C6 *Löffelkraut* ▷ 4x täglich 1 Gabe	Magenkrämpfe, zum Rücken, zur Lende ausstrahlend. Schlimmer am Abend und nachts. Viel Flatulenz. Chronische Augenentzündung mit Schmerzen in der Orbita, Stirnhöhle. (VOISIN)

Klinische Diagnose Symptom/Syndrom Aussehen/Verhalten	Arzneimittel Dosierung	Wichtige Symptome Modalitäten
	Collinsonia canadensis D2–D6 *Griesswurzel* ▷ 4x täglich 1 Gabe	Zustände nach lokalen Traumen mit Zirkulationsproblem am Kopf. Stirnkopfschmerz. Rötung des Gesichts. Wenn Collinsonia notwendig wird, sind immer Hämorrhoiden da; blutend und nicht blutend, aber strotzend gefüllt, mit brennenden, stechenden Schmerzen.
	Comocladia dentata D3–C30 *Haarzweig* ▷ akut **D3** mehrmals täglich 1 Gabe chronisch: **C30** 1x wöchentlich 1 Gabe	Bindehautkatarrhe. Ciliare Neuralgie. Heuschnupfen. Herpes zoster mit postakuten Affektionen. Schlimmer nachts und durch Wärme. Besser durch Bewegung im Freien.
	Corallorhiza odontorhiza D3–D6 *Korallenwurz* ▷ 4x täglich 1 Gabe	Fieber mit Brennen an den Händen. Unverträglichkeit von Bedeckung. Kein Durst. Schlimmer nach 21^{00} bis Mitternacht. (VOISIN)
	Cornus circinata D3–D6 *Hartriegel* ▷ 4x täglich 1 Gabe	Leberstörung mit Durchfall. Kopfschmerzen. Besserung durch Kaffee.
	Croton tiglium D6–D30 *Purgierkörner* ▷ 2x täglich 1 Gabe C30 5 Tropfen in Wasser $^1/_2$stündlich 1 Schluck	Sommer-Diarrhöe, besonders, wenn Gesichts- und Genitalekzeme vorhanden sind. Herpes zoster mit Durchfällen. Mastitis mit Durchfällen. Schlimmer bei Essen und Trinken im Sommer und bei Berührung. Besser durch warme Getränke und Wärmeanwendung. Bei Hautjucken treten Schmerzen auf, sobald gekratzt wird.

Klinische Diagnose Symptom/Syndrom Aussehen/Verhalten	Arzneimittel Dosierung	Wichtige Symptome Modalitäten
	Cucurbita pepo D3–C6 *Kürbis* ▷ 2stündlich 1 Gabe	Gastrointestinale Störungen mit heftiger Übelkeit und explosivem Erbrechen. (Würmer?)
	Cuprum metallicum C30 ▷ Injektion knapp unterhalb dem Processus xiphoideus an das Peritoneum heran.	Therapieresistenter Singultus.
	Cuprum oxidatum nigrum D4–D6	Bewährtes Mittel bei Wurmbefall, besonders Taeniasis und Ascaridiasis. Rezidivierende Oxyuren.
	Curare D6–D12 *Strychninhaltige Loganiacee* ▷ 4x täglich 1 Gabe **D12** 1x täglich	Lähmung der Muskulatur an Augen und Nacken, Zunge und Glottis; Bewußtsein, Sensibilität und Intelligenz bleiben dabei erhalten. (Vgl. Dackellähme in der Tiermedizin.)
	Cypripedium pubescens D2–D8 *Frauenschuh* ▷ 3x täglich 1 Gabe	Schlaflosigkeit, besonders bei Kindern mit heiterer, aber stiller Erregung, wollen nachts spielen. Nervosität der Kinder infolge einer unruhigen, nervenaufreibenden Umgebung.
	Cytisus laburnum D3–C12 *Goldregen* ▷ 4x täglich 1 Gabe später 1x täglich **C12**	Depressive Verstimmung mit Überempfindlichkeit. Insolation mit zentralem Erbrechen. Heißes Gesicht, kalter Schweiß. Schlimmer durch Kälte.
	Dichapetalum D6–D12 *Immergrüne Liane* ▷ mehrmals täglich **D6,** bei Besserung 1x täglich **D12**	HWS- und LWS-Syndrom mit starker Muskelverspannung. Besser durch Ruhe. Schlimmer durch Bücken und Sitzen.

Klinische Diagnose Symptom/Syndrom Aussehen/Verhalten	Arzneimittel Dosierung	Wichtige Symptome Modalitäten
	Dictamnus albus D4–D6 *Weißer Diptam* ▷ VOISIN verordnet es bei sehr schmerzhafter Menstruation in **D1** 2stündlich	Obstipation mit Flatulenz. Menorrhagie. Fluor albus.
	Dolichos pruriens D2–D6 *Juckbohne* ▷ 4–6x täglich 1 Gabe	Unerträglicher Juckreiz am After bei Leberstörungen. Besser durch Kratzen, bis Blut auftritt. Außerdem lindert das Mittel den Juckreiz beim Ikterus. Wichtige Modalität: Alles verschlimmert sich bei Obstipation.
	Dracontium foetidum D4–C12 *Stinkende Drachenwurz* ▷ 2–4x täglich 1 Gabe **C12** 1x täglich	Asthmatische Beschwerden mit kongestiven Kopfschmerzen. Schlimmer durch Staub und Rauch. Besser im Freien.
	Drosera D2–D30 *Sonnentau* ▷ Akute katarrhalische Zustände: **D2** Tabletten wirken am besten ▷ Bei Verschlechterung im Liegen; bei höheren Potenzen (**D30**) nur 1 Gabe	Husten und Keuchhusten mit Heiserkeit, besonders nachts.
	Duboisia D3–C12 *Nachtschattengewächs in Australien* ▷ 4x täglich 1 Gabe **C12** 1–2x täglich	Kopfschmerzen mit trockenem Mund, Schweißen und weiten Pupillen. Schwindel mit blaßem Gesicht. (Ähnlich Atropin!)

2.3 Elaeis guinensis bis Hydrocotyle asiatica

	Elaeis guinensis D4–D6–C12 *Ölpalme* ▷ 4x täglich 1 Gabe **C12** 1x täglich 1 Gabe	Sklerodermie mit Hypästhesie. Manchmal Pruritus und Indurationen der Haut.

Klinische Diagnose Symptom/Syndrom Aussehen/Verhalten	Arzneimittel Dosierung	Wichtige Symptome Modalitäten
	Elaterium D4–D6 *Springgurke* ▷ 4x täglich 1 Gabe	Chologene Durchfälle. Feuchtigkeit verschlimmert.
	Elaterium D1 *Springgurke* ▷ 4–5x täglich 1 Gabe	Bei erhöhten Gamma-GT-Werten kommt es zum Absinken dieser Parameter. Besonders bei subchronischen Zuständen nach Hepatitis und beginnender Fettleber. (Nach W. ZIMMERMANN)
	Erigeron canadensis D1–D3, C30 *Kanadisches Berufskraut* ▷ akut 4x täglich 1 Gabe chronisch: 1x täglich **C30**	Cholezystopathie, besser durch Reiben. Viel Rumpeln im Leib mit Tenesmus. Hämaturie. Schlimmer nach Bewegung. Häufiges Gähnen. Bewegung verschlimmert.
	Fagopyrum D2, D3 *Buchweizen* ▷ 5x täglich 5 Tropfen	Zerebralsklerose. Zerebrale Durchblutungsstörungen. Altersretardierung.
	Galanthus nivalis D2–D4 *Schneeglöckchen* ▷ Alle 2 Stunden 1 Gabe von 5 Tropfen	Leichte Herzinsuffizienz mit Neigung zu Ohnmachten. Schlaf wird durch Arrhythmien gestört. Kopfschmerzen.
	Galphimia glauca D2, D3 *Polo del muerto* ▷ Alle 2 Stunden 5 Tropfen	Heuschnupfen, Heuasthma, aber auch Neurodermitis. Besonders der Juckreiz geht mit Galphimia schnell zurück.
	Ginkgo biloba D3–D6 *Ginkgobaum* ▷ 3–4x täglich 1 Gabe	Linksseitiger Kopfschmerz, supraorbital. Schreibkrampf der rechten Hand. Allgemeine zerebrale Durchblutungsschwäche.
	Guajacum D2–D6 *Pockholz* ▷ 4–5x täglich	Arthritis, Polyarthritis. Gefühl der Sehnenverkürzung. Steifer Nacken von feuchtkaltem Wetter.

Klinische Diagnose Symptom/Syndrom Aussehen/Verhalten	Arzneimittel Dosierung	Wichtige Symptome Modalitäten
	Hydrocotyle asiatica D2, D3 *Wassernabelkraut* ▷ Dil./Tabl. Alle 2 Stunden 1 Gabe	Besonders bei unerträglich heftigem Jucken und Rötung der Haut bei verschiedensten Effloreszenzen, besonders bei kleinen Pusteln und Bläschen. Geringere Wirkung auf das weibliche Genitale, auch bei starkem Juckreiz.
2.4 Iberis amara bis Kalium sulfuricum		
	Iberis amara D2, D4, D6–C6 *Schleifenblume* ▷ 4x täglich 1 Gabe	Hypotone Herz- und Kreislaufstörungen mit Leberbeschwerden. Meteorismus etc.
	Ilex aquifolium D2–C6 *Stechpalme* ▷ Mehrmals täglich 1 Gabe	Fieberhafte (rheumatische) Augenentzündungen. Auffallend schwere Augenentzündungen. Schlimmer nachts. Starkes Brennen.
	Inula helenium D2–D4, C4–C6 *Echter Alant* ▷ Mehrmals täglich 1 Gabe	Chronisch–schmerzhafter Husten mit dickem Auswurf. Schlimmer im Liegen. Bei Kälte starke Schwäche und großes Zähneklappern.
	Jaborandi D2—D12 *Jaborandi-Strauch* ▷ 4x täglich 1 Gabe	Heftiger Schweiß- und Speichelfluß. Herzklopfen, Zahnschmerzen sehr stark. Übelkeit.
	Juglans regia D3, D4, D6 *Walnuß* ▷ 3–4x täglich 1 Gabe	Akne vulgaris. Lymphdrüsenschwellungen. Depressiv. Mißlaunig.
	Juniperus communis D1–D4 *Wacholder* ▷ Mehrmals täglich 1 Gabe. Bei Säuglingen der Mutter geben $^1/_2$ Stunde vor Stillzeit	Verstopfte Nase der Säuglinge. Heuschnupfen mit Asthma bei Kindern.

Klinische Diagnose Symptom/Syndrom Aussehen/Verhalten	Arzneimittel Dosierung	Wichtige Symptome Modalitäten
	Kalium nitricum D3, D6, D12 ▷ 4x täglich 1 Gabe	Asthma, Dyspnoe. Verschlimmerung 3 Uhr morgens. Trockener Morgenhusten und Ödemneigung.
	Kalium sulfuricum D3—D12 ▷ 4x täglich 1 Gabe	Durchfälle. Katarrhe der oberen Luftwege. Schleimrasseln in der Brust. Ängstliche Stimmung (mineralische; **Pulsatilla**).
2.5 Lac caninum bis Myristica sebifera		
	Lac caninum D6, D12, C30 *Hundemilch* ▷ **D6** 4x täglich 1 Gabe **D12** 1x täglich 1 Gabe **C30** 1x wöchentlich 1 Gabe	Migräne. Halsentzündungen. Symptome wechseln schnell von einer Seite zur anderen. Stomatitis. Angina während der Menstruation.
	Lathyrus sativus D3, D6, D12–C30 *Kichererbse* ▷ **D3–D4** 4x täglich 1 Gabe **D12** 1x täglich 1 Gabe **C30** 1x wöchentlich 1 Gabe	Spastische Parese der Beine. Multiple Sklerose. Spastik der Muskulatur, besonders der unteren Extremitäten. Übelkeit. Luftausstoßen (häufiger werden Männer befallen). Verschlimmerung durch Kälte.
	Laurocerasus D2, D6, D12 *Kirschlorbeer* ▷ Mehrmals täglich 1 Gabe **D12** 2x täglich 1 Gabe	Rechtsinsuffizienz des Herzens, besonders bei Asthma; in tiefen Potenzen. Gefühl, als ob eine Spinnwebe auf dem Gesicht liege.
	Lespedeza D1–D3 *Buschklee*	Arzneimittel bei Niereninsuffizienz mit Retention harnpflichtiger Substanzen. Mit der **D1** wird die Harnausscheidung vermehrt.
	Lithium carbonicum D4, D6 ▷ 4x täglich 1 Gabe **C30** 2x wöchentlich 1 Gabe	Häufiges Wasserlassen, das den Schlaf stört. Trüber Urin. Übelkeit, Ohrensausen, Unverträglichkeit von Sonne.

Klinische Diagnose Symptom/Syndrom Aussehen/Verhalten	Arzneimittel Dosierung	Wichtige Symptome Modalitäten
	Luffa operculata D3, D4, D6 *Esponjilla,* Brasilien ▷ Mehrmals täglich	Entzündung der Nasenschleimhäute mit Stirnkopfschmerzen. Erschöpfung. Trockener Mund mit großem Durst.
	Lupulus (Humulus lupulus) **Tropfen D1, D2, D8–D12** **D1, D2** = als Sedativum; sonst **D8–D12** 2–3x täglich 1 Gabe	Häufige Pollutionen, schmerzhafter Priapismus. Agrypnie.
	Mancinella D6, D12–C30 ▷ Potenzen steigern **D6** 4x täglich 1 Gabe **D12** 2x täglich 1 Gabe **C30** 1–2x wöchentlich 1 Gabe	Hauterytheme mit Bläschen, besonders an den Fußsohlen. Entzündungen des Rachens und des Darmes mit Hauterscheinungen.
	Melilotus officinalis D2, D4, D6 *Steinklee*	Kongestive Kopfschmerzen mit deutlich erleichterndem Nasenbluten. Erregungszustände mit Angst. Kongestion in der Brust. Gut wirksam bei Nasenbluten unbekannter Genese.
	Melissa D3, D4, C6, C12 *Melisse* ▷ 4x täglich 1 Gabe	Regelstörungen bei jungen Mädchen (bewährt!). Männer **C4,C6**: Impotenz mit verzögerter Errektion und Ejakulation.
	Menyanthes trifoliata D1–D4 *Bitterklee* ▷ 2stündlich 1 Gabe, nach Besserung seltener	Neuralgische Schmerzen (besonders linker Trigeminus). Krämpfe, Muskelzucken, Fieber mit Kälteempfindung. Leitsymptom Kältegefühl.
	Mephitis putorius D3–D6 *Stinktierdrüsenprodukt* ▷ 4x täglich 1 Gabe	Nervöse Allgemeinsymptome wie Aufgeregtheit, Abneigung gegen Arbeit, unangenehme Sensation im Kopf, schläfrig, Kältegefühl und Frösteln. Verschluckt sich leicht beim Trinken. Krampfhafter Husten, schlimmer nachts. Husten bei Sprechen und nach Trinken.

Klinische Diagnose Symptom/Syndrom Aussehen/Verhalten	Arzneimittel Dosierung	Wichtige Symptome Modalitäten
	Mercurius oxydatus D6 ▷ 4x täglich 1 Tablette, kurzfristig	Oxyurenbefall.
	Millefolium D2, D4–D6 *Schafgarbe* ▷ 2stündlich 1 Gabe	Blutungen, Hämorrhoidenblutungen. Wenn **Arnica** versagt, ist Millefolium angezeigt, auch bei Kongestionen im Kopf. Sicher wirksam bei Patienten, die früher Hämorrhoiden hatten, operiert worden sind und jetzt Nasenbluten bekommen.
	Momordica balsamica D2, D4–C12 *Balsamapfel* ▷ Mehrmals täglich 1 Gabe	Flatulenz im Bauch, besonders auf der linken Seite, Besserung durch Blähungen. Roemheld'scher Symptomenkomplex.
	Moschus D2, D3 *Drüsensekret des Moschusbison* ▷ In häufigen Gaben	Sehr kurzfristig wirkendes Nervinum. Zerstreutheit, Verwirrtheit, hysterisch. Deutliche Reizwirkung auf die Geschlechtsorgane mit Erregung des Geschlechtstriebes bei beiden Geschlechtern. Die Reizwirkung, gerade auf die Geschlechtsorgane, ist sehr kurzfristig, aber wirksam.
	Murex purpureus D6, D8 *Nackendrüsen der Purpurschnecke* **D6** = als Tabletten **D8** = als Kügelchen **D6** = 4–5x täglich	Nahezu unkontrollierbare Geschlechtserregung mit heftigem Verlangen nur bei geringen Gedanken oder Berührungen. Psychisch depressiv, ihr fehlen die Worte, sich aus zudrücken.
	Myristica sebifera D2, D3 *Talgmuskatnußbaum* ▷ Alle $^1/_2$ Stunde »Homöopathisches Messer«	Bereits eingeschmolzene Entzündungen öffnen sich, wenn sie knapp unter der Haut liegen.

Klinische Diagnose Symptom/Syndrom Aussehen/Verhalten	Arzneimittel Dosierung	Wichtige Symptome Modalitäten
2.6 Natrium arsenicosum bis Pyrethrum		
	Natrium arsenicosum D4, D6 ▷ 4–5x täglich 1 Gabe sehr bewährt	Heftige Entzündungen der Nase und der Nebenhöhlen, mit starken Schmerzen über der Nasenwurzel. Bei hyperkeratotischen Hauterscheinungen, wenn sie jucken und sich durch Wärme verschlimmern!
	Niccolum sulfuricum D6, D12 ▷ **D6** = bei Anfällen alle 2 Stunden ▷ **D12** = 1x täglich	Periodisch alle 14 Tage wiederkehrende Migräne links beginnend, so heftig, daß der Patient zu Beginn aufschreit. 10 oder 11 Uhr morgens, abends besser. Periodische Neuralgien.
	Nux moschata D3–D6, D12, C30 *Muskatnuß* 1x 14tägig ▷ Bei Organstörungen **D3–D6**; ▷ bei Funktionsstörungen **D12**; ▷ bei psychischen Störungen **C30** 1x 14tägig 1 Gabe	Verschlimmerung durch Kälte, Besserung durch Wärme. Ein Mittel, das bei Alzheimer in der **C30** manchmal Besserung bringt, wenn Somnolenz, Verwirrung, Gedächtnisschwäche und Reaktionsman gel vorliegen. Im mittleren Lebensalter Schläfrigkeit. Ohnmachtstrockenheit der Haut und Schleimhäute. Meteorismus. Schlimmer durch Kälte, im Freien, durch kalte Speisen. Besser durch Wärme und warme Getränke.
	Oenanthe crocata D6, D12 *Rebendolde* ▷ Mehrmals täglich 1 Gabe	Schwindel, Kopfschmerzen, Krämpfe. Pupillen weit. Gesicht livide und geschwollen. Brennen im Mund. Urticaria. Krämpfe häufig während der Menses und nach einem Trauma bei Kindern.

Klinische Diagnose Symptom/Syndrom Aussehen/Verhalten	Arzneimittel Dosierung	Wichtige Symptome Modalitäten
	Oleander D4–D6 *Oleander* ▷ 4x täglich 1 Gabe	Nässende Hautekzeme am behaarten Kopf, am Nacken, hinter den Ohren. Herzsensationen. Sehr starker Meteorismus. Völlegefühl und Flatulenz. Darmkoliken und Wechsel von spastischer Obstipation zu explosiven Diarrhöen.
	Oleum jecoris D2 *Lebertran vom Dorsch* ▷ 2x täglich 1 Gabe	Leichte Hyperthyreosen mit viel Schwitzen, starkem Durst, gelegentlich Hauterscheinungen.
	Paeonia officinalis D2–D6 *Pfingstrose* ▷ 4x täglich 1 Gabe Potenz langsam steigern	Hauptwirkungsrichtung Hämorrhoiden mit purpurroter Farbe. Jucken, Brennen, Beißen. Heftige Schmerzen beim Stuhlgang. Analfissuren.
	Paris quadrifolia D3, D6, D12 *Einbeere* ▷ 4x täglich 1 Gabe	Verschlimmerung nachts. Besserung durch frische Luft. Gefühl, als ob die Augen an einer Schnur aus dem Kopf gezogen würden. Kalte Füße, heißer Kopf. Pulssynchrones Klopfen gegen den Kopf. Schwindel. Trockenheitsgefühl in Hals und Mund. Einschlafen der Finger- und Zehenspitzen.
	Petasites D1, D2, D6, C12, C30 *Pestwurz* ▷ **D6, C12, C30** bei allen Schmerzen, besonders bei Kopf-, Bauchschmerzen unklarer Genese. Vordergründig Magen-Galle-Gebiet.	Hautjucken. Brennen, trocken, empfindlich. Chronische Handekzeme, schlimmer im Winter. Übelriechende Ausdünstung. Schwindel, schlimmer beim Fahren. Psyche zerstreut, verliert den Weg. Folge von Verdruß und Schreck, kann nicht davon wegkommen. Sofort leicht beleidigt. Besser durch Essen.

Klinische Diagnose Symptom/Syndrom Aussehen/Verhalten	Arzneimittel Dosierung	Wichtige Symptome Modalitäten
	Piper methysticum D4 *Rauschpfeffer* ▷ Mehrmals täglich 1 Gabe ▷ Bei Angst vor Prüfungen am Tag vorher 2x und vor der Prüfung 2–3x einnehmen	Lampenfieber.
	Plantago major D1, D2 *Wegerich* ▷ Mehrmals täglich 1 Gabe	Zahnschmerzen. Zahnfleisch-Ulcera. Häufiges Niesen, nervös reizbar, trockene Kehle.
	Potentilla anserina D1, D2 *Gänsefingerkraut* ▷ Mehrmals täglich 1 Gabe	Dysmenorrhöen. Spasmen im Bauchbereich. Selten bei Wadenkrämpfen.
	Primula veris D2, D3 *Schlüsselblume* ▷ Mehrmals täglich 1 Gabe	Kopfschmerzen kongestiver Art (ähnlich Cyclamen). Drohende Apoplexie. Schlimmer bei Bewegung und im geschlossenen Raum. Besser im Freien. Urin riecht nach Veilchen.
	Pyrethrum D2, D3 *Zahnwurz* ▷ Mehrmals täglich	Übelkeit, Erbrechen, Durchfall. Ängstlich, aufgeregt, geschwätzig.

2.7 Quassia amara bis Ruta graveolens

	Quassia amara D2 *Quassia-Holzbaum* ▷ 4x täglich 5 Tropfen	Hepatopathie. Leberschwellung mit Aszites. Auch bei Herzinsuffizienz und Ödemen der Beine. Wirkt stark aquaretisch.
	Ranunculus bulbosus D3, D4, D6 *Knollenhahnenfuß* ▷ Mehrmals täglich 1 Gabe	Herpes zoster, besonders im Bereich der Brust. Schlaflosigkeit. Wetterwechsel verschlimmert. Psychisch schlecht gelaunt, reizbar.

Klinische Diagnose Symptom/Syndrom Aussehen/Verhalten	Arzneimittel Dosierung	Wichtige Symptome Modalitäten
	Rheum D6, D12 *Rhabarber* ▷ Mehrmals täglich 1 Gabe	Gärungsdiarrhöen, saure und schmerzhafte Diarrhöen bei Kindern. Schlimmer im Sommer. Ohrensausen bei Hepatopathie.
	Rhododendron D6, D12 *Alpenrosenart* ▷ Nach STIEGELE **D2** Mehrmals täglich 1 Gabe	Rheumatische Beschwerden, Gelenkbeschwerden mit Verschlimmerung bei Eintritt rauher Witterung, vor Gewitter und Sturm. Verschlimmerung bei kaltem Wind. Schmerzen, begleitet von Prickeln, Kribbeln und Ameisenlaufen. Gefühllosigkeit, besonders in Ruhe. Die Verschlimmerung in Ruhe nötigt, die leidenden Teile zu bewegen.
	Robinia D3, D6, D12 *Akazie* ▷ Vor den Mahlzeiten 1 Gabe	Hyperazide Gastritis. Sodbrennen, aber erst Stunden nach dem Essen. Besserung durch Essen.
	Rumex crispus D2, D3, D6, D12 *Krauser Ampfer* ▷ Alle Stunden 5 Tropfen; später bei Besserung **D6, D12** 3–4x täglich	Rhino-Pharyngitis. Husten durch Kitzelreiz hinter dem Brustbein, besonders im Bett und morgens beim Erwachen. Anfälligkeit gegen kalte Luft, Einatmen kalter Luft, deckt deshalb selbst im Bett den Kopf zu.
	Ruta graveolens D3, D4 *Raute* ▷ Mehrmals täglich ▷ Warme Kompressen, 20 Tropfen ∅ auf 1 Tasse Wasser	Kopfschmerzen und Augenschmerzen aus Überanstrengung. Rötung und brennendes Gefühl im Auge. Sehschwäche als Folge von über den Tag hinweg langer Arbeit am Bildschirm, auch Fernsehen.

Klinische Diagnose Symptom/Syndrom Aussehen/Verhalten	Arzneimittel Dosierung	Wichtige Symptome Modalitäten
2.8 Sabadilla bis Syzygium		
	Sabadilla D3, D6, D12 *Läusekörner* ▷ 4x täglich 1 Gabe	Heuschnupfen, Heuasthma, Virusschnupfen. Verschlimmerung: Kalte Luft, Licht, Sonne, Vollmond. Besserung: Wärme, warme Speisen und Getränke.
	Sambucus nigra D2 *Holunder* ▷ Tabl. Triturieren lassen, mehrmals in die Nahrung geben oder der Mutter $^{1}/_{2}$ Stunde vor dem Stillen.	Verstopfte Nase bei Säuglingen, kann dann nur durch den Mund atmen. Die Luft ist dann knapp beim Trinken Erstickungsanfälle treten auf.
	Scilla maritima D200 *Meerzwiebel* ▷ 3x wöchentlich 5 Globuli	Wirksam bei Oedemen und Ascites bei Herzinsuffizienz. Auch unterstützend neben allopathischer Herzbehandlung.
	Senecio D2, D3 *Kreuzkraut* ▷ 4x täglich 1 Gabe	Störung der Menstruation mit heftigen Blutungen.
	Serum anguillae D12 *Blutserum des Aales* ▷ 1x täglich 1 Gabe	Kopfschmerzen, häufig halbseitig. Schwindel, Eingenommenheit, Ohnmachtsneigung. Sehr häufiges Gähnen. Wechselnde Pulsfrequenz, wechselnde dauernde Wärme- und Kälteempfindungen an den Händen. Hitze im Gesicht. Gefühl, als wenn die Ohren verstopft wären. Starke Verschlimmerung durch Geräusche und Gerüche.

Klinische Diagnose Symptom/Syndrom Aussehen/Verhalten	Arzneimittel Dosierung	Wichtige Symptome Modalitäten
	Sumbulus moschatus D2, D3 *Persische Moschuswurzel* ▷ Mehrmals täglich 1 Gabe	Schlaflosigkeit bei ausschweifender Lebensweise. Paroxysmale Tachyarrhythmie. Lach- und Weinkrämpfe. Allgemeine Reizbeschwerden.
	Symphoricarpus racemosus D4–D12 *Traubige Schneebeere* ▷ Bedarfsweise 1–2x täglich 1 Gabe	Hyperemesis gravidarum. Schlimmer bei Bewegung, bei Geruch von Speisen. Besser in Rückenlage.
	Syzygium jambolanum D2, D3 *Jambulbaum* ▷ Mehrmals täglich 5 Tropfen	Bei Diabetes als Unterstützung (MEZGER sagt, die **D30** wirke besser). Es wirkt nicht gegen den Zucker, aber gegen die allgemeinen Beschwerden.

2.9 Theridion curassavicum bis Zizia aurea

	Theridion curassavicum D12 *Orangen-Curacao-Spinne* ▷ Und höhere Potenzen	Starke Hyperaesthesie, Schwindel schlimmer beim Schließen der Augen, beim Bücken und Bewegen. Zittrige Frostigkeit, eiskalter Schweiß. Schlimmer durch Kälte. Widerhallende Geräusche und Laute gehen durch den ganzen Körper.
	Trillium pendulum D2, D3 *Amerikanische Waldlilie* ▷ Mehrmals täglich 1 Gabe	Nasenbluten. Hellrote Blutung an allen Stellen. Mit großer Schwäche.
	Urtica urens D2–D12 *Brennessel* ▷ Mehrmals täglich 1 Gabe	Urticaria mit stechendem und brennendem Pruritus. Combustio 1. Grades. Arthritis urtica. Myalgien im rechten Deltamuskel.

Klinische Diagnose Symptom/Syndrom Aussehen/Verhalten	Arzneimittel Dosierung	Wichtige Symptome Modalitäten
	Valeriana D2–D6 *Baldrian* ▷ Bedarfsweise 1–2stündlich 1 Gabe	Darmspasmen bei nervösen Säuglingen. Allgemeine Unruhe und Überempfindlichkeit. Ischias mit deutlicher Besserung beim Gehen und Verschlimmerung in Ruhe, besonders beim Sitzen. Hier besonders Fersen- und Achillessehnenschmerzen.
	Verbascum D2, D3 *Königskerze* ▷ Mehrmals täglich 1 Gabe	Trigeminus-Neuralgie. Mit kneifenden Schmerzen wie von einer Zange. Hohler Bellhusten. Häufiger Harndrang.
	Verbena D3, D4 *Eisenkraut, Eidkraut* ▷ Lokal mit Urtinktur Umschläge ▷ peronal **D3 D4** 2stündlich 1 Gabe	Schmerzlinderung nach Kontussion und zur Resorptionsförderung bei Ekchymosen (Knutschflecken). Emblem erotique.
	Viola tricolor LM4 *Stiefmütterchen* ▷ beginnend LM4 1x täglich 1 Tropfen in Wasser später steigern je nach Besserung	Rieselausschlag, Milchschorf, Quaddeln, Ekzeme, Rhagaden an den Nasenwinkeln, auch Neurodermitis (Gesicht, Hals, Ohren, am Körper, sel ten an den Extremitäten). Konstitution!
	Xanthoxylum fraxineum D3, D6 *Zahnwehbaum* ▷ 4x täglich 1 Gabe	Dysmenorrhöe, linksseitige Ovaralgie. Linksseitige Neuralgien. (Ischias mit Gefühl von Taubheit.) Schlimmer bei Feuchtigkeit in den Morgenstunden.
	Zingiber D2, D6, D12 *Ingwer* ▷ In häufigeren Gaben	Nach Brot-Meteorismus mit Rumpeln und Schmerzen. Häufig entzündeter Anus. Übles Aufstoßen. Libido vermehrt.

Klinische Diagnose Symptom/Syndrom Aussehen/Verhalten	Arzneimittel Dosierung	Wichtige Symptome Modalitäten
	Zizia aurea D2–D6 *Pastinak* ▷ Mehrmals täglich 1 Gabe	Stimmung ständig wechselnd zwischen heiter und gedrückt. Choreatische Zuckungen, die auch im Schlaf nicht aufhören. Jucken und Blasenbildungen an kleinen Hautstellen.

VI.
Wichtige Psychische Symptome

1. Symptome von Angst und Furcht

Klinische Diagnose Symptom Syndrom	Arzneimittel Dosierung	Wichtige Symptome Modalitäten
1.1 Angst vor Abwärts- und Aufwärtsbewegung		
Abwärtsbewegung	**Argentum nitricum D12–C30** ▷ 1x, bei Bedarf kann wiederholt werden	Erblaßt. Magen hebt sich. Fällt vor Schreck um. Kann nicht von der Höhe herabblicken (Berg, Balkon). Neurastheniker. Angst bei bevorstehenden Ereignissen.
	Borax D12 ▷ 1x, kann bei Bedarf wiederholt werden	Schreit, ist außer sich. Hyperästhesie aller Sinne. Viel Stomatitis.
	Ferrum metallicum D12 ▷ 1x, kann bei Bedarf wiederholt werden	Errötet, Herz klopft. Wangen erröten abwechselnd. Angstgefühl wird in der Brust lokalisiert. Unverträglichkeit von Eiern.
Aufwärtsbewegung	**Acidum nitricum C30** ▷ 1x monatlich 1 Gabe	Schwäche. Gelenkknacken. Schweiße. Große Ängste um die eigene Gesundheit. Kann weder Lift noch Berglift fahren. Kann nicht mit dem Flugzeug reisen. Angst steigt aus der Seele. Fühlt sich verlassen. Muß die Augen krampfhaft geöffnet halten, besonders bei Schwindelgefühl und bei Erschöpfung.
1.2 Alleinsein, Angst vor		
	Aconitum napellus D12 ▷ 1x in Wasser, kann wiederholt werden	Möchte Hand gehalten haben, meint, die Todesstunde nähere sich. Angst geht vom Herzen aus mit Ruhelosigkeit. Schneller Puls, unregelmäßig.

Klinische Diagnose Symptom Syndrom	Arzneimittel Dosierung	Wichtige Symptome Modalitäten
	Phosphorus C30 ▷ 1x täglich bei Bedarf 1 Gabe	Könnte von Unheil bedroht werden. Möchte, daß man ihn streichelt. Am schlimmsten in der Dämmerung und beim Alleinsein. Äußerste Empfindlichkeit gegen Gerüche. Jagende Gedanken halten den Patienten die ganze Nacht wach.
	Sepia C30 ▷ 1x bei Bedarf 1 Gabe	Könnte melancholisch werden, erträgt aber keinen anderen Menschen. Depressiv, ängstlich. Schnell wechselnde Stimmungen, Haßgefühle und Mitleid wechseln ständig. Verschlimmerung früh und abends. Besserung durch Tanzen.
	Argentum nitricum D12–C30 ▷ 1x, bei Bedarf wiederholen	Könnte sterben. Angst und Nervosität bei bevorstehenden Ereignissen, Lampenfieber. Angst auf Brücken, in engen Räumen, im Lift. Klaustrophobie.
	Arsenicum album C30 ▷ 1x bei Bedarf 1 Gabe	Könnte sich ermorden. Große Angst in/vor Sterbestunde. Furchtbare Unruhe. Friert und weiß vor Angst nicht, was er machen soll.
	Stramonium C30 ▷ 1x bei Bedarf 1 Gabe	Kann sich vor Geistern erschrecken. Angst im Dunkeln, fühlt sich deshalb bedroht und kann nicht schlafen. Unwirkliche Sinneswahrnehmung, die nicht mit der Realität in Bezug gebracht werden kann.

Klinische Diagnose Symptom Syndrom	Arzneimittel Dosierung	Wichtige Symptome Modalitäten
1.3 Alter, Angst vor dem		
	Arsenicum album C30 ▷ 1x nach Bedarf, eventuell nach Wirkungsabnahme wiederholen	Fürchtet sich vor den zwingenden Krankheiten des Alters. Große Ruhelosigkeit und Erschöpfung. Überempfindlichkeit aller Sinne. Sehr pedantisch, Unordnung macht ihn verrückt.
	Lachesis D30 ▷ 1x monatlich eventuell Wiederholung	Fürchtet, »Gelegenheiten« zu verpassen. Große Einbildung. Neigung zu Eifersucht. Allgemein Angst vor der Zukunft.
	Phosphorus C30 ▷ 1x monatlich eventuell wiederholen	Fürchtet, weniger gut auszusehen. Angst vor Ereignissen, vor der Dämmerung und dem Alleinsein. Immer müde, Außer am Abend.
Angst vor der Angst beim Denken daran	**Acidum nitricum C30** ▷ 1x monatlich 1 Gabe	Destruktiv, klebrig, widerlich. Große Ängste um seine Gesundheit. Allgemein riesige Schwäche mit Zittern. Ißt wahnsinnig gern Fett und Salz, was aber seiner Gesundheit schadet. Schweiße übelriechend und stinkend. Isoliert sich selbst.
	Calcium carbonicum C30 ▷ 1x monatlich 1 Gabe	Lymphatisch, hilfesuchend, ängstlich, sorgenvoll, überaus pessimistisch, große Mutlosigkeit. Mangel an Initiative, Passivität. Verschlimmerung durch geistige Arbeit.
1.4 Arm zu sterben, Angst		
	Ambra C30 ▷ 1x bei Bedarf 1 Gabe	Ständig in Sorge, Geschäfte könnten fehlschlagen. Schlaflos, im Wechsel zwischen

Klinische Diagnose Symptom Syndrom	Arzneimittel Dosierung	Wichtige Symptome Modalitäten
		höchster Erregbarkeit und depressiver Gleichgültigkeit. Affektlabilität im Alter.
	Bryonia C30 ▷ 1x monatlich 1 Gabe	Wie bei **Ambra.** Mürrisch, reizbar, gallig. Zählt ständig sein Geld, geizig, um ja im Alter noch etwas zum Leben zu haben. Zornig, weinerlich, explosiv.
	Calcium carbonicum C30 ▷ 1x monatlich 1 Gabe	Angst, verlassen zu sein, arm zu sterben. Allgemein große Schwäche. Mutlosigkeit. Entschlußlos. Sorgenvoll blickt er in die Zukunft.
	Sepia C30 ▷ 1x monatlich 1 Gabe	Angst zu verhungern. Widerwillen gegen Milch. Abneigung gegen und Unverträglichkeit von Fleisch. Viel Verlangen nach Alkohol. Rascher Stimmungswechsel.
	Sulfur C30 ▷ 1x monatlich 1 Gabe	Angst, angesammelten Besitz zu verlieren, kann aber nicht mit Geld umgehen. Hautausschläge. Körperöffnungen rot.
1.5 Augenschließen, Angst beim		
	Argentum nitricum D12 ▷ 2x täglich 1 Gabe	Angst zu stolpern, macht große Schritte. Kann nicht von der Höhe herabsehen.
	Arnica D12 ▷ 2x täglich 1 Gabe	Angst, jemand könnte ihn berühren, vergiften. Reizbar, mürrisch, schreckhaft. Will in Ruhe gelassen werden, behauptet aber, nicht krank zu sein. Hoffnungslosigkeit.
	Calcium carbonicum D12 ▷ 2x täglich 1 Gabe	Fühlt sich verlassen. Angst steigt aus der Seele. Muß die

Klinische Diagnose Symptom Syndrom	Arzneimittel Dosierung	Wichtige Symptome Modalitäten
		Augen krampfhaft geöffnet halten, besonders bei Schwindelgefühl und Erschöpfung.
	Lachesis D12 ▷ 2x täglich 1 Gabe	Verliert die intellektuelle Sicht. Angst vor unbewußten Impulsen. Angst, vergiftet zu werden. Geschwätzigkeit, Eifersucht, hysteroforme Reaktion.
	Theridion D12 ▷ 2x täglich 1 Gabe, später 1x täglich	Angst vor Geräuschen, Schwindelgefühl verstärkt sich beim Augenschließen.
1.6 Bakterien, Verschmutzung, Angst vor		
	Arsenicum album C30 ▷ 1x monatlich 1 Gabe	Ist sehr sauber. Angst vor verdorbenen Lebensmitteln. Angst vor schmutzigen Räumen, unaufgeräumten Zimmern. Haßt Unordnung und Unsauberkeit.
	Silicea C30 ▷ 1x monatlich 1 Gabe	Bügelt allabendlich mit heißem Eisen seine Geldscheine, weil er Angst vor Bakterien hat, die an den Scheinen kleben können. Wäscht sich auch mehrmals täglich die Hände, die sehr kalt sind. Angst vor Beengung. (Siehe 1.7)
1.7 Beengung, Enge, Angst vor		
	Aconitum C30 ▷ 1x bei Bedarf 1 Gabe	Herzenge. Aber auch Angst vor Aufregung, Ärger, Tod. Unruhig.
	Ambra D8 ▷ 3x täglich 1 Gabe	Enge bei zuvielen Menschen. Belastung der Nerven verschlimmert alle Beschwerden. Enge Zimmer sind ihm zuwider.

Klinische Diagnose Symptom Syndrom	Arzneimittel Dosierung	Wichtige Symptome Modalitäten
Beengung, Enge, Angst vor	**Jodum C30** ▷ 1x monatlich 1 Gabe ▶ Nicht bei Hyperthyreose!	Bewegungsenge. Allgemein große Angst und Unruhe. Ständiges Frösteln bei kalter Haut. Großer Betätigungsdrang, daher in kleinen Zimmern unruhig und ängstlich.
	Lachesis C30 ▷ 1x monatlich 1 Gabe	Hitzeenge, Angst vor engen Kleidungsstücken, an der Taille, an den Beinen (Strümpfe), besonders aber am Hals. Geschwätzigkeit.
	Lycopodium C30 ▷ 1x monatlich 1 Gabe	Bauchenge, Meteorismus, kann keine Gürtel oder enge Kleidungsstücke tragen. Nach Süßigkeiten besonders ängstlich. Verschlimmerung zischen 16^{00} und 20^{00}.
	Pulsatilla C30 ▷ 1x monatlich 1 Gabe	Stauungsenge, besonders an den unteren Extremitäten bei varikösem Symptomenkomplex. Unverträglichkeit von Süßigkeiten, Abneigung gegen Fett. Hat keinen Durst. Schwankende Gemütsverfassung, besonders während der Regel.
1.8 Begegnung, Angst vor		
	Ambra C30 1 Gabe ▷ 1x bei Bedarf	Angst greift an und macht schlaflos. Senile Verworrenheit, besonders bei Nacht.
	Arnica C30 ▷ 1x bei Bedarf 1 Gabe	Angst, er könne berührt werden. Angst der Erschütterung am Bett. Angst besonders nachts, mit Aufschrecken und Herzbeschwerden; Gefühl, als wolle das Herz aufhören zu schlagen.

Klinische Diagnose Symptom Syndrom	Arzneimittel Dosierung	Wichtige Symptome Modalitäten
	Barium carbonicum C30 ▷ 1x alle 10 Tage	Bei Kindern. Will keine fremden Menschen.
	Lycopodium C30 ▷ 1x wöchentlich	Bei Kindern.
1.9 Begraben zu werden, lebendig, Angst vor		
	Lachesis C30 ▷ 1x bei Bedarf	Meint, keiner merke es, wenn er lebendig begraben würde, dann alle denken, er sei ja tot.
1.10 Brücken und Wasser, darüberzugehen, Angst vor		
	Bromum C30 ▷ 2x täglich **D12,** später **C30** 1x	Auch bei stehenden und ruhigen Gewässern sowie breiten Brücken. Verschlimmerung nachts. Abwechselnd Appetitlosigkeit und Heißhunger. Wechselweise Schwitzen und Kältegefühl. Kann nur langsam über Brücken gehen. Angst schon beim Schauen auf strömende Gewässer (selbst am Ufer).
1.11 Dunkelheit, Angst vor, Angst in der		
	Calcium carbonicum C30 ▷ 1x täglich 1 Gabe, später seltener	Sieht Geister. Haßt Dunkelheit, besonders im Freien; dabei Mutlosigkeit, Mangel an Initiative. Ängstlich und sorgenvoll.
	Causticum C30 ▷ 1x monatlich 1 Gabe	Angst vor dem Einschlafen. Ständige Furcht, vor einem schrecklichen Ereignis. Äußerst starke Empfindlichkeit gegen Geräusche. Im Traum auffahren aus dem Schlaf.
	Phosphorus C30 ▷ 1x monatlich 1 Gabe	Sieht grinsende Fratzen. Flieht in der Dunkelheit gerne in Gesellschaft, kann im

Klinische Diagnose Symptom Syndrom	Arzneimittel Dosierung	Wichtige Symptome Modalitäten
		Dunkeln nicht allein sein, bekommt dann düstere Ahnungen und Furcht vor irgendwelchen Ereignissen.
Dunkelheit	**Stramonium C30** ▷ 1x monatlich 1 Gabe bei Kindern zunächst abends **D12**	Sieht erschreckende Fratzen, hat Angst in der Dunkelheit. Besonders Kinder können in Dunkelheit nicht einschlafen und schreien vor Angst.

1.12 Entgegenkommenden, sich Nähernden, Angst vor

Klinische Diagnose Symptom Syndrom	Arzneimittel Dosierung	Wichtige Symptome Modalitäten
	Anacardium C30 ▷ 1x monatlich 1 Gabe	Fühlt sich von Feinden umgeben. Neigung zu Gewalttätigkeit. Hang zum Fluchen und Schwören. Innere Angst steht immer im Widerspruch zu sich selbst.
	Arnica C30 ▷ 1x monatlich 1 Gabe	Hat Angst, ein Entgegenkommender könne auf ihn einschlagen. Angst vor Gewalttätigkeiten. Ahnt das Trauma und zieht es an. Folgert, daß dieser Mensch auch gewalttätig sein kann. Arnica selbst wird nur gewalttätig, wenn man es angreift.
	Silicea C30 ▷ 1x monatlich 1 Gabe	Angst, man könne ihn berühren. Entsetzliche Angst vor spitzen Gegenständen, speziell vor Nadeln und Injektionsnadeln. Verschlimmerung durch Geräusche und Licht, besonders aber durch Kälte.
	Thuja C30 ▷ 1x monatlich 1 Gabe	Angst, er könne zerbrechen. Hat fixe Ideen, von deren Gegenteil er nicht überzeugt werden kann. Großer Salzhunger. Abneigung gegen Fleisch. Furcht vor Wind.

Klinische Diagnose Symptom Syndrom	Arzneimittel Dosierung	Wichtige Symptome Modalitäten
1.13 Erfolg, Angst vor		
	Calcium carbonicum C30 ▷ 1x monatlich 1 Gabe	Gibt steile Karriere oder erfolgreiches Geschäft wegen verlorenem Sinn oder übermäßiger Verantwortung auf. Hat immer Angst, daß das, was er gelernt hat, nicht ausreicht, um das auszuführen, was man von ihm verlangt.
	Silicea C30 ▷ 1x monatlich 1 Gabe	Gibt auf dem Höhepunkt auf, wenn ihm die Probleme zu groß werden. Mangel an Selbstvertrauen und Selbstbewußtsein. Angst vor Mißerfolg. Empfindlich gegen Widerspruch.
1.14 Erwachen, morgens beim, Angst		
	Arsenicum album C30 ▷ 1x monatlich 1 Gabe	Angst, es könnte etwas von ihm verlangt werden. Ist sehr sauber, äußerst penibel, haßt Unsauberkeit und Unordnung. Glaubt, daß er – trotz seiner Ordnung – verlangte Leistungen nicht erbringen kann.
	Barium carbonicum C30 ▷ 1x monatlich 1 Gabe	Urangst, sich zu blamieren, Chancen zu versäumen. Meist schwache, magere Menschen ohne Selbstbewußtsein. Große Ängste schon in den Morgenstunden.
	Graphites C30 ▷ 1x monatlich 1 Gabe	Schwach, träge, fett, faul. Verlorene Spannkraft. Verstopft, verträgt keine Bewegung.
	Lachesis C30 ▷ 1x monatlich 1 Gabe	Urangst vor der Sünde, bezichtigt sich immer der Schuld. Logorrhöe. Glaubt

Klinische Diagnose Symptom Syndrom	Arzneimittel Dosierung	Wichtige Symptome Modalitäten
		aber auch, stets die Schuld beim anderen herauskramen zu müssen.
	Natrium muriaticum C30 ▷ 1x bei Bedarf 1 Gabe	Urangst, ungenügend zu sein. »Verlorenes Salz der Erde«, verkümmerte Seele. Das ganze Leben ist ihm »versalzen«.
	Silicea C30 ▷ 1x bei Bedarf 1 Gabe	Urangst, minderwertig zu sein. Angst vor Mißerfolg. Verlorener Halt. Unentschlossen. Empfindlich gegen Widerspruch. Mangel an Selbstvertrauen und Selbstbewußtsein.
1.15 Erwachen nachts, Angst vor dem		
	Lachesis C30 ▷ 1x monatlich 1 Gabe	Schlangen kommen in der Nacht, winden sich unbemerkt um Hals und Brust. Schläft in die Verschlimmerung aller Beschwerden. Am schlimmsten beim Erwachen.
	Luesinum C30 ▷ 1x monatlich 1 Gabe	Alles Zerstörerische verschlimmert sich in der Nacht. Verlangen nach Alkohol in jeder Form. Waschzwang.
1.16 Flugangst		
	Argentum nitricum C30 ▷ 1x monatlich 1 Gabe	Angst vor dem Blick in die Tiefe. Will nie am Fenster sitzen. Beim Fliegen im Sitzen zittern die Knie. Fröstelt, verlangt jedoch nach frischer Luft.

Klinische Diagnose Symptom Syndrom	Arzneimittel Dosierung	Wichtige Symptome Modalitäten
Flugangst	**Borax D12** ▷ Vor der Landung alle $^1/_2$ Stunden 1 Tablette lutschen	Angst vor der Landung, Abwärtsbewegung. Sämtliche Beschwerden verschlimmern sich beim »Abwärts«. Außerordentlich nervös.
	Chininum sulfuricum D12 ▷ 1x, je nach Bedarf alle Stunden im Munde zergehen lassen	Ohrensausen bei Abflug und Landung. Schon bei geringen Schwankungen des Flugzeugs Schwindelgefühl und Übelkeit.
	Cimicifuga C30 ▷ 1x vor dem Start; bei Bedarf im Flugzeug wiederholen	Gefühl der Panik aufgrund von Platzangst ähnlich der Klaustrophobie. Hat nur einen Wunsch: Auszusteigen. Öffnet alle erreichbaren Frischluftdüsen.
	Gelsemium C30 ▷ 1 Tabl. am Tag vor dem Fliegen; ▷ 1 Tabl. 1 Stunde vor dem Abflug; im Munde zergehen lassen. ▷ 1 Tabl. 1 Stunde vor der Landung	Angst vor besonderen Ereignissen. Angst besonders beim Abwärtsfliegen, speziell bei der Landung.
	Ignatia C30 ▷ 1x abends vor und kurz vor dem Flug	Unbegründete Angst trotz Flugwunsch. Widersprüchliches Handeln und Reden. Sehr sensibel. Verträgt keinen Tabakgeruch.

1.17 Gegenständen, spitzen, Angst vor

Angst vor spitzen Gegenständen	**Silicea C30** ▷ 1x im Monat; aber früher, wenn Beschwerden eher wiederkommen	Angst vor Scheren, Spritzen, Messern. Friert, besonders bei Angst. Verschlimmerung bei Mondwechsel. Besserung durch Wärme, außer bei Magenbeschwerden, die sich durch kalte Speisen bessern.

Klinische Diagnose Symptom Syndrom	Arzneimittel Dosierung	Wichtige Symptome Modalitäten
	Spigelia C30 ▷ 1x wöchentlich	Überempfindlichkeit. Herzstechen.
1.18 Geräuschen, Angst vor		
	Aconitum C30 ▷ 1x bei Bedarf, 5 Tropfen oder 1 Tabl. lutschen	Angst vor lauten Menschen, vor lauter Musik, vor Streit. Nach Schreck und dessen Folgen. Angst in Menschenmengen und beim Überqueren der Straße. Angst vor dem Tod.
	Causticum D6, D12 ▷ Beginnend mit **D6**, später bei Besserung **D12** 2x täglich	Angst: Möbel und Holzdielen knarren, »Einbrecher kommen«. Kummervolle Gedanken nachts, am Tage Weinen. Alles schlimmer bei schönem, klarem Wetter – besser bei feuchtem Wetter.
	Ignatia C30 ▷ 1x bei Bedarf 1 Tablette oder 5 Tropfen	Schreckhaft, hysterisch. Das Mittel der großen Widersprüche. Folgen von langanhaltendem Kummer. Leicht beleidigt.
	Kalium bromatum D12 ▷ 2x täglich 1 Gabe	Hände und Füße in ständiger Bewegung. Melancholie. Ruhelos, argwöhnisch, erschöpft, schlaflos. Anfälle von unkontrolliertem Weinen.
	Silicea D12 ▷ 2x täglich 1 Tablette	Äußerst schreckhaft, überempfindlich. Alles ist ihr zu laut. Große Gewissenhaftigkeit mit Lampenfiebersituation und geistige Erschöpfung durch Streben nach Perfektion.

Klinische Diagnose Symptom Syndrom	Arzneimittel Dosierung	Wichtige Symptome Modalitäten

1.19 Gesellschaft, Ablehnung durch die, Angst vor

	Aconitum C30 ▷ 1x bei Bedarf, im Intervall 1x wöchentlich 1 Gabe	Angst, man bemerke sein Herzklopfen, seine Erregtheit. Tut alles, um jedermann gerecht zu werden. Lebt ständig unter Angst und Unruhe. Immer Angst, daß schon Kleinigkeiten andere Menschen abstoßen könnten.
	Aurum metallicum C30 ▷ Bedarfsweise 1x monatlich bis 1x wöchentlich	Angst, besonders im beruflichen und privaten Bereich, daß ihm sein Tätigkeitsfeld von anderen streitig gemacht werde. Beherrschungsvorstellungen eines »Platzhirsches«. Besorgt wegen der Zukunft. Hypertonie.
	Calcium carbonicum D12, C30 ▷ **C30** 1x monatlich, **D12** alle 2–3 Tage	Blaß, schwach, furchtsam, leicht müde. Immer Angst, andere könnten seine Fehler und Schwächen bemerken. Bei Schulkindern Schüchternheit wegen der Angst, etwas Falsches zu sagen. Läßt sich selbst von Schwächeren verprügeln.
	Pulsatilla C30 ▷ 1x monatlich 1 Gabe	Angst, man werte sie als »mittelalterlich« und sie sei nicht »emanzipiert«. Hält sich sehr zurück, nimmt jede Meinung an, läßt sich leicht überreden, nur um akzeptiert zu werden.
	Silicea C30 ▷ 1x monatlich 1 Gabe	Angst, man bemerke die Unvollkommenheit in ihm. Angst und Gewissenhaftigkeit erregen Lampenfieber und geistige Erschöpfung durch den Versuch von Perfektion und

Klinische Diagnose Symptom Syndrom	Arzneimittel Dosierung	Wichtige Symptome Modalitäten
		Selbstbehauptung. Geräuschempfindlich.
1.20 Gesund zu werden, nicht wieder, Angst		
	Anacardium C30 ▷ 1x monatlich 1 Gabe	Geistes- und Gedächtnisschwäche. Angst, gelähmt zu werden.
	Cimicifuga C30 ▷ 1x monatlich 1 Gabe	Angst, unheilbar krank zu sein.
	Veratrum album C30 ▷ 1x monatlich 1 Gabe	Angst, zur Hölle verdammt zu sein.
1.21 Gewalttätigkeit, Grausamkeit, Angst vor		
	Arnica C30 ▷ 1x monatlich 1 Gabe	Zieht die Gewalttätigkeit an, kann auch selbst gewaltsam sein.
	Calcium carbonicum C30 ▷ 1x monatlich 1 Gabe	Kann nicht verstehen, warum sich andere grundlos böse verhalten.
1.22 Gewissensangst, schlechtes Gewissen		
	Alumina C30 ▷ 1x monatlich 1 Gabe	Angst, als habe er jemanden ermordet.
	Arsenicum album C30 ▷ 1x bei Bedarf 1 Gabe	Angst, er habe noch immer nicht genügend getan.
	Ignatia C30 ▷ 1x bei Bedarf 1 Gabe	Angst, als habe er ein Verbrechen begangen. Seufzt und schluchzt untröstlich.
	Veratrum album C30 ▷ 1x bei Bedarf 1 Gabe	Angst, als habe er etwas Böses getan und sei verdammt.
	Zincum metallicum C30 ▷ 1x bei Bedarf 1 Gabe	Schlechtes Gewissen, als sei er eines Verbrechens schuldig.

Klinische Diagnose Symptom Syndrom	Arzneimittel Dosierung	Wichtige Symptome Modalitäten
1.23 Gewitter, Angst vor		
	Natrium carbonicum C30 ▷ 1x monatlich 1 Gabe	Übelgelaunt.
	Phosphorus C30 ▷ 1x monatlich 1 Gabe	Angst vor Blitzen; macht alle Läden zu und verkriecht sich im Keller.
	Sepia C30 ▷ 1x monatlich 1 Gabe	Hat Angst, ist aber zugleich unheimlich von Gewittern fasziniert.
1.24 Hinunterschauen von Höhen, Angst vor		
	Argentum nitricum C30 ▷ 1x bei Bedarf 1 Gabe	»Hochhaus-Syndrom«, Tiefe zieht an, fährt in den Magen.
	Ferrum metallicum C30 ▷ 1x bei Bedarf 1 Gabe	Beim Herabsehen von Brücken auf stehende oder fließende Gewässer.
1.25 Kinder, Ängste der		
Angst,aus dem Bett genommen zu werden	**Calcium carbonicum D12** ▷ 2x täglich 1 Gabe	Rundliches Kind. Aufwärtsbewegung verschlimmert.
	Calcium phosphoricum D12 ▷ 2x täglich	Schlankes Kind. Aufwärtsbewegung verschlimmert.
Angst beim Legen ins Bett	**Borax D12** ▷ 1x bei Bedarf	Abwärtsbewegung verschlimmert.
1.26 Passieren, es könnte etwas, Angst		
	Aconitum napellus D12 ▷ 1x bei Bedarf	Unruhig und unnütz aufgeregt. Angst vor Unheil, Unglück.
1.27 Platzangst		
	Aconitum napellus D12 ▷ 1x bei Bedarf	Herzrasen, Unruhe, »muß sterben«.

Klinische Diagnose Symptom Syndrom	Arzneimittel Dosierung	Wichtige Symptome Modalitäten
	Argentum nitricum C30 ▷ 1x monatlich 1 Gabe	Magenkrämpfe, Stolpern, Vernichtungsgefühl.
	Jodum C30 ▷ 1x monatlich 1 Gabe	Erstickung, Bewegungsdrang.
	Lachesis C30 ▷ 1x monatlich 1 Gabe	Erstickung, Hitzewallungen.
	Lycopodium C30 ▷ 1x monatlich 1 Gabe	Umschnürung in der Taille, wird wild.
	Pulsatilla C30 ▷ 1x monatlich 1 Gabe	Umschnürung vom Herzen abwärts, Stauung. Weint.
1.28 Reise, Angst vor einer		
	Aconitum napellus C30 ▷ 1x bei Bedarf	Plötzliche Angst, es könne etwas schiefgehen. Ruhelos.
	Argentum nitricum C30 ▷ 1x bei Bedarf	Terminangst, könnte Flug verpassen. Hastig, kommt trotzdem viel zu früh.
	Bryonia D12 ▷ 1x täglich morgens 1 Tablette	1 Woche vor Abreise bei Bedenken und Sorgen, sein Geschäft zu verlassen. Grantig.
	Gelsemium C30 ▷ 1x bei Bedarf	Zittrig, aufgeregt, wegen ungezielter Erwartungsangst. Lähmig.
	Magnesium carbonicum C30 ▷ 1x bei Bedarf	Fährt trotz Reiseangst.
1.29 Schlaflosigkeit durch Übernächtigung, Angst vor		
	Acidum nitricum D12 ▷ 2x täglich 5 Tropfen	Erwacht halbstündlich aus Halbschlaf; schläft nach 2^{00} oder 4^{00} nicht mehr ein.
	Cocculus D12 ▷ 2x täglich 1 Tablette	Tagesereignisse behindern Einschlafen. Aufschrecken.

Klinische Diagnose Symptom Syndrom	Arzneimittel Dosierung	Wichtige Symptome Modalitäten
1.30 Schlaganfall, Herzinfarkt, Angst vor		
	Arnica C30 ▷ 1x bei Bedarf	Angst vor jeglicher Gewalt und Verletzung.
	Aurum metallicum C30 ▷ 1x monatlich 1 Gabe	Weiß um seinen Bluthochdruck.
1.31 Schmerzen, Angst vor		
	Chamomilla C30 ▷ 1x bei Bedarf 1 Gabe	Verfällt in ungebärdigen Ärger mit schrillen Zwischenschreien.
	Colocynthis D12 ▷ 1x bei Bedarf 1 Gabe	Verfällt in galligen Ärger.
	Ignatia C30 ▷ 1x bei Bedarf 1 Gabe	Fällt in Ohnmacht.
1.32 Schule, Prüfungen, Angst vor		
	Argentum nitricum D12 ▷ Täglich 1x bei Bedarf	Schlank, blaß. Stolpert über Ereignis, über seine Füße; rast zur Toilette.
	Gelsemium D12 ▷ 1x täglich bei Bedarf; einnehmen, sobald Ereignis plagt	Eher rundliche Patienten. Rote Angst.
	Piper methysticum D4 ▷ 4x täglich 5 Tropfen	Angst vor Schulaufgaben, Klausuren, Prüfungen.
1.33 Schwangerschaft, Angst in der		
	Aconitum napellus C30 ▷ 1x bei Bedarf (1x monatlich)	Todesangst, sagt die Todesstunde voraus.
	Arsenicum album C30 ▷ 1x bei Bedarf (1x monatlich)	Angst vor dem Tod; Angst, sterben zu müssen.
	Capsicum D12 ▷ Einmalig 5 Tropfen	Angst mit Heimweh und roten Bäckchen, will zur Mutter.

Klinische Diagnose Symptom Syndrom	Arzneimittel Dosierung	Wichtige Symptome Modalitäten
	Cimicifuga C30 ▷ 1x bei Bedarf 1 Gabe	Angst, es könne etwas schiefgehen.
	Pulsatilla C30 ▷ 1x bei Bedarf 1 Gabe	Angst vor drohendem Unheil mit Heulen und Wehklagen.
	Veratrum album C30 ▷ 1x bei Bedarf	Angst mit geschwätziger Schwermut.
1.34 Seelenheil, Angst um sein		
	Arsenicum album C30 ▷ 1x monatlich	Glaubt, auf ewig verdammt zu sein; sei der Gnade Gottes nicht würdig.
	Lycopodium C30 ▷ 1x monatlich	Verwirrte, traurige Gedanken um sein Seelenheil. Erschöpft.
	Pulsatilla C30 ▷ 1x monatlich	Betet wie eine erstarrte Madonna.
	Sulfur C30 ▷ 1x monatlich	Fürchtet um sein Seelenheil, während ihm das von anderen völlig egal ist.
	Veratrum album C30 ▷ 1x monatlich	Betet inbrünstig.
1.35 Sterben, Angst vor dem		
	Arsenicum album C30 ▷ 1x monatlich	Haßt den Tod oder umarmt ihn.
1.36 Straße zu überqueren, Angst		
	Aconitum napellus C30 ▷ 1x monatlich bei Bedarf	Angst vor geschäftigen Straßen, es könnte etwas passieren.
	Argentum nitricum C30 ▷ 1x bei Bedarf	Angst, die Häuser könnten auf ihn einstürzen.

Klinische Diagnose Symptom Syndrom	Arzneimittel Dosierung	Wichtige Symptome Modalitäten
1.37 Tadel, Angst vor		
	Arsenicum album C30 ▷ 1x monatlich 1 Gabe	Fängt an, sich mit Worten zu verteidigen.
	Calcium carbonicum C30 ▷ 1x monatlich 1 Tablette	Sinnt still auf Rache, wird böse. Scheitert als Erwachsener.
	Ignatia C30 ▷ 1x monatlich bei Bedarf	Krampft, von leichten Magenkrämpfen bis zum epileptischen Anfall.
	Natrium muriaticum C30 ▷ 1x monatlich 1 Gabe	Ungehalten, holt aus, möchte zuschlagen.
	Opium C30 ▷ einmalig 1 Gabe	Antwortet mit aufgebauschten Lügen.
	Pulsatilla C30 ▷ 1x bei Bedarf	Fühlt sich vernichtet, weint, traut sich nichts mehr.
	Staphysagria C30 ▷ 1x monatlich 1 Gabe	Zornig, unterdrückt oder unberechenbar.
	Silicea C30 ▷ 1x monatlich 1 Tablette	Zieht sich zurück, wird schwach, geknickt, ungenügend, lebensmüde.
1.38 Tieren, Angst vor		
Ungeziefer	**Arsenicum album C30** ▷ 1x monatlich 1 Gabe	Nachts. Friert ständig. Durst
Mäuse, Vögel	**Calcium carbonicum C30** ▷ 1x monatlich 1 Gabe	Oder ganz bestimmte, ausgesuchte Tiere.
Spinnen	**Crotalus C30** ▷ 1x monatlich 1 Gabe	Jeder Stich macht blauen Hof.
Ratten	**Sepia C30** ▷ 1x monatlich	Auch Mäuse und Gewitter aber sehr tapfer.

Klinische Diagnose Symptom Syndrom	Arzneimittel Dosierung	Wichtige Symptome Modalitäten
Schlangen und Spinnen	**Lac caninum C30** ▷ 1x monatlich	Lokal wechselhafte Symptomatik.
Pferde	**Phosphorus C30** ▷ 1x monatlich 1 Gabe	Gewitterangst, blaue Flecke.
Hunde, allgemein	**Calcium carbonicum C30** ▷ 1x monatlich	Vor großen Hunden, vor der Größe anderer.
Hunde, schwarze	**Tuberculinum C30** ▷ 1x monatlich 1 Gabe	Oft rezidivierende Katarrhe.
Ungeziefer	**Arsenicum album C30** ▷ 1x bei Bedarf 1 Tabelette	Schwarz ist der Tod. Trägt gerne schwarz.
Katzen	**Hyoscyamus C30** ▷ 1x bei Bedarf	Angst vor den Krallen. **(Eine krallende Katze braucht diese Arznei selbst)**.
Tiere allgemein, besonders schwarze Hunde	**Tuberculinum bovinum C30** ▷ einmalig 1 Gabe	Angst vor ihrer Unberechenbarkeit (oder vor der eigenen).

1.39 Tod, Angst vor dem

	Aconitum napellus C30 ▷ 1x in Wasser	Sagt die Todesstunde voraus. Ruhelos, eher abends.
	Anacardium C30 ▷ 1x bei Bedarf	Angst, er müsse in die Hölle, dort warte der Teufel auf ihn.
	Cimicifuga C30 ▷ 1x bei Bedarf	Angst, weil sie unheilbar krank sei.
	Phosphorus C30 ▷ 1x bei Bedarf	Tod erscheint ihm in der Nacht.
	Platinum C30 ▷ 1x bei Bedarf	Tod steht nahe bevor: handelt mit ihm.
	Sepia C30 ▷ 1x bei Bedarf	Angst vor Hungertod.

Klinische Diagnose Symptom Syndrom	Arzneimittel Dosierung	Wichtige Symptome Modalitäten
1.40 Traum, schrecklichem, Angst vor		
	Erigeron canadensis C30 ▷ 1x bei Bedarf	Vorher euphorisch!
1.41 Überraschungen, Angst vor		
	Aconitum napellus C30 ▷ 1x in Wasser	Herzklopfen, Herzanfall.
	Coffea C30 ▷ 1x alle 6–8 Wochen	Weinen, Kopfschmerz – auch bei erfreulichem Anlaß.
	Ferrum metallicum D12 ▷ 2x täglich 1 Tabl.	Herzklopfen, Erröten.
	Gelsemium D12 ▷ 1x täglich 1 Gabe	Zittern, Schwäche, Lahmheit.
	Staphysagria D6 ▷ 1x bei Bedarf 5 Tropfen	Zitternd bei schlechten Nachrichten.
	Strophanthus D2 ▷ Alle 10 Minuten 5 Tropfen	Herzklopfen, Hirnleere.
1.42 Verfolgt zu werden, beim Gehen, Angst		
	Anacardium C30 ▷ 1x bei Bedarf	*Vorsicht!* Beginnende Wahnvorstellung.
1.43 Verlangt wird, etwas von ihm, Angst, wenn		
	Arsenicum album C30 ▷ 1x bei Bedarf	Glaubt immer, nicht genügend vorbereitet zu sein.
1.44 Verlieben, Angst vor		
	Natrium muriaticum C30 ▷ 1x bei Bedarf	Unfähig, offen zu sein. Kann sich nicht öffnen.
	Sepia C30 ▷ 1x bei Bedarf	Unfähig, zu geben und zu empfangen. Kann sich nicht hingeben.

Klinische Diagnose Symptom Syndrom	Arzneimittel Dosierung	Wichtige Symptome Modalitäten
1.45 Verrückt zu werden, Angst		
	Alumina C30 ▷ 1x bei Bedarf	Depressive, furchtsame Schwäche.
	Calcium carbonicum C30 ▷ 1x monatlich	Angst vor Krankheit, um seine Gesundheit.
	Cimicifuga C30 ▷ 1x bei Bedarf	Unbegründete Angst, »es muß etwas geschehen!«
	Jodum C30 ▷ 1x bei Bedarf	Meidet Arzt und Leute.
1.46 Versagensangst		
	Aurum metallicum C30 ▷ 1x monatlich 1 Gabe	Angst, die Macht könnte ihm entgleiten.
	Calcium carbonicum C30 ▷ 1x monatlich 1 Gabe	Angst vor Älteren, Klügeren und Mächtigen. Besonders Kinder in der Schule.
	Lycopodium C30 ▷ 1x monatlich 1 Gabe	Angst, Würde und Wirkung könnten ihm entgleiten.
	Pulsatilla C30 ▷ 1x monatlich 1 Gabe	Angst, Haus und Familie könnten ihr entgleiten.
	Silicea C30 ▷ 1x monatlich 1 Gabe	Glaubt, auf ewig zur Minderwertigkeit verdammt zu sein.
1.47 Verspätung, Angst vor		
	Argentum nitricum C30 ▷ 1x monatlich 1 Gabe	Terminangst, kommt stets zu früh angehastet.
	Arsenicum album C30 ▷ 1x monatlich 1 Gabe	Entwirft übergenaue zeitliche »Schlachtpläne«.
	Lycopodium C30 ▷ 2x monatlich 1 Gabe	Für Schüler. Angst zu spät in die Schule zu kommen.

Klinische Diagnose Symptom Syndrom	Arzneimittel Dosierung	Wichtige Symptome Modalitäten
	Natrium muriaticum C30 ▷ 1x monatlich 1 Gabe	Will so schnell wie möglich da sein. Verzeiht Verspätung anderer nicht. Ärgert sich aber nur darüber und sagt nichts. Beschwert sich jedoch bei Dritten darüber.
1.48 Wasser, Angst vor		
	Hydrophobinum C30 ▷ 1x bei Bedarf	Glänzende Gewässer, tropfender Wasserhahn verwirren, machen tollwütig.
	Hyoscyamus C30 ▷ 1x bei Bedarf	Flippt aus bei tiefschwarzen Seen mit glänzender Oberfläche.
	Phosphorus C30 ▷ 2x monatlich 1 Gabe	Angst vor dunklen, stehenden Gewässern. **Tropfender Wasserhahn macht verrückt.**
	Stramonium D12 ▷ 1x bei Bedarf	Lichtreflexe auf nassen Straßen und Gewässern krampfen.
	Sulfur C30 ▷ 1x monatlich 1 Gabe	Schmutzige Gewässer: »Wasser ist etwas für Leute, die schmutzig sind«.
1.49 Zukunftsangst		
	Calcium carbonicum C30 ▷ 1x monatlich 1 Gabe	Unbeholfener Schwarzseher.
	Natrium muriaticum C30 ▷ 1x monatlich 1 Gabe	Ohne Hoffnung, ohne Halt.
	Phosphorus C30 ▷ 1x bei Bedarf	Angst, es könne ein Unheil geschehen.
	Psorinum C30 ▷ 1x bei Bedarf	Fürchtet, Geschäfte könnten schieflaufen. Stets menschenscheu. Mit dem Sterben beschäftigt.

Klinische Diagnose Symptom Syndrom	Arzneimittel Dosierung	Wichtige Symptome Modalitäten
	Sepia C30 ▷ 1x monatlich 1 Gabe	Mit trüben Gedanken an Hungersnot, Armut und Krankheit.
	Sulfur C30 ▷ 1x monatlich	Angst um sein selbstsüchtiges Seelenheil.

2. Symptome des Ärgers

Klinische Diagnose Symptom/Syndrom Aussehen/Verhalten	Arzneimittel Dosierung	Wichtige Symptome Modalitäten
2.1 Ärgert sich selber über Ärger		
	Nux vomica C12 ▷ 1x bei Bedarf	Schimpft und nörgelt an sich und seiner Umgebung herum.
	Staphisagria C12 ▷ 1x bei Bedarf	Unterdrückt den Ärger. Schweigt, zittert.
2.2 Beschwerden schlimmer nach Ärger		
	Sepia C12 ▷ 1x bei Bedarf; bei passender Konstitution **C30** in seltenen Gaben	Schwäche, Lahmheit wechselt mit Frische. Wechselhaft, faszinierend und enttäuschend.
2.3 Chronischer Ärger		
	Ignatia C30 ▷ 1x bei Bedarf, gegebenenfalls wiederholen	Kloß im Hals, widersprüchlichste Erscheinungen, Hirnbasiskopfweh. Ekel vor Nikotinrauch.
2.4 Durchfall nach Ärger		
	Aconitum C6–C8 ▷ Alle 2 Stunden; bei Bedarf solange, bis sich Zustand bessert	Schreck, Kolik, Aufregung. Schock nach Unfall.
	Argentum nitricum C12 ▷ 1x bei Bedarf 1 Gabe	Herzklopfen, Stimme versagt. Enttäuschter Ehrgeiz, Lampenfieber.
	Chamomilla C30 ▷ 1x bei Bedarf 1 Gabe	Krämpfe, Regel bleibt aus, spielt verrückt.
	Coffea C30 ▷ 1x bei Bedarf 1 Gabe	Herzklopfen, überempfindlich, Hyperkinetik, schlaflos, schwitzt.

Klinische Diagnose Symptom/Syndrom Aussehen/Verhalten	Arzneimittel Dosierung	Wichtige Symptome Modalitäten
2.5 Durchfall nach Ärger, Durchnässung und Unterkühlung		
	Colocynthis C30 ▷ 1x bei Bedarf	Bauchkolik mit Zusammenkrümmen. Wärme und Druck bessern. (Siehe WILHELM BUSCH »Schneider-Meckmeck«).
	Petroleum C30 ▷ 1x bei Bedarf 10 Tropfen/ 5 Globuli in Wasser. Jede Stunde 1 Schluck trinken	Schwindel, appetitlos. Erbrechen. Foetor ex ore. Stuhl mit Schleim, manchmal Blut. Kinetosen.
	Veratrum album C30 ▷ 1x bei Bedarf 5 Tropfen oder Globuli in Wasser gelöst. Alle 2 Stunden 1 Schluck.	Krämpfe, Ohnmacht, Kollapsigkeit.
2.6 Kolik nach Ärger		
	Argentum nitricum C30 ▷ 1x in $^1/_4$ l Wasser Tropfen oder 5 Kügelchen. Alle 2 Stunden 1 Schluck trinken	Ärgert sich über seine Unsicherheit, schluckt den Ärger hinunter. Realität durchkreuzt seine ehrgeizigen Pläne.
	Bryonia C12–C30 ▷ 1x 10 Tropfen oder Globuli in Wasser auflösen. Alle 2 Stunden 1 Schluck trinken.	Ärger über den eigenen Ärger. Ihm läuft die Galle über, besonders bei Ärger über Geldangelegenheiten. Wenn ein »Ärger den anderen jagt«.
	Chamomilla C30 ▷ 1x in $^1/_4$ l Wasser 10 Tropfen oder 5 Kügelchen. Jede Stunde 1 Schluck	Ärger über alles, hitzig, überempfindlich. Magen-, Nabelkolik. Sehr starke Schmerzempfindlichkeit. Besserung durch lokale Wärme, durch Schaukeln, bei Kindern durch Herumtragen.

Klinische Diagnose Symptom/Syndrom Aussehen/Verhalten	Arzneimittel Dosierung	Wichtige Symptome Modalitäten
	Colocynthis C30 ▷ 1x in $^1/_4$ l Wasser 10 Tropfen oder 5 Kügelchen. Alle Stunden 1 Schluck trinken	Ärger über Unrecht. Messerscharfe Magen-, Gallenkolik zum Krümmen. Besserung durch Wärme und Druck auf den Bauch. Schneider meck-meck-meck!
2.7 Leberbeschwerden nach Ärger		
	Bryonia C12 ▷ 1x bei Bedarf 10 Tropfen oder 5 Globuli in Wasser auflösen, alle 2 Stunden 1 Schluck	Reizbarer Choleriker. Geizig, herrschsüchtig. Sehr durstig.
	Lycopodium C30 ▷ 1x bei Bedarf 10 Tropfen oder Kügelchen in $^1/_4$ l Wasser auflösen; alle 3 Stunden 1 Schluck	Menschen mit chronischen Hepatopathien. Mürrisch, rechthaberisch, stark aufgeblasenes Ego.
2.8 Schlaflos nach Ärger		
	Aconitum C12, C30 ▷ 1x bei Bedarf abends 10 Tropfen / 5 Globuli	Herz pocht und stolpert. Starke Unruhe. Große Angst. Aufschrecken in der Einschlafphase. Folgen von Schreck, schlechten Nachrichten. Folgen von nachtraumatischem Schock.
	Nux vomica C12–C30 ▷ 1x bei Bedarf vor dem Schlafengehen	Kopfweh, Magenweh. Regel bleibt aus. Nach Abusus von Nikotin und Alkohol. Verletzte Eitelkeit. Übertriebener Ehrgeiz; häufig Politiker, Manager, Beamte.
	Sulfur C30 ▷ 1x bei Bedarf vor dem Schlafengehen	Folgen von Enttäuschungen, übermäßigem Streß oder Liebeskummer. **Folgen nach Antibiotikatherapie.** Oft cholerische Anfälle.

Klinische Diagnose Symptom/Syndrom Aussehen/Verhalten	Arzneimittel Dosierung	Wichtige Symptome Modalitäten
	Zincum metallicum C30 ▷ 1x bei Bedarf	Unruhe, Zittern. Restless legs. Folgen von Schreck. Folgen von durch Cortison unterdrückten Hautausschlägen.
2.9 Verstopfung nach Ärger		
Commotio cerebri, Zustand nach Darmoperation, Zustand nach Mißbrauch von Abführmitteln	**Opium C30** ▷ 1x bei Bedarf vor dem Frühstück 10 Tropfen / 5 Globuli in Wasser auflösen und alle Stunden 1 Schluck trinken ▷ ggf. in Kombination mit **Staphisagria D4**	Hirnkrämpfe, Schlaganfall. Harnverhaltung, Somnolenz. Zustand nach Insolation. Postoperative Darmparalyse.
2.10 Zittern nach Ärger		
	Aconitum C30 ▷ 1x in Wasser vor dem Schlafengehen	Rot, Herz pocht. Beine versagen. Unruhe, große Angst. Nach starker psychischer Belastung wie Gerichtsverhandlung, Scheidung oder anderen traumatischen Schocks.
	Argentum nitricum C12, C30 ▷ Bei akuten Zuständen 1x **C12** in Wasser 2x täglich; bei länger bestehenden Beschwerden 1x wöchentlich **C30**	Blaß, Herz pocht, Stimme versagt. Schluckt seinen Ärger hinunter. Häufig Folge verfehlter Zielplanung bei zu hoch geschraubten, ehrgeizigen Zielen.
	Arsenicum album C30 ▷ In Wasser auflösen und 1–2x wöchentlich einnehmen	Leichenblaß. Ergeht sich über Unachtsamkeiten, Unordnung, Unpünktlichkeit seiner Umgebung. Die Fliege an der Wand stört schon. Absolute Pünktlichkeit und Sauberkeit sind bei diesem Arzneimittelbild vonnöten.

Klinische Diagnose Symptom/Syndrom Aussehen/Verhalten	Arzneimittel Dosierung	Wichtige Symptome Modalitäten
Zittern nach Ärger	**Gelsemium C12–30** ▷ In Wasser 1 Gabe bis zu 3x täglich	Dunkelrot, alles zittert. Enttäuschung nach Prüfungen, besonders nach vorangegangenem Lampenfieber. Neurologische Pathien nach Grippen und anderen Infektionen.
	Staphysagria C12–C30 ▷ 1x in Wasser 10 Tropfen oder 5 Kügelchen	Kräftig rot. Zittert nach schlechten Nachrichten, besonders aber nach sexuellen Exzessen oder Versagenszuständen.
	Zincum metallicum C30 ▷ In Wasser, 2x wöchentlich	Blaß, eingefallen, dunkle Augenringe. Schlaflos, nervös aufgeregt. Bringt seine Umgebung ständig durcheinander, macht die ganze Familie verrückt.
	Zincum valerianicum D3, C12 ▷ Akut **D3**; subchronisch **C12**; Im Beginn **D3** am Nachmittag ab 17^{00} jede Stunde 1 Tabl.	Angezeigt bei restless legs.

3. Symptome nach Arzneimittelmißbrauch

Klinische Diagnose Symptom/Syndrom Aussehen/Verhalten	Arzneimittel Dosierung	Wichtige Symptome Modalitäten
3.1 Allgemein		
	Hydrastis D12 ▷ 3x täglich 1 Tablette oder 5 Tropfen; spätere seltenere Dosen	Allergien der Schleimhäute, Neigung zu chronischen Schleimhauterkrankungen. Weißer Zungenbelag mit gelben Streifen. Ekel vor Speisen aller Art.
	Nux vomica D4, C12, C30 ▷ Bei akuter Unverträglichkeit des Arzneimittels **D4**; bei subchronischer Unverträglichkeit **C12; C30** 1x wöchentlich. ▷ Allgemein: 1 Gabe täglich, immer am Abend	Mittel der Wahl bei allen Problemen nach Arzneimittelmißbrauch, inklusive Alkohol und anderen Genußmitteln mit Unverträglichkeit. **Ausnahmen:** Antibiotika → **Sulfur** Bier → **Kalium bichromicum** Wein → **Antimonium crudum**
	Opium D4, D12, C30 ▷ Bei Obstipation jeden 2. Tag; bei Folgen von Schreck **D12–C30** in selteneren Gaben	Verstopfung ohne Stuhldrang. Verschlimmerung durch Wärme. Besserung durch kalte Speisen und Getränke. Beim Gehen Juckreiz und Schweißneigung. Schweiß besonders am Kopf.
	Rheum D4–D6 ▷ Mehrmals täglich 1 Gabe	Wäßrige, schleimige, wundmachende Durchfälle bei Kindern, die zuviel Arzneimittel eingenommen haben oder dieses nicht vertrugen. Stühle riechen ganz sauer.
	Selenium D12–C30 ▷ 3x täglich **D12**; 1x täglich **C30**	Schwäche, Erschöpfung. Starkes Verlangen nach Reizmitteln. Geistige Arbeit erschöpft ungewöhnlich. Ständige sexuelle Reizbarkeit mit Schwäche und Impotenz. Ejaculatio praecox.

Klinische Diagnose Symptom/Syndrom Aussehen/Verhalten	Arzneimittel Dosierung	Wichtige Symptome Modalitäten
	Sulfur C30 ▷ einmalig 1 Gabe	Bei Symptomenarmut zu Beginn einer homöopathischen Behandlung. Eventuell zur Beseitigung von Schäden anderer Medikamente. Zur Anregung des Körpers, wieder zu reagieren, besonders dann, wenn keine Reaktionen eintreten.
3.2 Ekzeme durch Medikamente		
	Okoubaka D2, D3 ▷ Alle 2 Stunden 1 Gabe	Insektizide, Antibiotika. Frieselartig, mäßig juckend. Auch andere unverträgliche oder allergisierende Medikamente mit urtikariaformen Effloreszenzen, auch bei Allergie.
	Sulfur C30 ▷ Einmalgabe. Bei sehr sensiblen Patienten 2x täglich **LM6**, 3 Globuli oder 3 Tropfen	Antibiotika. Frieselartiger, heftig juckender Ausschlag am Stamm. Mitunter starker Juckreiz ohne Effloreszenzen. Allgemeine Reaktionsschwäche oder Reaktionslosigkeit.
3.3 Magen–Darm-Störungen durch Medikamente		
	Camphora D6–D12 ▷ 3x täglich; bei häufigen Durchfällen alle 2 Stunden	Übelkeit, Schwindel, heftige Durchfälle, Kollapsigkeit. Erkalten des Körpers. Schwächezustände. Kalter Schweiß. Angst und Unruhe.
	Carbo vegetabilis C30 ▷ 1x täglich am Abend; Akut: 2x täglich **D12** oder alle 2 Stunden **D6**	Völle im Oberbauch, Blähungen, drücken zum Herzen. Atemnot. Roemheld. Schlimmer durch feuchte Wärme und abends. Besserung durch Aufstoßen und Zufächeln von Wind. Abneigung gegen Milch und Fett.

Klinische Diagnose Symptom/Syndrom Aussehen/Verhalten	Arzneimittel Dosierung	Wichtige Symptome Modalitäten
Magen-Darm-Störungen durch Medikamenten-mißbrauch	**Hydrastis D12** ▷ 3x täglich 1 Tablette / 5 Tropfen; später seltener 1 Dosis	Neigung zu Schleimhautblutungen. Weißer Zungenbelag mit gelben Streifen. Allergie der Schleimhäute. Ekel vor Speisen aller Art.
	Nux vomica D4–D6 ▷ Alle Stunden 1 Gabe: 5 Tropfen / 1 Tablette; oder: 5 Tropfen **C30** in 1 Glas Wasser, jede Stunde ein Schluck	Übelkeit, zunehmende Verstopfung oder heftige Durchfälle mit Bauchkrämpfen. Essensgerüche sind unerträglich.
	Opium D4, D12–C30 ▷ Bei Obstipation 3x täglich 5 Tropfen / 1 Tabl.; bei Folgen von Schreck **D12–C30** in seltenen Gaben.	Verstopfung ohne Stuhldrang bei Bettlägerigen. Verschlimmerung durch Wärme. Besserung durch kalte Speisen und Getränke, beim Gehen. Schweiße an Kopf und Körper.
	Pulsatilla D4, D6, C30 ▷ **D4, D6** alle 2 Stunden 1 Gabe; oder 5 Tropfen **C30** in 1 Glas Wasser und alle 2 Stunden ein Schluck.	Übelkeit, Blähungen, Durchfälle. Speziell Unverträglichkeit von Fett. Kalte Hände und Füße. Trotz der Durchfälle kein Durst.
	Rheum D4–D6 ▷ 3x täglich; bei starken Durchfällen alle 2 Stunden 5 Tr.	Wundmachende Durchfälle bei Kindern. Leitsymptom ist der stark sauer riechende Stuhl mit ständigem Stuhldrang nach Stuhlgang. Darmspasmen. Auch bei Zahnungsdurchfall angezeigt.

3.4 Mißbrauch spezieller Arznei- und Genußmittel

Abführmittel	**Hydrastis D12** ▷ 3x täglich 1 Tablette / 5 Tropfen	Schleimige, blutige Stühle. Verschlimmerung durch Bewegung und in Wärme. Besserung durch Ruhe und Druck auf den Bauch.

Klinische Diagnose Symptom/Syndrom Aussehen/Verhalten	Arzneimittel Dosierung	Wichtige Symptome Modalitäten
Antibiotika	**Sulfur D12, C30** ▷ **D12** = 2–3x täglich 1 Gabe; **C30** = 1x täglich 1 Gabe ▶ Grundsätzlich als **Reaktionsmittel nach Antibiotikagaben** einsetzen!	Durchfälle, Ausschläge und andere – meist allergisch bedingte – Reaktionen. Die durch Antibiotika erzielte Reaktionslosigkeit des Patienten hebt dieses Symptom wieder auf.
Chininmißbrauch bei Fieber oder Malariaprophylaxe	**Arsenicum album D12, C30** ▷ **D12** = 2x täglich 1 Gabe; **C30** = 1x täglich	Leber- und Milzschwellung. Friert ständig. Große Angst und Unruhe. Viel Durst, große Schwäche.
	Lachesis D12 ▷ 2x täglich 1 Gabe	Leberschwellung. Berührungsempfindlich. Verschlimmerung in den Morgenstunden und bei Hitze. Angstgefühle.
	Stannum D12 ▷ 2x täglich 1 Gabe	Nervenschmerzen über den Augen. Mutlosigkeit. Scheut Begegnung mit Menschen. Allgemeine Schwäche, Küchengeruch reizt zum Erbrechen. Schwindel, Zittern bei Anstrengung.
Eisen	**Pulsatilla D12** ▷ 2x täglich 1 Gabe	Magenbeschwerden, Durchfall oder Verstopfung. Empfindlich gegen Hitze. Kein Durst. Leicht erschöpfbar.
Genußmittelabusus Kaffee, Nikotin, Alkohol, großes Fressen	**Ledum D1** ▷ 1 Tropfen	Nach Alkoholmißbrauch noch vor dem Einschlafen.
	Nux vomica D4, D6, D12, D30 ▷ 1x täglich abends **D30**; niedrigere Potenzen 3x bis mehrmals täglich	Reizbar, streitsüchtig. Plötzliche Neigung zur Obstipation. Folgen geistiger Überlastung. Belegte Zunge mit Mundgeruch. Trotz Unverträglichkeit Verlangen nach Genußmitteln. Verschlimmerung

Klinische Diagnose Symptom/Syndrom Aussehen/Verhalten	Arzneimittel Dosierung	Wichtige Symptome Modalitäten
Homöopathikamißbrauch	**Camphora D3–D12** ▷ 3x täglich 1 Gabe; bei schweren Reaktionen alle 15 Minuten **D2**	Gegenmittel zu allen homöopathischen Arzneien. Es ist gleichgültig, ob die negative Reaktion des Organismus im somatischen, geistigen oder seelischen Bereich liegt. Anmerkung: Ich habe dieses Mittel bei allen Arzneimittelbildern eingesetzt, nicht nur bei den pflanzlichen, wie zumeist behauptet wird.
	Chamomilla C30 ▷ 1x täglich 1 Gabe	Nervöse Unruhe, Durchfall. Unruhe im somatischen und seelischen Bereich.
Insektizidenkontakte	**Okoubaka D2–D3** ▷ Alle 3 Stunden 1 Gabe	Frieselausschlag, Übelkeit, gastrointestinale Erscheinungen. Anmerkung: Ich habe dieses Mittel einmal auch bei einem unwillkürlichen Einnahmeakt mit sehr gutem Erfolg angewendet. Der Patient nahm es – wegen Durst – in verdünnter Form ein. Wieviel, kann ich nicht sagen, die Ehefrau hat es ihm weggenommen.
Kortisonmißbrauch	**Cortison D12, C30** ▷ 2x täglich 1 Gabe **D12**; oder **C30** 2x in der Woche 1 Gabe	Bei Kortison-Dauertherapie. Symptomatik wie bei **Phosphorus** (nachstehend). Dazu: Mondgesicht, belegte Zunge, Magenbrennen. Furcht, Schreckhaftigkeit, Depressionen.
	Phosphorus D12, C30 ▷ 2x täglich **D12** oder 1x 1 Gabe **C30**	Übererregung, Verfettung. Diffuse Haut. Schleimhautblutungen. Ödem im Gesicht. Erschöpfung.

Klinische Diagnose Symptom/Syndrom Aussehen/Verhalten	Arzneimittel Dosierung	Wichtige Symptome Modalitäten
Magnesium-Mißbrauch	**Rheum D12** ▷ 2x täglich 1 Gabe	Durchfall, Blähungen. Saure, schaumige Gärungsstühle.
Opium-(Morphium)-Mißbrauch	**Chamomilla C30** ▷ 1x bei Bedarf ▷ **D3–D6–D8–D12** in häufigen Gaben, bei Besserung langsam Potenz steigern	Vorübergehende, heftige Gemütserregungen, wechselnd mit Somnolenz. Blaße, zyanotische Hautfarbe. Schwitzt im Gesicht. Bei Entziehungskuren von Fixern, wenn heftige Rückenschmerzen mit Krampfcharakter auftreten und reizbare Bockigkeit.
Periduralanästhesie, Schwäche nach	**Ledum C30** ▷ 1–3 Tage 1x täglich 1 Gabe	Als Folge von Stichverletzung, bei im übrigen unklarer Symptomatik.
	Rhus toxicodendron C30 ▷ 1x bei Bedarf	Lähmungsartige Schwäche in den Beinen.
Pille, Akne als Folge der	**Agnus castus D6, D12, C30** ▷ **D6** = 4x täglich 1 Gabe; nach Besserung der Beschwerden = **D12**, 1x täglich; **C30** = als Abschluß 1 Gabe	Rot. Auch vor der Periode bei Gelbkörperschwäche der Eierstöcke.
	Lachesis C30 ▷ 1x wöchentlich 1 Gabe	Dunkelrot. Allgemein gestörter Hormonhaushalt. Entsprechend der Gesamtheit der Symptome.
Psychopharmaka-Mißbrauch	**Agaricus D6, D8, D12** ▷ 4x täglich 1 Gabe **D6, D8**; Nach Besserung 1 Gabe am Abend = **D12**	Ebenso umgekehrte Wirkung. Übererregung, Ticks, Krämpfe.
	Kalium bromatum D3, D4 ▷ 4x täglich 1 Gabe	Tranquilizer erregen. Glieder ständig in Bewegung. Zustände erethischer Depressionen. Somnolenz, aber auch Schlaflosigkeit.

Klinische Diagnose Symptom/Syndrom Aussehen/Verhalten	Arzneimittel Dosierung	Wichtige Symptome Modalitäten
	Phosphorus C30 ▷ 2x wöchentlich 1 Gabe	Euphorie, Erschöpfung körperlich oder geistig. Inaktivität. Kreativitätsverlust.
Überdigitalisierung	**Pulsatilla D12** ▷ 4x täglich 1 Gabe; nach Besserung 1x täglich	Ängste, Reizblase, durstlos, den Tränen nahe.

4. Symptome der Depression

Klinische Diagnose Symptom/Syndrom Aussehen/Verhalten	Arzneimittel Dosierung	Wichtige Symptome Modalitäten

4.1 Depression nach Ereignissen und Zuständen

4.1.1 Enttäuschung

	Aurum C30 ▷ 1x monatlich 1 Gabe	Keiner achtet ihn mehr, nachdem er sie alle nur für seine Macht benutzte.
	Calcium carbonicum C30 ▷ 1x monatlich 1 Gabe	Hilflos. Erholt sich nach einer Verletzung nur langsam, Wunden heilen schlecht.
	Hyoscyamus C30 ▷ 1x monatlich 1 Gabe	Durch unglückliche Liebe. Hastig, magert ab.
	Ignatia C30 ▷ 1x monatlich 1 Gabe	Eifersüchtig, seufzt, schluchzt. Lehnt Zuspruch ab.
	Natrium muriaticum C30 ▷ 1x monatlich 1 Gabe	Ohne Hoffnung. Spricht wiederholt von alten unangenehmen Ereignissen.
	Pulsatilla C30 ▷ 1x monatlich 1 Gabe	Tränenreicher, stiller Kummer und Ärger. Jetzt aber kehrt sie nach außen.
	Sepia C30 ▷ 1x monatlich 1 Gabe	Hilflos. Alle haben sie verlassen. Gleichgültig gegen alle und alles.

4.1.2 Erschöpfung

	Acidum phosphoricum C30 ▷ 1x bei Bedarf 1 Gabe	Erschöpft, gleichgültig, interesselos. Alles geht langsam.
	Arsenicum album C30 ▷ 1x bei Bedarf 1 Gabe	Ruhelos, vor allem nachts. Hinfällige Todesangst. Verstümmelt sich selbst.
	Lycopodium C30 ▷ 1x bei Bedarf 1 Gabe	Döst gleichgültig dahin. Denkt nur noch an sein eigenes Heil.

Klinische Diagnose Symptom/Syndrom Aussehen/Verhalten	Arzneimittel Dosierung	Wichtige Symptome Modalitäten
4.1.3 »Gleichgültige« Depression		
	Acidum phosphoricum C30 ▷ 1x bei Bedarf 1 Gabe	Erschöpft. Empfindet nichts mehr. Nach langanhaltendem Kummer.
	Lycopodium C30 ▷ 1x monatlich 1 Gabe	Stumpfsinnig. Nur noch besorgt um sich und um sein Seelenheil.
	Natrium muriaticum C30 ▷ 1x bei Bedarf 1 Gabe	Hoffnungslos, besorgt um sich. Alte, unangenehme Ereignisse haften.
	Phosphorus C30 ▷ 1x bei Bedarf 1 Gabe	Teilnahmslos, menschenscheu, träge, verdrossen.
	Sepia C30 ▷ 1x monatlich 1 Gabe	Apathisch. Gleichgültig gegen sich, Haus und Familie. Verschlampt.
4.1.4 »Kein Mensch versteht ihn«-Depression		
	Tuberculinum bovinum C30 ▷ 1x monatlich 1 Gabe	Melancholisch. Der oberflächliche Genießer.
4.1.5 Depression vor der Periode		
	Aurum C30 ▷ 1x monatlich 1 Gabe	Rot. Machtstrebend. Tiefe Melancholie.
	Causticum C30 ▷ 1x monatlich 1 Gabe	Trocken, unsicher. Abnorme sexuelle Gelüste.
	Lycopodium C30 ▷ 1x monatlich 1 Gabe	Stolz, würdig, pedantisch. Alle Menschen sind ihm nichtig und gefühllos.
	Natrium muriaticum C30 ▷ 1x monatlich 1 Gabe	Depressiv. Die ewig Adoleszente.
	Platinum C30 ▷ 1x monatlich 1 Gabe	Überheblich, strebt nach Besitz. Alle Menschen sind klein und unwürdig.

Klinische Diagnose Symptom/Syndrom Aussehen/Verhalten	Arzneimittel Dosierung	Wichtige Symptome Modalitäten
	Pulsatilla C30 ▷ 1x monatlich 1 Gabe	Niedergeschlagen. Die gehemmte Puppenmutter.
	Stannum C30 ▷ 1x monatlich 1 Gabe	Erschöpft, unsicher. Mit Angst.
4.1.6. Depression vor und bei der Periode, leicht reizbar		
	Natrium muriaticum C30 ▷ 1x monatlich 1 Gabe	Gleichgültig gegenüber den Rhythmen ihrer Natur.
	Sepia C30 ▷ 1x monatlich 1 Gabe	Erst hat sie Angst davor, schwanger zu sein, später erhofft sie es sich.
4.1.7 Depression während der Periode		
	Cimicifuga C30 ▷ 1x monatlich 1 Gabe	Hysterisch, neuralgisch, verkrampft und geschwätzig.
	Graphites C30 ▷ 1x monatlich 1 Gabe	Kann nicht schwanger werden.
	Pulsatilla C30 ▷ 1x monatlich 1 Gabe	Möchte so gerne schwanger sein.
4.1.8 Depression in der Schwangerschaft		
	Aurum C30 ▷ 1x monatlich 1 Gabe	Tiefe Melancholie. Will nicht mehr leben, plant schweigend ihren Tod.
	Cimicifuga C30 ▷ 1x bei Bedarf 1 Gabe	Schlafraubende Sorgen, es könne nicht gutgehen. Ruhelos.
	Platinum C30 ▷ 1x monatlich 1 Gabe	Sexuell übererregt. Leidet um ihre schöne Figur und weint schweigsam.
	Sepia C30 ▷ 1x monatlich 1 Gabe	Schwerfällig. Gleichgültig gegenüber ihren Lieben. Will ihre Ruhe.

Klinische Diagnose Symptom/Syndrom Aussehen/Verhalten	Arzneimittel Dosierung	Wichtige Symptome Modalitäten
	Veratrum album C30 ▷ 1x bei Bedarf	Geschwätzig, manisch, ruhelos, hochmütig.
4.1.9 Sexuelle Depression		
	Acidum phosphoricum C30 ▷ 1x bei Bedarf	Durch Onanie.
	Conium C30 ▷ 1x monatlich 1 Gabe	Nach langer Enthaltsamkeit.
	Lachesis C30 ▷ 1x monatlich 1 Gabe	Nach langer Unterdrückung erotischer Impulse. Erwacht mit Angst.
	Platinum C30 ▷ 1x monatlich 1 Gabe	Absurd eingebildet. Mannstoll. Schlaflos, weint.
	Staphysagria C30 ▷ 1x monatlich 1 Gabe	Nach geistigen und körperlichen Exzessen. Abgehärmt. Besorgt um sich.
	Zincum C30 ▷ 1x monatlich 1 Gabe	Nach langer sexueller Gereiztheit. Abgehärmt, dunkle Augenringe, bleich.
4.1.10 Wechseljahre mit Hitzewallungen		
	Aurum C30 ▷ 1x monatlich 1 Gabe	Blaurot, untersetzt. Atemnot. Herzdruck, Hochdruck. Suizidgefahr!
	Cimicifuga C30 ▷ 1x monatlich 1 Gabe	Blaß, fett oder mager. Mannweib. Nervös, ruhelos, schlaflos.
	Lachesis C30 ▷ 1x monatlich 1 Gabe	Rot, kräftig, hitzig. Fühlt sich seit den Wechseljahren nicht mehr wohl.
	Sepia C30 ▷ 1x monatlich 1 Gabe	Gelb, dunkelhaarig. Dunkle Augenringe. Lehnt ihre Familie ab.

Klinische Diagnose Symptom/Syndrom Aussehen/Verhalten	Arzneimittel Dosierung	Wichtige Symptome Modalitäten
4.2 Depressionen auf psychisch-geistiger Ebene		
4.2.1 Lebensüberdruß		
	Arsenicum album C30 ▷ 1x bei Bedarf 1 Gabe	Hoffnungslos, nichtswürdig. Habe familiäre Zuneigung verloren.
	Aurum C30 ▷ 1x bei Bedarf 1 Gabe	Tief enttäuscht, von sich, von Gott und der Welt.
	Cimicifuga C30 ▷ 1x bei Bedarf 1 Gabe	Trübe Wolken hängen über ihr. Es muß etwas geschehen.
4.2.2 Manische Depression		
	Belladonna C30 ▷ 1x monatlich 1 Gabe	Voller Furcht. Weint, anfallsweise, sehr heftig.
	Hyoscyamus C30 ▷ 1x monatlich 1 Gabe	Murmelt sinnlos vor sich hin. Zupft am Bettzeug. Hascht nach Visionen.
	Lachesis C30 ▷ 1x monatlich 1 Gabe	Murmelt vor sich hin. Lehnt Arzt und Nahrung ab, aus Furcht, man könne ihn vergiften.
	Stramonium C30 ▷ 1x monatlich 1 Gabe	Voller Freude, voller Wut. Dann stolz und trübsinnig.
	Veratrum album C30 ▷ 1x monatlich 1 Gabe	Brütet vor sich hin, mißtraut jedem.
4.2.3 Religiöse Depression		
	Arsenicum album C30 ▷ 1x monatlich 1 Gabe	Glaubt, auf ewig verdammt zu sein. Sei der Gnade Gottes nicht würdig.
	Lycopodium C30 ▷ 1x monatlich 1 Gabe	Verwirrte, traurige Gedanken um sein Seelenheil. Erschöpft.

Klinische Diagnose Symptom/Syndrom Aussehen/Verhalten	Arzneimittel Dosierung	Wichtige Symptome Modalitäten
	Pulsatilla C30 ▷ 1x monatlich 1 Gabe	Betet wie eine erstarrte Madonna.
	Sulfur C30 ▷ 1x monatlich 1 Gabe	Fürchtet um sein eigenes Heil, während ihm das der anderen völlig egal ist.
	Veratrum album C30 ▷ 1x monatlich 1 Gabe	Betet inbrünstig.

4.2.4 Trübwetter, Depression bei

	Ammonium bromatum C30 ▷ 1x bei Bedarf	Unruhig, reizbar.
	Ammonium carbonicum C30 ▷ 1x bei Bedarf	Ruhig, apathisch.
	Natrium muriaticum C30 ▷ 1x monatlich 1 Gabe	Trübes Wetter belastet ebenso wie trübe Gedanken.

4.2.5 Verhalten in der Depression

	Arsenicum album C30 ▷ 1x monatlich 1 Gabe	Hoffnungslos, weiß aber immer noch alles besser.
	Lachesis C30 ▷ 1x monatlich 1 Gabe	Behält noch eine gewisse Lebendigkeit.
	Natrium muriaticum C30 ▷ 1x monatlich 1 Gabe	Trostlos, macht aber noch ein tapferes Gesicht.
	Nux vomica C30 ▷ 1x monatlich 1 Gabe	Kann trotzdem noch reizbar und wütend sein.
	Phosphorus C30 ▷ 1x monatlich 1 Gabe	Läßt sich gehen. Teilnahmslos, menschenscheu. Schattenseite der Medaille!
	Sepia C30 ▷ 1x monatlich 1 Gabe	Verzweifelt, kann aber noch klagen und sich beklagen.

Klinische Diagnose Symptom/Syndrom Aussehen/Verhalten	Arzneimittel Dosierung	Wichtige Symptome Modalitäten

4.3 Einbildungen und Halluzinationen

4.3.1 Beschuldigt sich

	Aurum C30 ▷ 1x bei Bedarf	Meint, seine Pflicht versäumt und die Achtung der Freunde verloren zu haben.
	Mercurius solubilis C30 ▷ 1x monatlich 1 Gabe	Glaubt, ein Verbrecher zu sein.

4.3.2 Dinge erscheinen ihm fremd

	Cimicifuga C30 ▷ 1x bei Bedarf	»Alles so unnatürlich«. Gehirn »wie zu groß«.
	Glonoinum C30 ▷ 1x bei Bedarf	»Alles so fremd«, selbst bekannte Straßen, das eigene Zuhause. Verirrt sich.
	Nux moschata C30 ▷ 1x bei Bedarf	»Alles so aufgebläht«. Dinge erscheinen wie zu groß.
	Petroleum C30 ▷ 1x bei Bedarf	»Alles ist verloren«. Verliert sich in ansonsten bekannter Umgebung.
	Platinum C30 ▷ 1x bei Bedarf	»Alles so scheußlich«. Dinge wie zu klein.

4.3.3 Fremdkörper unter der Haut, als sei ein

	Coca C30 ▷ 1x bei Bedarf	Sehr erregt, hastig.

4.3.4 Kleiner, sieht alles

	Platinum C30 ▷ 1x bei Bedarf	Alles steht unter ihr, geistig und körperlich – besonders, wenn sie nach einem Spaziergang (der sie immer erfrischt) wieder ins Haus kommt.

Klinische Diagnose Symptom/Syndrom Aussehen/Verhalten	Arzneimittel Dosierung	Wichtige Symptome Modalitäten

4.3.5 Köpfe, glaubt, sie besäße zwei

	Nux moschata C30 ▷ 1x bei Bedarf	Lacht dumm. Aufgeblasen, Blähsucht.

4.3.6 Körper, Arme gefesselt an den

	Cimicifuga C30 ▷ 1x monatlich 1 Gabe	Mit Drähten umwunden. Schwere schwarze Wolken hüllen sie ein.

4.3.7 Sieht Fratzen, Gespenster

	Opium C30 ▷ 1x bei Bedarf	Drachen und Dämonen, ergreift sein Schwert und kämpft.
	Phosphorus C30 ▷ 1x bei Bedarf	Kommen aus der Ecke, grinsen ihn an.
	Stramonium C30 ▷ 1x bei Bedarf	Kommen aus der Ecke, erschrecken ihn.

4.3.8 Umgeben von Feinden, glaubt sich

	Stramonium C30 ▷ Alle 6–8 Wochen 1x	Kommen aus der Ecke auf ihn zu. Er redet, verhandelt, tobt, flieht.

VII.
Der kurze Weg bei Zahnbeschwerden

Einführung

Auch für den Zahnarzt lohnt sich das Erlernen der Homöopathie, jenem »2. Pfeil im Köcher« therapeutischer Möglichkeiten. Mitunter wird sie sogar der erste Pfeil im Köcher.
Letztlich behandelt auch der Zahnarzt nicht nur kranke Zähne, sondern kranke Menschen. Und Menschen sind nun einmal Individuen, das heißt, **unteilbare** Wesen. Man kann daher nicht nur ein Organ oder Organsystem behandeln. Um erfolgreich zu sein, müssen wir den **ganzen** Menschen medizinisch betreuen.
Das bezieht sich nicht nur auf die eventuell bestehende »Angst vor dem Zahnarzt«, das gilt auch für den beherdeten Zahn, der mitunter erhebliche Folgeerscheinungen aufweisen kann. Ist das Zahnfleisch entzündet oder wird der Patient von Zahnschmerzen geplagt, ist ja zugleich die Lebenskraft gestört, ist der kranke Mensch in seiner Aktivität und Kreativität erheblich beeinträchtigt.
Ganz gleich, um welche Störung es sich handelt, in jedem Fall ist das handwerkliche Arbeitsfeld des Zahnarztes die Mundhöhle. Dabei geht es um jenen Ort im menschlichen Körper, den die alten Griechen als *»Lebensspendende Höhle«* charakterisierten, als denjenigen Ort, der vor allen anderen das Leben erhält: die Nahrung. Nahrung wird mit allen ihren Bestandteilen und Flüssigkeiten durch die Mundhöhle aufgenommen, durch sie wird der Sauerstoff zugeführt und die Kohlensäure ausgeschieden. Und, zu guter Letzt, ohne Mundhöhle könnten wir nicht mit unserer Umwelt kommunizieren, wir könnten nicht sprechen.
Somit dokumentiert schon dieser kleine, aus der altgriechischen Mythologie stammende Begriff, die Bedeutung des zahnärztlichen Aufgabengebietes. Erkrankungen der »Lebensspendenden Höhle« beweisen daher auch die unglaubliche Beeinträchtigung der Lebensqualität. Gerade deshalb sollte sich der Zahnarzt um die Homöopathie bemühen und in diesem Kapitel Informationen für erste praktische Gehversuche in dieser Heilkunst finden.
Sodann ist hier der Hausarzt angesprochen, der häufig sogar am Wochenende auch wegen fachzahnärztlichen Problemen von seinen Patienten befragt wird. Hier kann er schnell helfend eingreifen, um den Geplagten die Feiertage erträglich zu gestalten.
Die Hauptarbeit bleibt dann natürlich dem Zahnarzt als dem zuständigen Fachmann überlassen. Aber auch für diesen Kernbereich findet dieser im »Kurzen Weg« Hinweise und Anhaltspunkte für die begleitende homöopathische Behandlung.
Ein Idealfall tritt ein, wenn es zwischen dem homöopathisch behandelnden Hausarzt und dem Zahnarzt zur Kooperation zum Wohle des Patienten kommen kann. Beim Zahnarzt beginnt die holistische Medizin!
Weitere genaue zahnärzliche Ratschläge in: FELDHAUS H. W. – »Homöopathie und ganzheitliche Zahnmedizin« 2. A. – Sonntag, Stuttgart 1996.

1. Dentitio difficilis

Klinische Diagnose Symptom/Syndrom Aussehen/Verhalten	Arzneimittel Dosierung	Wichtige Symptome Modalitäten
1.1 Erschwerte Zahnung, Zahnungsbeschwerden		
	Belladonna D3–D6 ▷ Alle 2 Stunden 1 Tablette (Trit.) oder 3 Kügelchen in der Nahrung aufgelöst	Dicke, hochrot glänzende Zahnfleischkissen. Fieber, Unruhe, Gesicht rot. Verschlimmerung durch Berührung, vor Mitternacht.
	Chamomilla D3–D6 ▷ Mehrmals täglich triturierte Tabletten, alle $^1/_2$ Stunden in den Mund oder in die Nahrung	Eine Wange rot und heiß, die andere blaß und kalt. Heftige Schmerzen, Krämpfe. Schreien ständig, Stimmung unleidlich, für die Umgebung unerträglich. Verschlimmerung nachts und durch Wärme. Besserung durch Herumtragen. Mitunter Durchfall: Grünschleimig. Gelb-schleimig = **Podophyllum D6.**
	Ferrum phosphoricum D6, D12 ▷ Alle 2 Stunden 1 Gabe	Lokal rotes, glänzendes Zahnfleisch. Wenig berührungsempfindlich. Trotz seiner Schmerzen ist das Kind nicht unleidlich. Gesichtsfarbe wechselt zwischen rosa und blaß.
	Kalium bromatum D4–D6 ▷ Alle 2 Stunden 1 Gabe	Allgemeine Unruhe. Krämpfe. Starkes Zähneknirschen. Foetor ex ore. Starker Speichelfluß. Verschlimmerung in den Abendstunden. Gelegentlich grün-wäßriger Durchfall.
	Podophyllum D4 ▷ Jede Stunde 1 Gabe (Tabl., trituriert) mit der Nahrung	Beide Wangen rot! Stühle gelbschleimig. Starke Leibschmerzen, krümmt sich. Verschlimmerung bei gering-

Klinische Diagnose Symptom/Syndrom Aussehen/Verhalten	Arzneimittel Dosierung	Wichtige Symptome Modalitäten
		ster Nahrungsaufnahme. Besserung durch Druck und Wärme.
1.2 Verlangsamte Zahnung		
	Calcium carbonicum D6, D12 ▷ 3x täglich 1 Tablette lutschen	Konstitutionelle Calcium Carbonicum-Zeichen: Kopfschwitzen, Fußschweiß. Offene Fontanellen. Retardierter Eindruck, aber »pflegeleicht«.
	Calcium phosphoricum D6–D12 ▷ 3x täglich 1 Tablette	Konstitutionelle Calcium phosphoricum-Zeichen: Lebhaft, fröhlich. Wechselhaftes Befinden. Mager. Späte Zahnentwicklung. Fontanellen offen. Besser durch Essen. Schlimmer durch Nässe, Kälte, Anstrengung.
1.3 Erschwerte Zahnung der Weisheitszähne		
	Acidum fluoricum D6–D12 ▷ 2–3x täglich 5 Tropfen, in Wasser gelöst	Unangenehmer Druck bis Schmerz am betreffenden Zahn. Sehr lange dauernder Prozeß. Schwitzen. Allgemeine Schwäche. Zwang zum dauernden Beissen auf diese Stelle. Ängste, es wäre da etwas Böses.
	Hekla lava D2–D3 ▷ 3 Tabl. oder Trituratio	Kieferschwellung. Zahnfleisch ödematös. Deutliche Verschlimmerung bei Kaubewegung unter Gegendruck.
	Silicea D6–D12 **(Acidium silicicum)** ▷ 2–3x täglich 1 Tablette lutschen	Mangel an Lebenswärme. Bindegewebsschwäche. Neigung zu Erkältungen. Schwitzt viel, besonders an Kopf und Füßen. Kalt, sauer

Klinische Diagnose Symptom/Syndrom Aussehen/Verhalten	Arzneimittel Dosierung	Wichtige Symptome Modalitäten
		übelriechend. Besser durch Wärme und Einhüllen des Kopfes. Große Angst vor spitzen Gegenständen, also auch vor Arzt und besonders Zahnärzten — wenn diese eine Spritze vorbereiten.

2. Gingivitis und Stomatitis

Klinische Diagnose Symptom/Syndrom Aussehen/Verhalten	Arzneimittel Dosierung	Wichtige Symptome Modalitäten
2.1 Allgemein		
	Belladonna D3–D6 ▷ Alle 2 Stunden 1 Gabe	Zu Beginn einer Stomatitis oder Gingivitis, mit Fieber, allgemeiner Abgeschlagenheit. Rote, bis sehr rote Schleimhaut. Noch keine Drüsenschwellungen. Kalte Hände und Füße. Überempfindlichkeit der Sinnesorgane.
2.2 Die großen Zahnfleischmittel		
	Acidum nitricum D6, D12 ▷ **D6** = alle 2 Stunden 1 Tablette; **D12 =** alle 4 Stunden 1 Tablette	Ulzeröse und aphthöse Stomatitis. Mundwinkelrhagaden. Splitteschmerzen. Schwitzt. Fühlt sich sehr schwach.
	Borax D6, D12 ▷ **D6** = alle 2 Stunden 1 Tablette; **D12** = alle 4 Stunden 1 Tablette	Stomatitis aphthosa. Oft Soor, Herpes. Heilen schlecht. Starke Salivation. Allgemein Zittern und Schreckhaftigkeit.
	Crotalus D12, C30 ▷ 3x täglich 1 Tablette lutschen oder 20 Tropfen in $^{1}/_{2}$ Ltr. Wasser und davon alle 2 Stunden einen Schluck trinken	Bei septischen Prozessen am Zahnfleisch, mit sehr starker Blutungsneigung. Blut sehr dunkel, gerinnt nicht. Die Zunge ist nicht belegt, sieht aus wie lackiert. Hämorrhagien am ganzen Körper. Häufiger auf der rechten Seite.
	Hepar sulfuris D12–C30–C200 ▷ **D12** 2x täglich 1 Tablette lutschen später **C30** 3x wöchentlich bei chronischen Rezidiven 1 Gabe **C200** am Schluß	Chronisch rezidivierende Stomatitis. Heftigste Schmerzen. Empfindlich gegen Zug luft, Kälte und Berührung. Alle Möglichkeiten von Effloreszenzen und Entzündungen.

Klinische Diagnose Symptom/Syndrom Aussehen/Verhalten	Arzneimittel Dosierung	Wichtige Symptome Modalitäten
	Kreosotum D8–D12 ▷ 4x täglich 5 Tropfen in Wasser	Stomatitis mit Gewebszerfall. Stinkender Foetor. Blutungsneigung. Sehr stark kariöse, unbehandelte Zähne.
	Lachesis D12 ▷ 3x täglich 1 Tablette lutschen oder 20 Tropfen in $^{1}/_{2}$ Ltr. Wasser, umrühren und alle Stunden einen Schluck	Bei septischen oder hochfieberhaften Prozessen am Zahnfleisch. Trockene Zunge, kann aber nichts Heißes trinken; düsterrote-zyanotische Farbe. Hämorrhagien, linke Seite oft stärker befallen. Kann nichts Enges am Hals vertragen. Am schlimmsten sind die Beschwerden in den Morgenstunden. Schläft in die Verschlimmerung hinein. Große Angst.
	Mercurius solubilis D6, D12, C30 ▷ Kleine Potenzen alle 2 Stunden 1 Tablette lutschen; **D12** = 2–3x täglich 1 Tabl., **C30** = nur 1x täglich	Zahnfleisch geschwollen, leicht blutend, schwammig. Zunge geschwollen, schlaff, Zahneindrücke an den Rändern. Widerlicher Geruch. Geschwollene regionäre Lymphknoten. Großer Durst, trotz feuchten Mundes. Verschlimmerung bei der Nacht. Schweiße, besonders nachts, unangenehm riechend, färbt die Nachtwäsche.
	Natrium muriaticum D6, C30 ▷ Alle 2 Stunden 1 Tablette lutschen **C30** = 1x wöchentlich eine Gabe	Leichte Stomatitis. Bei geringster Gelegenheit Herpes labialis. Mit **C30** im Anschluß an den akuten Prozeß kann man ein Rezidiv verhindern.

Klinische Diagnose Symptom/Syndrom Aussehen/Verhalten	Arzneimittel Dosierung	Wichtige Symptome Modalitäten
2.3 Schwangerschafts-Gingivitis		
	Mercurius corrosivus D12 ▷ 2x täglich 1 Tablette lutschen	Typisches Bild in der Schwangerschaft bei einer Gingivitis. Die Zahnfleischränder sind leicht geschwollen und lokal zyanotisch gefärbt. Schmerzhaftes Kauen. Foetor ex ore. Schwitzt in der Nacht.

3. Foetor ex ore

Klinische Diagnose Symptom/Syndrom Aussehen/Verhalten	Arzneimittel Dosierung	Wichtige Symptome Modalitäten

Es gibt annähernd 100 Arzneimittel für diese Krankheitsform. Von diesen habe ich diejenigen ausgesucht, die in meiner Praxis jeweils den Hauptanteil am Erfolg brachten.

	Acidum arsenicum (Arsenicum album) D6–D12 ▷ **D6** = 5x täglich 5 Tropfen oder 1 Tablette lutschen; bei Besserung **D12** 1x täglich	Schwer krank. Marasmus. Friert entsetzlich, braucht 10 Wärmflaschen. Riesendurst, trinkt aber nur ganz kleine Schlucke warm, um den Durst zu löschen. Besserung: Viel Wärme und Bewegung. Verschlimmerung durch Kälte und Ruhe.
	Acidum carbolicum D6 ▷ Alle 2 Stunden 5 Tropfen, oder 1 Tablette lutschen	Gemeiner aashafter Geruch. Heftige Stomatitis. Aphthosa, aber ohne Drüsenschwellung. Schwitzen, Schwäche. Ängste vor schwerer Krankheit.
	Acidum nitricum D6–D12 ▷ 5–6x täglich 1 Tablette	Wunde, eingerissene Mundwinkel. Stomatitis ulzerosa. Aphthen. Widerlicher aashafter Geruch. Besserung bei Wärme und Ruhe. Verschlimmerung: Kälte in jeder Form.
	Pulsatilla D4–D6 ▷ 3–6x täglich 5 Tropfen; oder 1 Tablette lutschen	Mäßig starker Geruch, besonders frühmorgens, bessert sich nach dem Essen. »Seelenvoller Blick eines wiederkäuenden Kälbchens«. Besserung durch Bewegung in kühler, frischer Luft und Kälte sowie durch Essen; ein Kaugummi genügt ihr.
	Silicea D6, D12 ▷ **D6** = alle 4–6 Stunden; **D12** später 1x täglich 1 Tablette lutschen oder 5 Tropfen	Sehr wechselhafter, nicht sonderlich übler Geruch. Äußerst wechselhaft. Oft abhängig von einer Fistel im Zahnbereich. Frostige Gestalten, die bereits

Klinische Diagnose Symptom/Syndrom Aussehen/Verhalten	Arzneimittel Dosierung	Wichtige Symptome Modalitäten
		bei trübem und mäßig kaltem Wetter einen Schal um den Kopf wickeln. Besserung durch Wärme in jeder Form. Verschlimmerung durch Kälte und kalte Nässe.

Anmerkung: Weitere Arzneimittel finden sich unter der vorhergegangenen Rubrik »Stomatitis und Gingivitis«.

Wichtiger Hinweis:

Bei lange bestehendem Foetor ex ore ist stets eine stomatologische und internistische Diagnostik durchzuführen!

4. Zahnschmerzen verschiedener Genese

Klinische Diagnose Symptom/Syndrom Aussehen/Verhalten	Arzneimittel Dosierung	Wichtige Symptome Modalitäten
	Aconitum napellus D6–D12–C12 ▷ 3–4x täglich 1 Gabe	Heftige Schmerzen, besonders nach kaltem Wind. Abends und nachts. Unruhe und Angst.
	Arnica D8–C30 ▷ 2stündlich 1 Gabe	Besonders nach operativer Zahnbehandlung, auch bei beherdeten Zähnen.
	Belladonna D6–D8–C12 ▷ 2stündlich 1 Gabe	Nach lokaler Unterkühlung. Klopfender, hämmernder Schmerz. Besser durch Wärme, schlimmer durch Kälte.
	Bryonia D3–D6–D8 ▷ 2stündlich 1 Gabe	Heftige Schmerzen. Oft ausgelöst durch naßkalten Wind, Durchnässung oder Unterkühlung. Besser durch allgemeine Wärme und Ruhe, schlimmer durch Bewegung und besser durch Druck sowie kalte lokale Kompressen.
	Chamomilla D3–D8–C30 ▷ 2stündlich 1 Gabe **C30** 1 Gabe in Wasser auflösen 1stündlich 1 Schluck	Unerträgliche Zahnschmer zen. Muß sich dauernd bewegen. Unleidlich, grantig, widerspenstig.
	Colocynthis D4–D6–D8	Einschießende Schmerzen, die plötzlich auftreten. Besser durch warmen Druck und Wärme. (»Schneider Meck-Meck-Meck«).
	Hypericum D4–D6–D12 ▷ 2stündlich 1 Gabe	Schmerzen nach Trauma oder Überanstrengung beim Kauen. Schllmmer durch Sonne und Alkohol.

Klinische Diagnose Symptom/Syndrom Aussehen/Verhalten	Arzneimittel Dosierung	Wichtige Symptome Modalitäten
	Magnesium phosphoricum D6–D8–C12 ▷ alle 2 Stunden 1 Tablette lutschen	Krampfartige Schmerzen, wie lanzierend. Deutlich besser durch Druck und durch Wärme. Besser durch Anlegen des Kinns an die Brust.
	Mercurius sublimatus corrosivus D6–D8 ▷ alle 2 Stunden 1 Tablette lutschen	Sehr heftige Schmerzen, besonders nachts. Treten mit Schwellungen der submandibulären Drüsen auf. Schwitzen, manchmal Fieber.
	Plantago D2–D3 ▷ 1stündlich 1 Tablette lutschen	Wenn keine Causa an den Zähnen zu finden ist und der Verdacht auf eine Neuralgie näher liegt.

5. Traumen und Folgeerscheinungen

Klinische Diagnose Symptom/Syndrom Aussehen/Verhalten	Arzneimittel Dosierung	Wichtige Symptome Modalitäten
	Arnica C30 ▷ 1 Gabe in 1/2 l Wasser auflösen dann 1stündlich 1 Schluck	Stumpfes Trauma und dessen Folgen. Auch nach iatrogenen Verletzungen. Allgemeines Zerschlagenheitsgefühl. Hämatome. Schmerzhaft gegenüber Druck. Empfindlich gegen Erschütterung. Liebt kalte Umschläge.
	Bellis perennis D3–D6–D8 ▷ 2stündlich 1 Gabe	Schmerzen bei der Wund heilung. Lehnt kalte Umschläge ab. Besserung durch Bewegung.
	Calendula D3, D4 ▷ Zum Spülen Urtinktur 15 Tropfen auf 1 Tasse Wasser. Flüssigkeit lange im Mund behalten. ▷ 2stündlich 1 Gabe	Größere Wunden im Zahn- und Kieferbereich. Zerrissenes Gewebe, schlechte Heilungstendenz.
	Hypericum D4–D6–C12 ▷ 2stündlich 1 Gabe	Folgen von Quetschungen, mit oder ohne Hämatome. Gelegentlich nach Anwendung von mechanischem Mundaufspreizen; aber auch nach Hebeldruck durch Instrumente.
	Ledum D4–D8–C30 ▷ erst 2stündlich 1 Gabe danach **C30** in Dauer 2x täglich 1 Schluck	Alle Folgen von Stichverletzungen. Auch Schmerzen nach lege artis ausgeführten Injektionen. Mit Hochpotenz selbst nach Jahren erfolgreiche Therapie möglich.
	Ruta D3–D4–D8 ▷ 3x täglich 1 Gabe	Periostschmerzen nach Verletzungen.

Klinische Diagnose Symptom/Syndrom Aussehen/Verhalten	Arzneimittel Dosierung	Wichtige Symptome Modalitäten
	Staphisagria D6–D8–C12–C30 ▷ 3–4x täglich 1 Gabe	Schmerzen und Paraesthesien nach glatten Schnittverletzungen. Alle Folgen von Messer(Skalpell)-Schnitten. Auch bei Spätfolgen, also nach Monaten und Jahren.
	Symphytum D4–D6–D8 ▷ 2stündlich 1 Gabe	Bei Knochenverletzungen (auch kleinerer Art) nach Extraktion. Schmerzen sehr heftig, besser durch Ruhe.

6. Vorbereitung auf Operationen und deren Nachbehandlung

Klinische Diagnose Symptom/Syndrom Aussehen/Verhalten	Arzneimittel Dosierung	Wichtige Symptome Modalitäten
Am Tag vorher	**Arnica C12–C30** ▷ 1x 1 Gabe	Zur Hebung der Heilungstendenz. Bewährt als Gabe vor der Operation zur Verminderung eventueller Blutungen und als Ersatz für Antibiotika.
	Echinacea D4 ▷ 4x täglich 5 Tropfen	Einige Tage zuvor, zur Steigerung der Abwehrkräfte.
	Phosphorus D200–C200 ▷ Als i.v.- oder i.m.-Injektion; peroral ist nicht die gleiche Wirksamkeit gegeben	Blutungsprophylaxe.
Kreislaufkollaps	**Veratrum album D3–C12–C30** ▷ Beine hoch lagern! 1 Gabe reicht, gleich welche Potenz	Blässe. Kalter Schweiß auf der Stirn. Alle Potenzen helfen sofort und schneller als allopathische Gaben. Thermographie beweist es.

7. Nachblutungen

Klinische Diagnose Symptom/Syndrom Aussehen/Verhalten	Arzneimittel Dosierung	Wichtige Symptome Modalitäten
	Aesculus hippocastanum D3–D4 ▷ 1x täglich 1 Gabe	Minderung der Permeabilität. Venöse Stase. Plethora.
	Capsella bursa pastoris D3–D4 ▷ Jede Stunde 5 Tropfen ▷ Gibt es auch als Blaues Fluid von ISO: Alle 10 Min. 5 Tropfen (lokal auch unverdünnt anwendbar!)	Nicht sichere Diagnostizierbarkeit der Blutung. Blutungsneigung bei jeder Gelegenheit.
	Crotalus D12–C12–C30 ▷ 2–3x täglich 1 Gabe	Schlechter Allgemeinzustand. Hämorrhagische Diathese. Auf der Körperoberfläche verteilt mehrfache Hämorrhagien und Petechien. Oft septischer Charakter des Krankheitsbildes.
	Hamamelis D2–D4 ▷ 2stündlich 1 Gabe	Dicke venöse Blutung mit Schmerzen (Verkürzung der Gerinnungszeit).
	Lachesis D12–C12–C30 ▷ 2x täglich 1 Gabe	Hämorrhagische Diathese. Zyanotische Schleimhäute. Meist Fieber.
	Millefolium D3–D4 ▷ 2x stündlich 1 Gabe	Wenn die Blutung hellrot, aber venös ist. (Konstriktion der Praekapillaren).
	Phosphorus D200–C200 ▷ Wenn Lebererkrankungen vorliegen, vor der Behandlung **C30** peroral	Nach i.v. Phosphorgaben kommt jede Blutung sofort zum Stehen. Auch bei Neigung zu Blutergüssen. Vor der zahnärztlichen Behandlung angezeigt. Bitte anamnestisch nach Lebererkrankungen fragen!

8. Komplikationen im Heilungsprozeß

Klinische Diagnose Symptom/Syndrom Aussehen/Verhalten	Arzneimittel Dosierung	Wichtige Symptome Modalitäten
	Apis mellifica D4–D6–C30 ▷ mehrmals täglich 1 Gabe	Entzündungen und Schwellungen im Schleimhautbereich sowie in der Umgebung an der Haut. Der Charakter der Schwellung ist ein allergischer. Verträgt keinen Druck! Verlangen nach kalten Umschlägen oder nach Kaltwasserspülungen.
	Bryonia D3–D6–D8 ▷ 4x täglich 1 Gabe	Entzündungen mit serösem Exsudat. Besser durch Druck, Ruhe und lokale Anwendungen. Zimmer muß warm sein. Verschlimmerung durch Bewegung.
	Echinacea D4 **Lachesis D30** **Pyrogenium D30** ▷ Ampullen. Miteinander mischen und i.m. oder i.v.	Das **wichtigste,** aus langjähriger Erfahrung erfolgreichste Mittel bei **beginnendem septischen Prozeß** – lokal oder generalisiert.
	Hepar sulfuris D3, D30—C30 ▷ **D3** = jede Stunde 1 Tablette ▷ **C30** 1–2x täglich 1 Gabe	Um reifende Abszesse zur Eröffnung zu bringen. Stark berührungs- und kälteempfindlich. Bringt beginnende Abszedierung wieder zur Resorption **(D30–C30)**. Läßt starke Entzündungen abschwellen.
	Mercurius solubilis D6–D8–D12 ▷ 2x stündlich 1 Tablette	Schmerzen mit starker Entzündung. Schwellung, Übergang zur Eiterung. Mundgeruch. Schwitzt mit unangenehmem Geruch. Schwellung der regionalen Lymphdrüsen.
	Myristica sebifera D3, D4 ▷ Alle $^{1}/_{2}$ Stunde 1 Gabe	»Homöopathisches Messer«. Öffnet reifen Abszeß.

Klinische Diagnose Symptom/Syndrom Aussehen/Verhalten	Arzneimittel Dosierung	Wichtige Symptome Modalitäten
	Silicea D6–D8–C12 ▷ 3–4x täglich 1 Tablette	Chronische Eiterung mit stinkendem Sekret, wahrscheinlich Knochenbeteiligung (Sequester).
	Sulfur jodatum D6–D8 ▷ 4x täglich 1 Gabe	Nach Operationen oder Entzündungen länger anhaltende regionale Lymphdrüsenaffektionen. Dolent oder indolent, es ist das wichtigste Resorptionsmittel.

9. Angst und Lampenfieber vor zahnärztlicher Behandlung

Klinische Diagnose Symptom/Syndrom Aussehen/Verhalten	Arzneimittel Dosierung	Wichtige Symptome Modalitäten
	Aconitum napellus **D12–C12–C30** ▷ 1 Gabe tags zuvor 1 Gabe 1 Stunde davor	Große Angst und Unruhe vor der Behandlung. Kinder schreien und halten sich an der Mutter fest. Hilft auch »starken« Männern (Boxer, Metzger), die kein eigenes Blut sehen können.
	Argentum nitricum **D12–C12–C30** ▷ Wie Aconitum	Leidet allgemein an Lampenfieber, Angst vor Prüfungen und Zahnärzten.
	Chamomilla C30 ▷ Wie Aconitum	Unleidliche, unruhige Kinder, die sich gegen die Behandlung sträuben. Gewaltsame Abwehr!
	Gelsemium D12–C30 ▷ Wie Aconitum	Inneres Zittern. Nervosität, Kopfschmerzen. Führt sich aber nicht so theatralisch auf wie **Aconitum**.
	Ignatia D12–C30 ▷ Wie Aconitum	Ist abwechselnd mutig, dann wieder voller Angst. Hofft immer, es könne vor dem Eingriff etwas passieren, was diesen verhindert. Angst vor Berührung.

10. Homöopathie und Amalgam-Vergiftung

Über das Wesen dieses Krankheitsbildes

Die Amalgam-Vergiftung ist, so weit man es heute übersehen kann, sicher eine chronische Krankheit entsprechend dem § 74 und folgenden des »**Organon**«.
HAHNEMANN kennt ja drei chronische Krankheitsgruppen,

1.	die Künstlichen oder Erkünstelten,
2.	die Uneigentlichen und die
3.	natürlich chronisch miasmatischen.

Das ist eine unwahrscheinlich gute Klassifizierung und die gilt auch heute noch genau so wie zu Hahnemann's Zeiten. Nur werden natürlich bei den sogenannten »Kunstkrankheiten« oder, wie er sagt, »Erkünstelten Krankheiten«, noch einige aufgrund heutiger chemisch-technischer Fortschritte dazukommen, da ja seit Jahrzehnten eine wesentliche Bereicherung der toxischen Situation stattgefunden hat. Ganz gleich, an was wir da denken und jeden Tag lesen wir neue Krankheiten in der Zeitung.
Da schreibt er von diesen »erkünstelten« oder auch »Kunstkrankheiten«, daß diese »als die traurigsten, die unheilbarsten und ich bedauere, daß wenn sie zu einiger Höhe getrieben worden sind, wohl nie Heilmittel für sie scheinen erfunden oder erdacht werden zu können«. (Das finden wir im ORGANON im § 75, 6. Auflage).
Im § 41 des ORGANON finden wir die Situation, zu der er sagt, »das gilt besonders bei jenen Patienten, die bereits an einer natürlich chronisch miasmatischen Krankheit leiden, dann nämlich kommt es zu einer Komplizierung aller Beider. Der bisher einfach Kranke wird doppelt krank, d. h. um vieles kränker und unheilbarer, bisweilen sogar unheilbar, ja selbst der Tod kann eintreten.«
Auch die Amalgam-Vergiftung ist eine »Kunst- oder erkünstelte Krankheit«. Sie wird jetzt etwas häufiger beobachtet als früher. Wir finden selbst bei den älteren homöopathischen Ärzten, z. B. Key Notes unter **Mercurius dulcis**, katarrhalische Schleimhauterkrankungen, insbesondere von Auge und Ohr.
Katarrhalische Mittelohrentzündungen, die Eustachische Tube ist zugefallen, katarrhalische Taubheit und Othorrhoe bei psorisch belasteten Kindern. Taubheit im Alter.
Weiterhin Taubheit und katarrhalische Nasen, Hals- und Kehlkopferkrankungen durch Quecksilber-Amalgam-Füllungen.
Bedenken Sie, daß dies schon zur Zeit von ALLEN geschrieben worden ist!
▶ Häufig starke Zahnabdrücke auf der Zunge.
Hier ist nicht der Ort, um einzeln auf die Fakten der Amalgame, deren Zubereitung, deren Herstellung und deren Schädlichkeit, einzugehen. Auch nicht auf die Symptomatik, wo man allerdings sagen kann, daß gerade bei **Mercurius** eine unheimliche Verschleierung der Symptomatik vorhanden sein kann.
Denken Sie bitte, Mercurius ist HERMES, der griechische Gott. Heute noch sprechen wir von »hermetischen« Situationen. So sind tatsächlich die meisten Symptome verschleiert (hermetisch heißt verschlossen!), sie sind zugedeckt, deswegen ja sehr häufig nicht eindeutig erkennbar.
Im § 7 der Fußnote des ORGANON, 6. Auflage lesen wir: »Jeder verständige Arzt muß diese veranlassende oder unterhaltende Ursache zuerst hinwegräumen, das versteht sich!« Im § 3 schreibt HAHNEMANN nochmals: »Dieser Arzt ist ja zugleich ein Gesunderhalter, wenn er die Gesundheit

störenden und die Krankheit erzeugenden und unterhaltenden Dinge kennt und sie von den gesunden Menschen zu entfernen weiß.«(§ 4, ORGANON 6. Auflage).

Symptomatik der Amalgam-Vergiftung

Die einschlägige Sanierung wird in entsprechenden Lehrbüchern der Zahnheilkunde deutlich erwähnt. Ich möchte hier nur ganz kurz die Amalgam-Quecksilber-Symptome aufzeichnen, wobei ich mich zu einem großen Teil an Prof. DAUNDERER'S 1989 veröffentlichte Stoff-Monographie halte.

Leitsymptome

- ▶ Allergien
- ▶ Bauchschmerzen
- ▶ Kopfschmerzen
- ▶ Schwindel
- ▶ Nervosität
- ▶ reduzierte Merkfähigkeit
- ▶ Energielosigkeit.

Energielosigkeit kann eine unsägliche Schwäche bis hin zur Arbeitsunfähigkeit sein, ja sogar die Unfähigkeit, morgens die Glieder aus dem Bett herauszubringen.

- ▶ In diesen Bereich gehören auch Depressionen, zumindest jedoch melancholische Situationen.

Weitere Symptome

Außerdem haben wir noch eine große Menge anderer, nur unterschwellig oder seltener auftretender Symptome. Ich erinnere daran, daß Mercurius Hermes ist, also hermetische Symptome, die uns nicht gleich offen entgegentreten.

Zu diesen Symptomen gehören

- allgemeine Schwäche
- asthmatische Beschwerden
- Ausscheidungsbeschwerden
- Fibrilläres Muskelzucken
- Frösteln
- Gelenkschmerzen
- Haarausfall
- Hautekzeme
- hypochrome Anämie
- Herzrhythmusstörungen
- Infektanfälligkeit
- Leberschäden
- Menschenscheu
- Metallgeschmack im Mund
- Miktionsbeschwerden
- Mund-Rachen-Beschwerden
- Mundschleimheut-Entzündung
- Mundzuckungen, Mundzittern
- Niedriger Blutdruck

- Nierenschäden
- rezidivierende Entzündungen der oberen Luftwege
- rezidivierende eitrige Entzündungen der Nasen-Nebenhöhlen
- Schlaflosigkeit
- Sehstörungen
- Speichelfluß
- Stimmungslabilitäten
- Streßabhängigkeit
- Temperamentsausbrüche
- Tetanien
- Unentschlossenheit
- Zahnfleischentzündungen
- zyanotischer Saum an den Zahnhälsen.

Das wären die wichtigsten Symptome, wie wir sie bei Amalgam-Quecksilber-Vergiftungen vorfinden.

Daß außer dem Quecksilber beim Amalgam noch andere Fakten eine Rolle spielen, belegt die Tatsache, daß hier *Silber, Kupfer, Zink, Zinn,* aber auch *Palladium* und andere in den Füllungen vorkommende Stoffe teilweise auch toxische Wirkungen zeigen.

Der Gesamtverbrauch an zahnärztlich verwendetem Amalgam in der Bundesrepublik Deutschland betrug im vorigen Jahr ungefähr 20 Tonnen! Man muß sich dies einmal überlegen wie viele Organismen damit vergiftet werden können. Wobei grundsätzlich bei jeder Vergiftung (denken wir nur einmal an Alkohol) ja nicht nur das Gift, sondern auch der das Gift Aufnehmende einen entscheidenden Faktor in der Toxizität einer Situation darstellt. Auch beim Alkohol ist die Verträglichkeit bei vielen Menschen ungeheuer groß, sowohl was die Menge als auch was die Intensität anbelangt, bei anderen wiederum so sensibel, daß bei einem einzigen Schluck schon erhebliche Intoxikationen vorkommen.

Ich darf hier an dieser Stelle nur deswegen auf Amalgam-Vergiftungen kommen und will keine großen Angaben darüber machen, wie die Amalgam-Entgiftung vor sich geht. Das ist eine Sache der Lehrbücher der Zahnheilkunde. Somit enden die ganz kurzen Anmerkungen aus homöopathischer Sicht. (siehe FELDHAUS S. 316)

VIII. Der kurze Weg in der Geriatrie

Zur Einführung

In seiner »Eruditio Didascalica«, einer klassischen Schulschrift des 12. Jahrhunderts, hat HUGO VON ST. VIKTOR ein ganz besonderes Lob des Alterns gesungen, in dem er von dem »Amor sapientiae« in einem »Corpus marcescens« sinngemäß sagt:

Fast alle Vermögen des Leibes (Virtutes corporis) verändern sich mit dem Alter. Doch während alles übrige im Leben uns einfach davonschwimmt (Descrescunt cetera), wächst einzig und allein noch die Weisheit (Crescente sola Sapientia).

Der alternde GOETHE schreibt an ZELZER: »Ich darf Dir wohl ins Ohr sagen – ich erfahre das Glück, daß mir in meinem hohen Alter Gedanken aufgehen, welche zu verfolgen und zur Ausübung zu bringen, eine Wiederholung des Lebens gar wohl wert wäre«. Das hohe Alter, und das ist schon erstaunlich, reizt den Greis sein Leben, ein volles Leben, zu rekapitulieren.

Wenn man alt geworden ist und hat das Seine getan, dann steht es einem zu, sich langsam mit dem Tod anzufreunden. Man braucht dann nicht mehr viel. Man braucht sich auch nicht über das Alter zu beklagen und sich vor ihm zu fürchten. Man muß jede Lebenszeit, die man durchschreitet, für die beste halten, dann macht selbst das Alter noch Spaß und Freude.

Zwar wächst das Risiko, krank zu werden. Doch sieht man seine Krankheit dann ganz anders und wir sollten gerontologische Veränderungen nicht sogleich als geriatrische Krankheiten auffassen. (Siehe nachfolgende Übersicht).

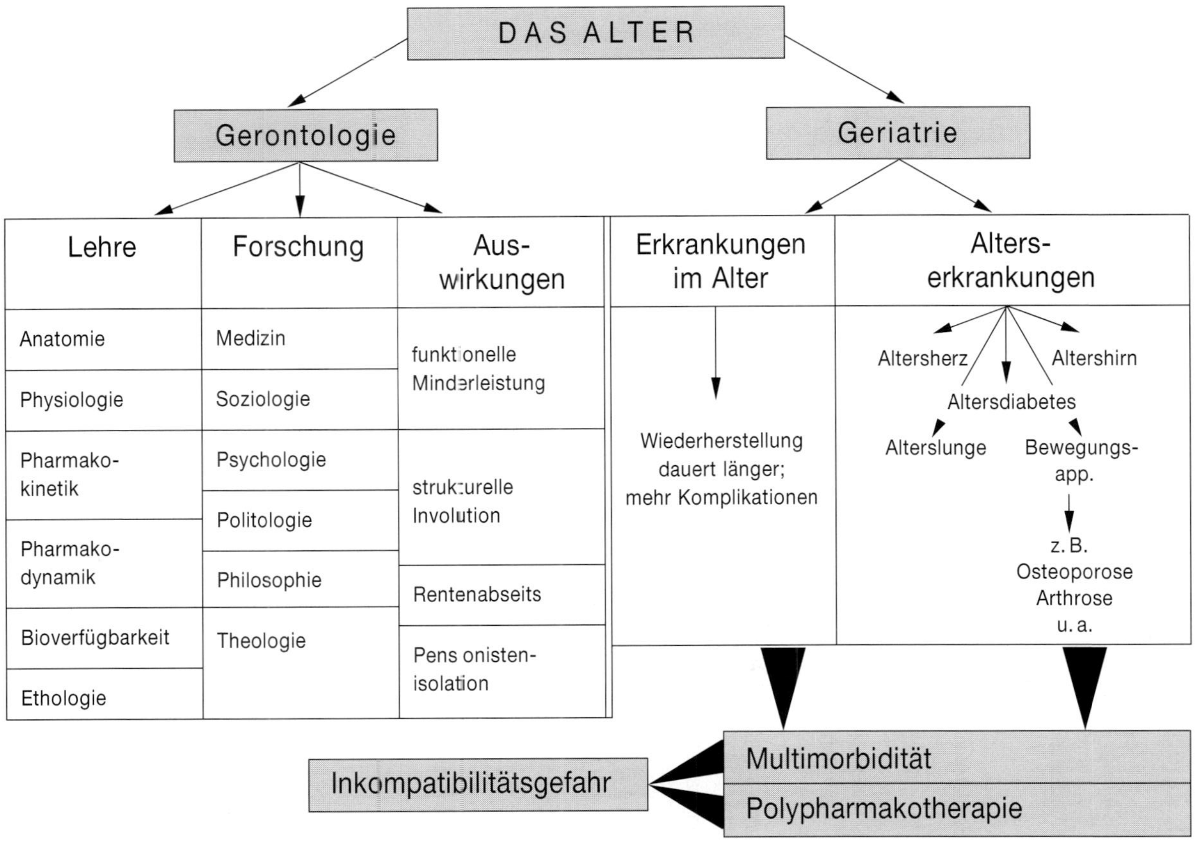
DAS ALTER
Gerontologie
Geriatrie
Lehre
Forschung
Aus-wirkungen
Erkrankungen im Alter
Alters-erkrankungen
Anatomie
Physiologie
Pharmako-kinetik
Pharmako-dynamik
Bioverfügbarkeit
Ethologie
Medizin
Soziologie
Psychologie
Politologie
Philosophie
Theologie
funktionelle Minderleistung
strukturelle Involution
Rentenabseits
Pensionisten-isolation
Wiederherstellung dauert länger; mehr Komplikationen
Altersherz
Altershirn
Altersdiabetes
Alterslunge
Bewegungs-app.
z. B. Osteoporose Arthrose u. a.
Multimorbidität
Polypharmakotherapie
Inkompatibilitätsgefahr

1. Zerebrale Durchblutungsstörungen

Klinische Diagnose Symptom/Syndrom Aussehen/Verhalten	Arzneimittel Dosierung	Wichtige Symptome Modalitäten

Hinweis:
Bei den nachfolgenden ausgewählten vier Krankheitsbildern können wir jeweils mit dem »Kurzen Weg« rasch Hilfe geben. Die Symptome und Symptomenkomplexe sind dabei unterschiedlich zu jüngeren Menschen und somit – bei richtiger Arzneimittelwahl – mit sehr gutem Erfolg leicht zu behandeln.

- ▶ Denken Sie bitte immer daran: **Alte Menschen benötigen nur einen winzig kleinen und kurzen Reiz.** Also nie zu häufig und zu tiefe Potenzen in zu häufigen Gaben.
- ▶ Bei Verhaltensstörungen wird 1 Gabe wöchentlich ausreichen.

Altersschwäche, Hochdruck, Präapoplexie, Traumafolge Angina pectoris bei Hochdruck und Aufregung	**Arnica montana D12, C30** ▷ **D12** = 1x täglich ▷ **C30** = 1x wöchtl.	Schwäche und Erschöpfung, mit dem Gefühl der Zerschlagenheit. Blutandrang zum Kopf. Wo er auch liegt, alles ist ihm zu hart. Besserung durch Ruhe und Wärme. Verschlimmerung durch Bewegung und Berührung.
Vorzeitiges Altern	**Barium carbonicum D8–D12–C30** ▷ **D8, D12** = 1x täglich; ▷ **C30** = 1x wöchtl.	Retardierte Persönlichkeit. Anämie, multiple zerebrale Symptomatik. Ängstlich, schüchtern, weinerlich. Frühzeitige Intellektstörungen. Besserung durch Wärme, Verschlimmerung durch Luftzug und naßkaltes Wetter. Rezidivierende Schleimhautkatarrhe mit Lymphdrüsenschwellungen.
Alzheimer	**Ginkgo biloba D1–D3–D8** ▷ **D1–D3** = 2x täglich, **D8** = 4x in der Woche	Bizarre zerebrale Symptomatik. Parästhesien in Finger- und Zehenspitzen. Akrobläse. Permanente Hautnekrosen, Besserung durch Liegen. Atrophische Laryngitis, wird durch Trinken gebessert. Verschlimmerung durch Kälte, besonders durch kalte Anwendungen sowie Alkohol, bereits in geringen Mengen. (Verlangen nach Alkohol).

Klinische Diagnose Symptom/Syndrom Aussehen/Verhalten	Arzneimittel Dosierung	Wichtige Symptome Modalitäten
zerebrale Durchblutungsstörungen	**Ambra grisea D3–C30** ▷ 3x täglich 1 Tablette lutschen bei niedriger Potenz; Ab **C12** 1x täglich, nach Besserung 2x monatlich 1 Gabe	Beginnende Altersbeschwerden. Nachlassende noetische Vigilanz. Vergeßlichkeit, Konzentrationsschwäche, Affektlabilität, depressive Gleichgültigkeit. Verschlimmerung in Wärme, in Gegenwart anderer Menschen. Besserung im Freien, bei Bewegung.
zerebrale Durchblutungsstörungen	**Helleborus niger D4–D8–C30** ▷ Beginn mit 3x täglich **D4–D6** 1 Gabe nach Besserung **C30** 1x wöchentlich	Geistige Retardierung. Apathie, Melancholie. Ausdruckslose, leere Augen. Reaktionslos gegenüber Licht. Körper kalt, Kopf heiß. Urin hat kaffeesatzartiges Sediment. Ständiges Zupfen an Decken, Kleidern, Lippen und Nase. Verschlimmerung abends und durch Abdecken. Auch Trost verschlimmert.
Altersschwäche, vergeßlich, kann sich nicht konzentrieren, verlegt alles	**Secale cornutum D8–C30** ▷ **D6** 4x täglich nach Besserung **C30** 1x wöchentlich	Taubheitsgefühl und Kribbeln in den Füßen. Trotz Kälte will der Patient keine Decke. Akrozyanose. Sehr schwach, trotz gutem Appetit. Besserung durch Reiben mit kaltem Material und bei Kälte. Allgemein Verschlimmerung durch Wärme, Zudecken und Bewegung.

2. Altersschwäche

Klinische Diagnose Symptom/Syndrom Aussehen/Verhalten	Arzneimittel Dosierung	Wichtige Symptome Modalitäten
Altersschwäche Depression bis zur Demenz. Kann Gedanken nicht sammeln. Schreibkrämpfe. Übersteigerte Libido bei Impotenz	**Acidum picrinicum D3, D6, C30** ▷ Niedrige Potenzen 3–5x tägl. Potenzen langsam erhöhen, dann nur 2x wöchentlich 5 Tropfen	Geistige Schwächezustände. Immer wieder sexuelle Gedanken und Wünsche. Sexualneurasthenie. Willens- und Entschlußlosigkeit. Kühle Luft bessert alle Beschwerden. Wärme, besonders Sonne, verschlechtert.
Zerebrale Insuffizienz mit Mutlosigkeit und Verzweiflung. Hypochondrie.	**Anamirta cocculus D2, D4** ▷ Bei akuten Zuständen 4x täglich 5 Tropfen in Wasser; ein paar Sekunden im Mund halten	Verlangsamung aller körperlichen und geistigen Symptome. Kann nicht schlafen. Bei Schlafdefizit wird alles schlimmer, besonders Schwindel und Übelkeit. Hohlheitsgefühl in Kopf und Bauch. Besser durch Liegen und Sitzen. Schlimmer durch Fahren und Kälte (Kinetosen überhaupt).
Altersschwäche	**Arnica montana D2, C12, C30** ▷ Bei niedrigem RR tiefe Potenzen; bei hohem RR höhere Potenzen (selten)	Schwäche und Erschöpfung mit dem Gefühl der Zerschlagenheit. Blutandrang zum Kopf. Bei Hypertonie mit Angina pectoris und Blutungsneigung. Wo immer er/sei liegt, alles ist ihm/ihr zu hart. Besserung durch Ruhe und Wärme. Verschlimmerung durch Bewegung und Berührung.

Klinische Diagnose Symptom/Syndrom Aussehen/Verhalten	Arzneimittel Dosierung	Wichtige Symptome Modalitäten
Angst vor Alleinsein *Melancholie*	**Phosphorus D6, C12, C30** ▷ Akut: Mehrmals täglich; später bei Besserung 2x wöchentlich 5 Tr.	Hochgradige Schwäche. Düstere Ahnungen und Gedanken halten den Patienten nächtelang wach. Überempfindlichkeit gegen alle Sinneseindrücke. Geringe Ursache – große Reaktion. Neigung zu Hämatomen, blutet stark, wenn sie sich schneidet. Gefühl von Brennen an den Händen; bei Nacht zwischen den Schultern, beim langen Sitzen.
	Acidum hydrofluoricum D12–C30 ▷ **D12** 1x täglich **C30** 2x monatlich 1 Gabe	Schweiße, Schwäche, Angst, Zwänge. Vergeßlichkeit, Verlust an Orientierung und Logik. Degenerative Gelenkerkrankungen. In den Morgenstunden heiter und frisch, nach 3–4 Stunden erschöpft und müde, muß sich hinlegen.

3. Schwindel

Klinische Diagnose Symptom/Syndrom Aussehen/Verhalten	Arzneimittel Dosierung	Wichtige Symptome Modalitäten
Zerebralsklerose im Anfangsstadium. Nervöses Semium mit geistiger und intellektueller Schwäche	**Ambra grisea D3, D6** ▷ Langsam, in der Potenz steigernd bis zur **D6**; 4–5x täglich 5 Tropfen in Wasser; einige Sekunden im Mund halten	Schwindel und Schweregefühl auf dem Scheitel, besonders bei und in Ruhe. Geringste Belastungen durch Sinneseindrücke verschlimmern alles. Bewegung bessert alles, insbesondere im Freien. Morgens und nach dem Essen Verschlimmerung. Schlimmer auch in Anwesenheit von vielen Menschen und durch Musik.
Zerebrale Insuffizienz mit Mutlosigkeit und Verzweiflung. *Hypochondrie*	**Anamirta cocculus D2–D4** ▷ Bei akuten Zuständen 4x täglich 5 Tropfen in Wasser; ein paar Sekunden im Mund halten	Verlangsamung aller körperlichen und geistigen Symptome. Kann nicht schlafen. Bei Schlafdefizit wird alles schlimmer, besonders Schwindel und Übelkeit. Hohlheitsgefühl in Kopf und Bauch. Besser durch Liegen und Sitzen. Schlimmer durch Fahren und Kälte (Kinetosen überhaupt).

Klinische Diagnose **Symptom/Syndrom** **Aussehen/Verhalten**	**Arzneimittel** **Dosierung**	**Wichtige Symptome** **Modalitäten**
Frühsklerose, oft als Folge plötzlicher Unterbrechung sexueller Beziehungen durch Tod des Partners. Interesselosigkeit bis hin zur Apathie	**Conium maculatum D4, D12** ▷ Niedrige Potenz bei akuten Zuständen, später Potenz steigern und seltenere Gaben	Starker Schwindel bei Lagewechsel im Liegen. Verlangen nach Salz. Schleichende Zunahme der Trägheit und Nachlassen geistiger Tätigkeit. Besserung durch Wärme und Bewegung. Schlimmer nachts und bei Tiefliegen des Kopfes.
Zerebralsklerose *Immer schwerfälliger* *Schlechte Konzentrations- und aufnahmefähigkeit* *Bangigkeit*	**Nicotiana tabacum D6–D12** ▷ Akut: Mehrmals täglich 5 Tropfen, später Potenz steigern und seltenere Gaben	Herzklopfen. Schwindel bis zur Bewußtseinstrübung. Übelkeit. Schweißausbrüche am ganzen Körper, kalter Schweiß. Besser durch frische Luft und Kälte. Will trotz Frierens auch in kalter Luft aufgedeckt sein. Schlimmer am Abend, bei Bewegung, bei extremen Temperaturen und Temperaturwechseln.
	Acidum phosphoricum D3–C30 ▷ **D3** (und akutem Stadium) 2x stündlich 1 Gabe; **C30** 1–2 monatlich 1 Gabe	Ängste, Schwäche, Zwänge, Schweiße. Große Ähnlichkeit zum Arzneimittelbild von *Phosphor*. Unterschiedlich: Große Schlummersucht, Apathie und Müdigkeit, trotzdem ungewöhnlich starke Libido. Sehr gut in der Rekonvaleszenz.

4. Verhaltensstörungen: Nächtliche Ruhelosigkeit, Schlaflosigkeit, nächtlicher Wandertrieb

Klinische Diagnose Symptom/Syndrom Aussehen/Verhalten	Arzneimittel Dosierung	Wichtige Symptome Modalitäten
Ruhelos, schlaflos, nächtlicher Wandertrieb	**Aconitum napellus D6–D12** ▷ Am Anfang der Behandlung am Abend **D6** 5 Tropfen im Abstand von 1 Std.; später bei Erfolg 1x abends 5 Tropfen **D12** ▷ Wirkt noch besser, wenn man zu jeder Gabe 10 Tropfen **Crataegus D2** dazugibt.	Zerebralsklerose, agitiert mit Angst und Unruhe. Herzklopfen, schreckhaft. Plötzliches nächtliches Erwachen mit Todesangst. Besserung durch Ruhe, Wärme und Schweißausbruch. Schlimmer durch Kälte, Schreck, Aufregung. Erwachen immer 1–2 Stunden nach dem Einschlafen. ▷ Dieses Mittel ist wechselweise bei allen in diesem Kapitel aufgeführten Arzneimitteln angezeigt und verbessert die Erfolgsquote.
Zerebralsklerose *Pedantischer, schwerkranker Intellektueller*	**Acidum arsenicosum D6–D12–C30** ▷ Im Beginn der Behandlung kurzfristig (3 Tage) 4x täglich 5 Tropfen **D6**; ▷ später **C30** = 10 Tr. in 1 kl. Glas Wasser, 3 Stunden vor dem Schlafen, jede Stunde 1 Schluck nehmen und etwas im Mund halten.	Angst, Ruhelosigkeit. Kann nicht allein sein. Schreckhaft. Brennende Empfindungen im Leib und an den Extremitäten. Durst, Erregung und Depressionen wechseln ab. Besser durch Wärme und viel frische Luft sowie Bewegung. Schlimmer durch trockene kalte Luft, Kälte und Schreck.
Hypochondrischer, schlafloser Sklerotiker	**Coffea arabica D4–D12–C30** ▷ Im Beginn der Behandlung: Am Abend im Abstand von 1 Std. 5 Tropfen bis Patient schläft. ▷ Später langsam Potenz steigern bis 1x abends 5 Tropfen.	Hypochondrischer Sklerotiker. Schlaflos und ruhelos durch Gedankenzudrang. Folge von Freude und Schreck. Patient liegt von abends bis in die frühen Morgenstunden wach, bei Tagesanbruch kommt der Schlaf. Nachts häufig Herzklopfen mit Stolpern und Polyurie. Besserung durch Wärme und Harmonie. Verschlimmerung durch starke

Klinische Diagnose Symptom/Syndrom Aussehen/Verhalten	Arzneimittel Dosierung	Wichtige Symptome Modalitäten
		Emotionen. Hat ein unglaublich feines Gehör, trotz bestehender Sklerose.
Schwer sklerotischer, umhergetriebener Patient Oft das »Schreckgespenst« des Seniorenheims	**Magnesium fluoricum D6, D12** ▷ Tagsüber 3x 1 Tablette; ▷ Abends im Abstand von 1 Stunde 3–4x 1 Tablette nach Besserung zum Schlafen 1x **D12.**	Als Schreckgespenst im Heim wird die Zeit von 02^{00} bis 05^{00} früh bevorzugt. Bringt durch verworrenes Reden bei nächtlicher Wanderung oder Gesänge ganze Heime durcheinander. Früh Angstgefühle mit Unruhe. Kann sich dann nicht an die Nacht und an seine »Untaten« erinnern. Besser bei Wärme und im Freien. Schlimmer durch Bettwärme und in den frühen Morgenstunden. Verschlimmerung somatischer Beschwerden durch Milch.

IX. Inkompatible Mittel in der Praxis

1. Einführung zu den Inkompatibilitäten homöopathischer Arzneimittel in der Praxis

1.1 Aufgabenstellung und Problematik

Gerade unter den Fachkollegen in der Homöopathie gibt es kein schwierigeres Kapitel als die verschiedenen Beziehungen homöopathischer Arzneimittel untereinander. Hier kann man Gemüter schnell erregen.
Beim Studium der Literatur findet man schon bei HAHNEMANN Hinweise auf seine Beobachtungen über die Arzneimittelbeziehungen. ALLEN, BOGER, BOENNINGHAUSEN, CLARKE, HERING, KENT, PIERRE SCHMIDT, FLURY, KLUNKER und viele andere haben darüber geschrieben. Beim sorgfältigen Studium ihrer Werke trifft man auf Widersprüche am laufenden Band. Sie alle hier aufzuklären, wäre ohne Sinn und auch zwecklos.
Ich verdanke meinen Lehrern OEMISCH und FLURY den kostbaren Hinweis, sorgfältig auf die Reaktionen meiner Patienten zu achten und mich **nicht** nach schriftlichen (wenn nicht gar »abschriftlichen«) Auflistungen zu richten. So habe ich es in Dankbarkeit gehalten und werde hier, an dieser Stelle, nur über die in eigener Erfahrung erlebten Beziehungsqualitäten berichten.
Der geneigte Leser wird dann, anhand anderer Literatur, erstaunt feststellen, daß diese Angaben deutlich von vielen Tabellen abweichen werden. Beginnen wir bei HAHNEMANN: Hier muß man sogleich ansprechen, daß das homöopathische Prinzip der Heilung, das »Similia similibus«, stets im Auge zu behalten ist. (§ 172 ff. »Organon«). Dazu gehört auch die sorgfältige und exakte Anamnese, die genau nach den Worten des Patienten aufgezeichnet und umgesetzt werden muß. Seine Angaben dürfen keineswegs durch unsinnige »Ergrübelungen« oder in subjektiver Interpretation verändert werden. Vielmehr müssen wir hier ebenso vorgehen, wie es die Kriminalistik vormacht: Sie braucht Tatsachen und deutliche Indizien für die erfolgreiche Überführung des Angeschuldigten. In dieser Weise wird auch die Auffindung des richtigen Arzneimittels erleichtert.

1.2 Antidote und einschränkende Wirkungen

1.2.1 Lebensweise des Patienten, Genußmittel

Deutlich eingeschränkt wird die Wirksamkeit selbst sorgfältig gefundener homöopathischer Arzneimittel durch die Lebensweise des Patienten. Im § 92 des »Organon« nennt HAHNEMANN: **»Ausschweifungen, unnatürliche Wohllust, Schwelgerei in Wein, Liqueuren, Punsch und andren hitzigen Getränken, Thee oder Kaffee etc. etc.«** § 93 Fußnote.
Die in diesem Paragraphen angeführten »hitzigen Getränke« und ähnliches sind bereits deutliche Störenfriede einer homöopathischen Behandlung, besonders beim Beginn der Behandlung chronischer Krankheiten.

▶ Hier zählt besonders der **Kaffee** zu den Genußmitteln, die einen erkennbaren antidotierenden Effekt haben.

Ich habe **Kaffee** öfter als akutes Mittel angewendet, wenn der Patient hochakute Erstverschlimmerungen nach Gaben von M, CM und MM-Potenzen hatte. Das Mittel war richtig gewählt, aber die Potenz viel zu hoch.

▶ Zu diesem Thema studieren Sie bitte sorgfältig §§ 275 und 276. Nicht selten bringt die Vernachlässigung dieser Vorschriften einen Patienten in Lebensgefahr oder macht seine Krankheit fast unheilbar.

1.2.2 Die besondere Rolle von Camphora

Dieses Antidot hebt sowohl Heilwirkungen als auch negative Reaktionen auf. Ein Mittel, das nicht nur als Antidot zu wirken vermag, sondern auch in der Lage ist, ganz am Anfang eines Infektes (virueller genauso wie bakterieller Natur) den Infekt abzuwenden.
Alle anderen Antidote, die man in vielen Büchlein über Arzneimittelbeziehungen finden kann, sollte man erst nach sorgfältigem Studium berücksichtigen. Überall finden wir verschiedene Aussagen und mitunter unmögliche Ratschläge.

▶ Am besten von diesen Arzneimitteln nur diejenigen wählen, die wirklich dem Simile des Gesamtsymptomenbildes entsprechen.

1.3 Die »feindlichen Mittel«

Es gibt eine ganze Reihe homöopathischer Arzneimittel, die einander feindlich sind. Man soll sie daher weder gleichzeitig (was ohnehin nicht homöopathisch ist), noch vor- oder hintereinander geben:

Ammonium carbonicum ◀——▶ **Lachesis**
Carbo vegetabilis ◀——▶ **Carbo animalis**
Carbo animalis ◀——▶ **Carbo vegetabilis**
China ◀——▶ **Selenium**
Nux vomica ◀——▶ **Zincum metallicum**
Phosphorus ◀——▶ **Causticum**
Causticum ◀——▶ **Carbo vegetabilis**
Psorinum ◀——▶ **Lachesis**
Sulfur ◀——▶ **Ranunculus bulbosus**
Silicea ◀——▶ **Mercurius**

Ein Beispiel aus der Praxis

Die Paarung zweier Mittel, die immer wieder als »Komplementärmittel« oder als »gut folgende Mittel« angegeben werden, sind **Sepia** und **Pulsatilla.** Hier aber haben mich meine Lehrer frühzeitig darauf aufmerksam gemacht, daß diese beiden Mittel niemals wechselweise, hintereinander oder gar zusammen genommen werden dürfen, weil ansonsten erhebliche Verschlimmerungen im Sinne des einen oder des anderen Arzneimittels auftreten können.
Ich habe es einige Male in meiner Praxis erlebt, daß bei den – fast immer weiblichen – Patienten ganz erhebliche Verschlimmerungen eintraten, die sehr schwer zu beeinflussen waren, insbesondere in der mentalen und Gemütssphäre. In fast allen Fällen war die Konsultation eines Heilpraktikers vorausgegangen, von der die Patientinnen nichts berichteten, erst nach den innerhalb weniger Stunden auftretenden Beschwerden kam dies zur Sprache. So hatte ich einer Patientin **Sepia C30** gegeben. Wie die Patientin später berichtete, hatte sie zwei Tage zuvor von der Heilpraktikerin eine Gabe **Pulsatilla C30** erhalten. Das geschah auch einmal in umgekehrter Reihenfolge. Seitdem frage ich heute jeden Patienten, der eines dieser beiden Mittel erhalten soll, ob er in letzter Zeit das andere bekommen hat.

Daraus ist zu beachten:

Sepia ◀——▶ **Pulsatilla** sind feindliche Mittel.

Apis und **Rhus toxicodendron**, ein umstrittenes Pärchen?

Beiden Mitteln geht der Ruf voraus, angeblich inkompatibel zu sein.
In meiner Praxis habe ich es mehrmals erfahren, daß bsplw. nach einem Wespenstich Apis sehr gut half bis auf danach auftretende Beschwerden, die Rhus toxicodendron erforderten. Dessen nachfolgende Anwendung erlebte ich stets als positiv. M. BARTHEL beschreibt ähnliche Erfahrungen in seinem Vorwort zu den »Arzneimittelbeziehungen«.

Bryonia und **Colocynthis**

Diese Arzneimittelbeziehung ist mir oftmals in meiner Praxis aufgefallen. Beide Pflanzen zählen zur Familie der Cucurbitaceaen, beide haben die Verschlimmerung durch Bewegung, Ärger und Schreck und eine Besserung durch Druck. Bryonia braucht lokal Kälte, Colocynthis will lokale Wärme.
▶ Beide zusammen gegeben (siehe viele Komplexmittel) heben sich in der Wirkung auf.

Sulfur – Calcium carbonicum – Lycopodium

Eine weitere, immer wieder erwähnte und mitunter gar als Regel aufgestellte Arzneimittelbeziehung möchte ich hier, aus meiner fast 50jährigen Praxiserfahrung heraus, ein wenig korrigieren. Meines Wissens schon seit BOENNINGHAUSEN, aber deutlich auch bei KENT und vielen nachfolgenden homöopathischen Fachliteraten, wird vorgeschlagen, niemals die Reihenfolge

Sulfur → Calcium carbonicum → Lycopodium

zu verlassen.
Ich darf, in aller Bescheidenheit, hier berichten, daß ich diese Regel *oftmals verlassen* habe und das besonders bei Fällen von *Neurodermitis.*
Hier war nicht selten **Calcium carbonicum als erstes Mittel** angezeigt. Nach 6-8 Wochen und vorhergegangener Besserung bot sich das Arzneimittelbild von Sulfur. Entsprechende vorsichtige Medikation (seit dem Einfluß von FLURY gebe ich bei solchen Kindern nur Q-Potenzen) bringt sehr bald eine wesentliche Besserung, wobei im Anschluß oft wieder neue Mittel notwendig wurden.

Wahlweise Beispiele weiterer Erfahrungen

Die gleichen Erfahrungen wie vorher habe ich auch mit der Serie **Sulfur** → **Sarsaparilla** → **Sepia** gemacht.
Calcium carbonicum vor **Bryonia** oder **Sulfur** oder **Barium carbonicum**?
In meiner Praxis hat es sich erwiesen, daß die Mittel in der Serie sehr gut wirksam sein können, besonders bei alternden Patienten.
▶ In diesen Fällen ist jedoch darauf zu achten, daß der ältere Mensch Potenzen ab der **D24 (C12)** nur selten eine Gabe bekommen sollte. **C12** alle Wochen einmal. **C30** höchstens 1–2mal im Monat.
Häufige Gaben entsprechen dem Verhalten eines Autofahrers, der immer wieder, selbst wenn das Auto bereits fährt, den Anlasser bedient. Getriebeschaden ist die Folge.
Die Arznei soll eine »actio« sein, die vom lebendigen Menschen eine »reactio« fordert. Zuviele Gaben, zu häufige und zu hohe Potenzen schaden dem älteren Menschen erheblich.

X.
Uhrzeiten der Verschlimmerung und des Beginns der Periodizitäten nach Stunden, Tagen, Monaten und Jahren

Einführung

Die zu den verschiedenen Uhrzeiten angegebenen Arzneimittel sind in ihrer *Potenzhöhe* entsprechend dem Krankheitsbild einzusetzen. Das heißt

akute Erkrankungen ——————► **niedere Potenzen**
chronische Erkrankungen ——————► **höhere Potenzen**

analog dem Krankheitsbild mit der Gesamtheit der Symptome und ihrer Vollständigkeit.
Die jeweils angegebenen Potenzen zeigen nur die niedrigmöglichen und die bei mir in der Praxis üblichen höheren Potenzen auf. Ich habe mich immer an die Paragraphen 275 und 276 des »Organon« (6. Auflage) gehalten und empfehle jedem Anwender, gleichermaßen vorzugehen, denn ich habe in meiner Praxis viele sehr unangenehme Erstverschlimmerungen erlebt, die von sehr hohen Potenzen herrührten, die von anderen Therapeuten verabfolgt wurden.
Selbst wenn nach – oft monatelang anhaltenden – Verschlimmerungen eine Besserung eintrat, so glaube ich doch, daß der Patient ein unbedingtes Recht auf die Erhaltung seiner Lebensqualität hat. Man kann das gleiche auch erreichen, wenn man entsprechend den Hahnemann'schen Vorschlägen vorgeht: mit *langsam zu steigernden Potenzen.*

Bedenken Sie, daß bsplw. 1 Gabe LM Glonoinum der riesigen Wirksamkeit von Tonnen TNT entspricht – nicht in der Substanz, aber in ihrem Wesen und ihrer Wirksamkeit.

Also bitte: Immer vor der Medikation sorgfältig überlegen, wie hoch man es verantworten kann. Wenn auch bei Verdünnungen jenseits der Loschmidt'schen Zahl keine Substanz mehr vorhanden ist, so ist dennoch die Dynamik des Arzneimittels um ein Vielfaches höher, selbst wenn sie nicht mensurabel sein sollte.

Uhrzeit von Beginn oder Verschlimmerung von Beschwerden	Arzneimittel Dosierung	Wichtige Symptome Modalitäten
00–03 Uhr	**Ammonium carbonicum D3–C30**	Bauchweh, plötzlich.
01 Uhr	**Arsenicum album C6–C30**	Angst, Unruhe, Anfälle, Frost.
01–03 Uhr	**Iris versicolor D3–C30**	Durchfall mit Erbrechen
01 Uhr	**Pulsatilla D4–C30 (200)**	Frost.
01–02 Uhr	**Silicea D6–C30 (200)**	Frostigkeit.
	Sulfur D4–C30 ▷ Cave **D30!**	Schlaflosigkeit.
02 Uhr	**Acidum benzoicum D2–C30**	Herzklopfen stört den Schlaf. Erwachen mit Angst. Herzklopfen und Pulsieren am ganzen Körper.
	Acidum nitricum D6–C30	Nach diesem Zeitpunkt schlaflos, reizbar.
02–03 Uhr	**Ammonium carbonicum D3–C30**	Jede Nacht um diese Zeit Atemnot und trockener Husten.
	Baptisia tinctoria D3–C12	Erwachen mit Unruhe, danach schlaflos.
	Kalium bichromicum D4–C30	Schmerzen allgemein schlimmer. Erwacht mit Übelkeit. Harn riecht.
	Kalium carbonicum D4–C30	Erwachen mit quälendem Husten, danach schlaflos.
02 Uhr	**Lycopodium D6–C30**	Erwachen mit Hunger.
	Magnesium carbonicum D4–C30	Wacht auf, bleibt schlaflos.
02–03 Uhr	**Opium D6–C30**	Heftiger, trockener Husten vom Kehlkopf her. Somnolent.

Uhrzeit von Beginn oder Verschlimmerung von Beschwerden	Arzneimittel Dosierung	Wichtige Symptome Modalitäten
02 Uhr	**Rumex crispus D2–C12**	Quälender Husten vom Kehlkopf, durch Kälte, Asthma. Erstickendes Gefühl.
02–03 Uhr	**Sepia D6–C30**	Erwachen mit Niesen, Husten und Auswurf. Viel Durst.
02 Uhr	**Silicea D12–C30**	Ab diesem Zeitpunkt schlaflos.
	Spigelia D3–C30	Ziliarneuralgie (oft links).
	Thuja D6–C30	Von dieser Zeit an schlaflos.
02–03 Uhr	**Zingiber D6–D12**	Atemnot mit trockenem, schmerzhaftem Husten. Muß aufsitzen.
03 Uhr	**Acidum benzoicum D2–C30**	Erwachen mit imperativem Harndrang. Polyurie.
	Ammonium carbonicum D3–C30	Husten verschlimmert. Quälende Erstickungsanfälle.
03–04 Uhr	**Ammonium muriaticum D3–C30**	Durchfall und Schmerzen schlimmer.
03–04 Uhr	**Antimonium tartaricum D6–C12**	Husten mit Brustbeschwerden schlimmer. Schleimrasseln. Erstickungsanfälle.
03 Uhr	**Arsenicum album D6–C30**	Todesangst, Ruhelos, schreckhaft.
03–05 Uhr	**Borax D8–C30**	Erwachen mit allgemeinen Hitzen und Schweiß an den Oberschenkeln. In dieser Zeit schlaflos.
03–04 Uhr	**Bufo rana D8–C30**	Erwacht mit typischem Hustenreiz bei Kehlkopfkitzel. Trockener Husten.

Uhrzeit von Beginn oder Verschlimmerung von Beschwerden	Arzneimittel Dosierung	Wichtige Symptome Modalitäten
03 Uhr	**Caulophyllum D3–C12**	Generalisierte rheumatische Schmerzen.
03–04 Uhr	**Causticum D3–C30**	Erwachen mit Verschlimmerung aller Beschwerden.
03 Uhr	**Cuprum metallicum D6–C30**	Plötzlich auftretendes Asthma und spastische Bronchitis. Besser durch **kaltes** Trinken.
	Dioscorea villosa D3–C12	Erwachen mit anschließender Ohnmacht.
03–04 Uhr	**Ferrum metallicum D6–C30**	Frost mit Durst. Unruhe.
03 Uhr	**Juglans regia D3–C12**	Erwacht und bleibt bis in die Frühe schlaflos.
03–04 Uhr	**Kalium bichromicum D4–C30**	Husten, Asthma. Generalisierte rheumatische Schmerzen.
	Kalium carbonicum D4–C30	Husten, Asthma. Durchfall. Lendenschmerz, aus dem Bett treibend.
03–05 Uhr	**Kalium jodatum D2–C12**	Husten trocken–quälend. Reißend.
03 Uhr	**Kalium nitricum D4–C12**	Erwacht mit Hustenreiz und heftigem Kopfweh.
	Magnesium muriaticum D4–C30	Erwacht mit heftigem Durst.
	Natrium muriaticum D6–C30 (200)	Erwacht und kann nicht wieder einschlafen.
03–04 Uhr	**Natrium sulfuricum D6–C30 (200)**	Husten und asthmatische Zustände bei feuchtem Wetter.
	Nux vomica D4–C30 (200)	Erwachen mit Durchfall und dann schlaflos. Reizbar, müde.
	Petroleum D4–D6	Erwachen mit Durchfall.

Uhrzeit von Beginn oder Verschlimmerung von Beschwerden	Arzneimittel Dosierung	Wichtige Symptome Modalitäten
03–04 Uhr	**Podophyllum D3–D12**	Erwachen mit Durchfall.
	Pulsatilla D4–C30	Erwachen mit Durchfall.
	Rhus toxicodendron D4–C30	Bei unruhiger Nacht zu dieser Zeit Durchfall.
	Strontium C8–C12	Starker, schneidender und imperativer Stuhldrang. Durchfall, danach besser.
03 Uhr	**Thuja occidentalis D5–C30**	Schmerzen werden schlimmer.
04 Uhr	**Acidum nitricum D6–C30**	Husten.
	Ammonium muriaticum D4–C12	Frost.
	Angustura D4–D12	Rückenschmerzen.
	Arsenicum album D8–C30	Angst.
	Aurum metallicum D8–C30	Erwachen.
	Causticum D3–C30	Erwachen und Schweiß.
	Chelidonium D4–C12	Erwachen mit Verschlimmerung.
	Cyclamen europaeum D3–C12	Migränebeginn mit Flimmerskotom
04–05 Uhr	**Kalium sulfuricum D6–C12**	Asthma.
	Nux vomica D4–C30 (200)	Frost und Husten.
	Petroleum D4–D6	Leibschmerzen.
	Podophyllum peltatum D3–C12	Durchfallbeginn: Hydrantenstühle
04 Uhr	**Ptelea trifoliata D6**	Magenbeschwerden.
04–09 Uhr	**Rumex crispus D3–C12**	Durchfälle mit Husten.

Uhrzeit von Beginn oder Verschlimmerung von Beschwerden	Arzneimittel Dosierung	Wichtige Symptome Modalitäten
04 Uhr	**Sarsaparilla D3–C12**	Erwachen mit hämmerndem Kopfweh.
	Stannum metallicum D12–C30	Schweiße, Phthisis.
04–05 Uhr	**Sulfur D4–C30**	Erwachen mit Frost.
04 Uhr	**Tabacum D6–D12–C30**	Erwachen, danach schlaflos.
04–05 Uhr	**Veratrum album D3–C30**	Leibschmerzen.
05–10 Uhr	**Aloe D3–D6–C6**	Durchfall.
05 Uhr	**Apis mellifica D4–C30**	Schüttelfrost und dann Hitzen. Allgemein schlimmer um diese Zeit.
05–09 Uhr	**Bovista D4–C12**	Schweiße, heftige, auf der Brust.
05 Uhr	**Kalium iodatum D3–D6–C12**	Husten.
05 Uhr	**Kalium nitricum D3–C12**	Husten mit blutigem Auswurf, Bruststechen und Kopfweh.
	Cobaltum nitricum D4–C12	Kolik. Polyzytaemie. Steigerung der Atemfrequenz. Herzklopfen. Nausea. Hitzen.
05–10 Uhr	**Rhus toxicodendron D4–C30**	Hitzen.
05 Uhr	**Rumex crispus D3–C12**	Quälender Husten.
06 Uhr	**Coccus cacti D3–C12**	Hustenanfälle.
06–07 Uhr	**Sulfur D4, C30 (200)**	Schweiß.
07–09 Uhr	**Eupatorium perfoliatum D2, D3–C12**	Frost bei Wechselfieber, vorher Durst.
07–09 Uhr	**Podophyllum peltatum D3, D4–C12**	Frost.

Uhrzeit von Beginn oder Verschlimmerung von Beschwerden	Arzneimittel Dosierung	Wichtige Symptome Modalitäten
08 Uhr	**Bryonia D3–C12–C30**	Nasenbluten nach dem Aufstehen.
09–13 Uhr	**Acidum muriaticum D6–C30**	Kopfweh links über dem Auge.
09 Uhr	**Aloe D3–C12**	Kopfweh setzt ein bis zum Abend.
09 Uhr	**Carbo vegetabilis D6–C30**	Blutungen.
	Kalium carbonicum D3	Nasenbluten beim Waschen.
09–10 Uhr	**Melilotus officinalis D6–C12**	Kopfweh hämmernd, besser bei Nasenbluten.
09–11 Uhr	**Natrium muriaticum D6–C12–C30 (200)**	Frost. Verschlimmerung allgemein bis 14^{00}.
09 Uhr	**Sepia D6–C12–C30 (200)**	Drücken im Bauch.
09—11 Uhr	**Stannum metallicum D6–C30**	Fieberfrost.
	Tarantula C12–C30	Allgemeine Schwäche.
09–16 Uhr	**Verbascum D2–C30**	Gesichtsschmerz, anfallsweise.
10 Uhr	**Borax D3–D6**	Zittern, Schwäche.
10–12 Uhr	**China D3–C12**	Augenschmerz, Kopfweh.
10–11 Uhr	**Natrium muriaticum D6–C12–C30 (200)**	Fieber. Frost vom Kreuz her. Kopfweh. Heißhunger und Durst. Trübsichtig.
10–11 Uhr	**Sepia D6–C30 (200)**	Magenbeschwerden schlechter.
10 Uhr	**Stannum metallicum D6–C30**	Frost, abends Hitze. Nachts Schweiß. Kopfweh vor der Regel von 10^{00}–16^{00}.

Uhrzeit von Beginn oder Verschlimmerung von Beschwerden	Arzneimittel Dosierung	Wichtige Symptome Modalitäten
11 Uhr	**Argentum nitricum D6–C30 (200)**	Nervosität, Nervenanfälle.
	Asa foetida D3–C12	»Hinsein« und Leere im Epigastrium.
	Cactus grandiflorus D2–C12	Frost mit Zähneklappern.
	Cedron D3–C12	Kopfweh jeden 2. Tag, mit Erbrechen.
	Hydrastis canadensis D2–C12	Scheitelkopfweh, jeden 2. Tag. Würgen. Magen leer.
	Ignatia D6–C30 (200)	Frost.
	Indigo tinctoria D6–C30 (200)	Magen leer. Große Unruhe.
	Iodum purum C12–C30–C200	Heißhunger. **Cave Hyperthyreose.**
	Lachesis C12–C30 (200)	Ohnmachtneigung, Heißhunger – besonders bei Trinkern.
11 Uhr	**Magnesium phosphoricum D4–D6–C12–C200**	Supraorbitalneuralgie rechts.
	Natrium carbonicum D3–C12–C30	Hunger und Schwäche.
11–12 Uhr	**Niccolum metallicum D8–C12**	Kopfweh. Migräne, *alle 14 Tage* wiederkehrend.
11 Uhr	**Sulfur D4–C12–C30 (200)**	Heißhunger. Magen flau, wie leer. Ohnmächtigkeit. Neigung zum Weinen.
11–12 Uhr	**Zincum metallicum D8–C12–C30**	Heißhunger, mit Schwäche und Zittern in den Beinen. Wein verschlimmert.
12 Uhr	**Argentum metallicum C8–C30**	Verschlimmerung, allgemeine.
12–24 Uhr	**Lachesis D8–C30 (200)**	Verschlimmerung.

Uhrzeit von Beginn oder Verschlimmerung von Beschwerden	Arzneimittel Dosierung	Wichtige Symptome Modalitäten
13—21 Uhr	**Chelidonium D4–D6–C30**	Allgemeine Verschlimmerung. Schlafsucht.
13–15 Uhr	**Rhus toxicodendron D4–D6–C30**	Linker Arm schmerzt, wie verrenkt.
14 Uhr	**Iris versicolor D3–D8–C12**	Frost. Galleerbrechen. Typhlitis.
14 Uhr	**Magnesium phosphoricum D6–D8–C12**	Gesichtsneuralgie rechts.
14–15 Uhr	**Pulsatilla D4–D6–C30 (200)**	Frost ohne Durst.
14–16 Uhr	**Syphilinum C30–C20 (Luesinum)**	Beginn der Schmerzen. Über Nacht anhaltend.
15 Uhr	**Apis mellifica D3–C8–C12**	Kälte im Rücken. Fieberbeginn.
15–18 Uhr	**Apis mellifica D3–D8–C12**	Lansame Verschlimmerung.
16 Uhr	**Alumina D6–D8–C30**	Wohlbefinden bis zum Schlafengehen.
	Chelidonium D4–D8	Anfallsweise Verschlimmerung.
16–19 Uhr	**Colocynthis D6–D8–C30**	Kolik mit Durchfall. Periodische Neuralgie.
16 Uhr	**Crotalus horridus D8–C8–C12–C30**	Sodbrennen.
16–18 Uhr	**Gelsemium sempervirens D6–D8–C12**	Allgemeine Verschlimmerung.
16–20 Uhr	**Lycopodium D6–C12–C30 (200)**	Verschlimmerung, allgemein. Kopfweh. Weinerlich. Blähsucht. Durchfall. Garstig!
16–17 Uhr	**Phosphorus C12–C30**	Fieber.
16 Uhr	**Podophyllum peltatum D4–D8–C30**	Hydrantenstühle, Durchfälle.

Uhrzeit von Beginn oder Verschlimmerung von Beschwerden	Arzneimittel Dosierung	Wichtige Symptome Modalitäten
16–20 Uhr	**Sepia D4–D6, D8–C12**	Husten, zunehmend.
16 Uhr–04 Uhr	**Thuja occidentalis D6–C12**	Verschlimmerungszeit.
17 Uhr	**Causticum D3–D8–C30**	Heiserkeit.
	Chelidonium D4–D8–C30	Heiserkeit und Husten täglich.
17–19 Uhr	**China D3–C30**	Frost und Kältegefühl, besonders im Nacken.
17–18 Uhr	**Helleborus niger D4–D8–C30**	Innerliche Kälte. Frostschauer.
17–22 Uhr	**Kalium bromatum D3–D8–C12**	Kolik der Kinder.
17–20 Uhr	**Lilium tigrinum C12–C30**	Herzbeschwerden schlimmer.
18 Uhr	**Natrium muriaticum D6–C12–C30**	Plötzliche Gesichtsverdunkelung bei Frauen.
	Sticta pulmonaria D2–D3–C8–C12	Regelmäßig Husten. Nachts anhaltend.
19 Uhr	**Ferrum metallicum C12**	Täglich Afterjucken.
20–03 Uhr	**Syphilinum (Luesinum) C30–C200**	Langsam steigende Schmerzen von 3^{00}–5^{00} die Höhe haltend; dann langsam fallend und um 10^{00} endend.
21 Uhr	**Bryonia D3–D8–C12**	Höchste Fiebertemperatur bis 24^{00}.
22 Uhr	**Ipecacuanha D3–C8–C30**	Pseudokrupp–Anfälle.
23 Uhr	**Arsenicum album C12–C30**	Angst, Unruhe, Asthma um Mitternacht.
	Borax D3–D8–C12	Angst. Juckreiz (Candida) Stomatitis.
	Cactus grandiflorus D2–D8–C12	Frost mit Zähneklappern.

Uhrzeit von Beginn oder Verschlimmerung von Beschwerden	Arzneimittel Dosierung	Wichtige Symptome Modalitäten
	Mercurius bijodatus C8–C12	Scheitelhitzen. Schwitzen. Allgemeinverschlimmerung.
	Scilla C12–C30–C200	Asthma und Erstickungsanfälle.
24 Uhr	**Aralia racemosa D3–D8–C12**	Husten um Mitternacht.
24 Uhr	**Argentum nitricum D6–C12–C30**	Verschlimmerung. Angst. Husten. Regelmäßige Schmerzanfälle. Erbrechen.
	Arsenicum album D8–C12–C30	Asthmaanfälle. Angst, Unruhe. Alles ist schlimmer in der Zeit um Mitternacht und nachher.
	Arsenum iodatum D8–C12–C30	Wie bei **Arsenicum album**.
	Barium chloratum (Barium muriaticum) D3–D8	Zahnweh schlechter, auch nachher noch.
	Bromum D6–D8–C12	Atembeschwerden und allgemeine Verschlimmerung.
	Bryonia D3–D8–C12	Kritischer Schweiß, der lindert.
	Causticum D3–D8–C30	Frost.
	Ferrum metallicum D8–C12	Erbrechen, Frost, Unruhe.
	Sulfur D4–D8–C12	Magenschmerz.
	Thuja occidentalis D6–C12–C30	Frost und schlecht bis 4^{00}.
	Veratrum album D3–D8–C30	Fieber, periodisch vor 24^{00} einsetzend. Periodizität.
7 Tägig	**Arsenicum album C12–C30**	Angst, Unruhe, Durst, Brennen um Mitternacht. Herz- und Kreislaufbeschwerden.

Uhrzeit von Beginn oder Verschlimmerung von Beschwerden	Arzneimittel Dosierung	Wichtige Symptome Modalitäten
	Aurum muriaticum kalinatum D8–C12–C30	Nächtliche Verschlimmerung zum Morgen hin: Herz, Kreislauf, Hochdruckbeschwerden. Depression mit Suizidgefahr.
	Cantharis D6–D8–C12	Rezidivierende Zystitis, rezidivierende Hauteffloreszenzen.
	Crocus sativus D6–D8–C12	Wechselnde Stimmungslage mit hysterisch–neuropathischen Zügen.
	Iris versicolor D3–D6–D8–C12	»Sonntagsmigräne« (Migräne am Ruhetag).
	Lycopodium C12–C30	Undulierende allgemeine Schwäche und Müdigkeit. Heftiger Meterorismus bei schwieriger Verdauung.
	Rhus toxicodendron C12–C30	Rheumatische Beschwerden und Hautausschläge mit Periodizität.
	Sulfur D4 (steigernd bis C30)	Rezidivierende, periodisch auftretende Entzündungen.
	Tuberculinum C30–C200	Periodisch rezidivierende Entzündungen mit Frieren, Schwäche.
Periodizität		
2 tägige Verschlimmerung	**Calcium carbonicum C12–C30**	Alle 2 Tage Beschwerden bei alten Leuten. Bei Säuglingen alle 2 Tage Fieber oder Durchfall.
	Chamomilla C12–C30	Alle 2 Tage bei Kindern Zahnungsbeschwerden oder Launigkeit.

Uhrzeit von Beginn oder Verschlimmerung von Beschwerden	Arzneimittel Dosierung	Wichtige Symptome Modalitäten
	China C8–C12–C30	Schweiße, Durst und Erschöpfung, besonders nach Durchfällen.
	Ipecacuanha D12–C30	Brechneigung und Elendigkeitsgefühl. Dabei reine Zunge!
	Natrium muriaticum C12–C30–C200	2tägig wechselhafte Gemütsstimmung, launig bis depressiv. Heißhunger mit raschem Völlegefühl.
3 tägige Verschlimmerung	Eupatorium perfoliatum C12–C30	Alle 3 Tage Fieber mit katarrhalischen Beschwerden.
	Hydrastis canadensis C12	Alle 3 Tage Kopfschmerzen.
3–4 tägige Verschlimmerung	Aurum metallicum C12–C30	Alle 3–4 Tage nächtliche Verschlimmerung am Herz, Kreislauf (Hochdruck). Depressionen mit Suizidneigung.
4 tägige Verschlimmerung	Arsenicum album C12–C30	Angst, Unruhe, Durst, Brennen um Mitternacht. Herz– und Kreislaufbeschwerden.
	Eupatorium perfoliatum C12–C30	Alle 4 Tage periodisches Fieber mit Kopfweh, Augenschmerzen und Schwindel.
10 tägig	Lachesis D8–C30	Periodisch rezidivierende septische Temperaturen mit schwerkrankem Zustand.
Jeden 14. Tag	Arsenicum album C12–C30 (C200)	Mitternächtliche Angst und Unruhe, Brennen und Durst. Herz– und Kreislaufbeschwerden.
	China D12–C30	Besonders nach Durchfällen Schweiße, Durst und Erschöpfung. Periodisches Fieber.

Uhrzeit von Beginn oder Verschlimmerung von Beschwerden	Arzneimittel Dosierung	Wichtige Symptome Modalitäten
	Ignatia C12–C30–C200	Widerspruchsvolle Psyche. Paradoxie der Symptomatik in 14tägigem Rhythmus.
	Phytolacca decandra D2–D8–C12–C30	Periodisch rezidivierende Halsbeschwerden mit Zerschlagenheitsgefühl und Schwäche.
	Pulsatilla D6–D8–C12–C30	Verzagte, entschlußschwache Patienten mit immer wiederkehrenden Hals- und Ohrenschmerzen.
	Sulfur D4 steigernd bis C30	Siehe »7tägig«!
14 Tage gut, dann 14 Tage schlecht	**Magnesium muriaticum C12–C30**	Kopfschmerzen. Neigung zu Katarrhen. Allgemeine Müdigkeit, Globusgefühl im Hals.
Jeden 21. Tag (Alle 3 Wochen)	**Antimonium crudum C12–C30**	Magenbeschwerden mit sehr stark belegter Zunge. Sodbrennen.
	Magnesium carbonicum C12–C30	Kopfschmerzen in periodischer Regelmäßigkeit.
	Psorinum C30–C200	Periodische Rezidive von Entzündungen und allgemeinem Schwäche- und Müdigkeitsgefühl.
	Tarantula C30–C200	Große motorische Unruhe. Schlaflosigkeit. Sexuelle Überempfindlichkeit mit obszönem Verhalten.
Jeden 28. Tag (Alle 4 Wochen)	**Nux vomica C12–C30**	Kopfschmerzen, Übelkeit, Magenbeschwerden. Ist grantig. Reizbar bis widerwärtig.

Uhrzeit von Beginn oder Verschlimmerung von Beschwerden	Arzneimittel Dosierung	Wichtige Symptome Modalitäten
	Sepia C12 steigernd bis **C200**	Starke Schwankungen der Gemütsstimmung, dabei Kopfschmerzen. Unlust am Leben. Alles wächst über den Kopf. Läßt alles liegen, auch Wichtiges.

Jährliche Wiederkehr der Beschwerden

Alle **Schlangen-** und **Spinnengifte** (Arzneimittelbilder) zeigen eine deutliche, fast pünktlich auftretende Wiederholung von Beschwerden. Das passiert nicht nur im Leben und in der Natur nach Schlangen– oder Spinnenbissen, sondern auch bei Krankheiten, die ein Schlangengift als homöopathisches Simile bekommen haben.
Danach treten nach einem Jahr immer wieder die gleichen Symptome und insbesondere die gleichen Modalitäten auf, wenn auch in wesentlich geringerem Maße.
Man gibt dann dasselbe Arzneimittel wie ein Jahr zuvor und zwar

1 Gabe C30

Innerhalb eines Tages verschwindet im allgemeinen die Symptomatik. Bleibt dieser Erfolg aus, geben wir

C60–C100–C200–C1000

Die angegebenen Potenzen entsprechen in ihrer Höhe den in meiner Praxis gebrauchten, wobei ich die Höhe der am besten wirkenden ausgewählt habe.

Bitte bei Nosoden nicht unter C30 bleiben!

Uhrzeit von Beginn oder Verschlimmerung von Beschwerden	Arzneimittel Dosierung	Wichtige Symptome Modalitäten
Periodisch auftretende Diagnose		
Asthma **Alle 7 Tage**	**Kalium carbonicum D8** steigern bis **C30**	
Asthma **Alle 8 Tage**	**Sulfur D4** steigern bis **C200**	
Durchfall **Alle 3 Wochen**	**Magnesium carbonicum** **D6–D8–C12–C30**	
Kopfschmerzen **Alle 3 Wochen**	**Magnesium carbonicum** **D6–D8–C12–C30**	
Herzbeschwerden **um Mitternacht**	**Arsenicum album C30** ▷ Einige Tropfen oder Kügelchen in 1 Glas Wasser; dann alle 10 Minuten 1 Schluck bis zur Besserung	
Zahnschmerzen **jeden 2. Tag**	**Natrium muriaticum C12** ▷ 3x täglich	
Zahnschmerzen **jeden 8. Tag**	**Sulfur C30** ▷ 3x täglich	
Zahnschmerzen **ohne Periodizität**	**Mercurius corrosivus D8** ▷ Alle 2–3 Stunden 1 Tablette/ 5 Kügelchen	

Literaturverzeichnis

ALLEN, H.: Leitsymptome wichtiger Mittel der homöopathischen Materia medica. 2. A. Burgdorf, Göttingen 1992
BARTHEL, H.: Charakteristika homöopathischer Arzneimittel. Barthel & Barthel, Berg 1984, 1990.
BÖNNINGHAUSEN, C. v.: Der homöopathische Hausarzt in kurzen therapeutischen Diagnosen. Regensburg, Münster 1853.
BÖNNINGHAUSEN, C. v.: Kleine medizinische Schriften. Arkana, Heidelberg 1984.
BOERICKE, W.: Handbuch der homöopathischen Materia medica. Haug, Heidelberg 1992.
CHARETTE, G.: Homöopathische Arzneimittellehre für die Praxis. 6. A. Hippokrates, Stuttgart 1991.
CLARKE, J. H.: Praktische Materia medica. Barthel & Barthel, Berg 1994.
DORCSI, M.: Bewährte Indikationen. DHU, Karlsruhe 1985.
DORCSI, M.: Homöopathie. Band 5: Arzneimittellehre. 3. A. Haug, Heidelberg 1991.
DEWEY, W. A.: Katechismus der reinen Arzneimittellehre, Haug, Heidelberg.
EICHELBERGER, O.: Klassische Homöopathie. Band 1: Lehre und Praxis. 5. A. Haug, Heidelberg 1997.
ENDERS, N.: Bewährte Anwendung der homöopathischen Arznei. 2. A. Haug, Heidelberg 1994.
FARRINGTON, E.: Klinische Arzneimittellehre. 2. A. Burgdorf, Göttingen 1985.
GAWLIK, W.: Arzneimittelbild und Persönlichkeitsportrait. Hippokrates, Stuttgart 1990.
GAWLIK, W.: Homöopathie und konventionelle Therapie. 2. A. Hippokrates, Stuttgart 1992.
GAWLIK, W. – BUCHMANN, W.: Homöopathie in der Weltliteratur. 5. A. Barthel & Barthel, Schäftlarn 1994.
GAWLIK, W.: Homöopathie in der Geriatrie. Hippokrates, Stuttgart 1998.
GLAZ, V.: Homöotherapie der Atemwegserkrankungen bei Kindern. Sonntag, Stuttgart 1992.
HAHNEMANN, S.: Die chronischen Krankheiten. 6. A. Haug, Heidelberg 1994.
HAHNEMANN, S.: Organon der Heilkunst. (6. Auflage). Haug, Heidelberg 1996.
HAHNEMANN, S.: Reine Arzneimittellehre. 6. A. Haug, Heidelberg 1994.
HAUPTMANN, H.: Homöopathie in der kinderärztlichen Praxis. 2. A. Haug, Heidelberg 1994.
IMHÄUSER, H.: Homöopathie in der Kinderheilkunde. 10. A. Haug, Heidelberg 1993.
KENT, J. T.: Repertorium der homöopathischen Arzneimittellehre4. A. Hippokrates, Stuttgart 1986.
KENT, J. T.: Kents Repertorium der homöopathischen Arzneimittel 3 Bände. Haug, Heidelberg 1993.
KÖHLER, G.: Lehrbuch der Homöopathie. 2 Bände. Hippokrates, Stuttgart 1994/1998.
LAUBENDER, E.: Homöopathie in Freizeit und Sport. Sonntag, Stuttgart 1994.
LIPPE, A. ZUR: Grundzüge und Charakteristische Symptome der Homöopathischen Materie Medica. Burgdorf, Göttingen 1983.
MEZGER, J.: Gesichtete Homöopathische Arzneimittellehre 2 Bände. Haug, Heidelberg 1993.
REHM, E.: Bewährte homöopathische Rezepte. Turm-Verlag, Bietigheim 1988.
STAUFFER, K.: Klinische Homöopathische Arzneimittellehre. 12. A. Sonntag, Stuttgart 1995.
STAUFFER, K.: Symptomen-Verzeichnis. 11. A. Sonntag, Stuttgart 1997.
STIEGELE, A.: Homöopathische Arzneimittellehre. 2. A. Reprint. Hippokrates, Stuttgart 1985.
VOISIN, H.: Materia medica des homöopathischen Praktikers. 3. A. Haug, Heidelberg 1991.
WIESENAUER, M. – ELIES, M.: Praxis der Homöopathie. Hippokrates, Stuttgart 1995.
ZIMMERMANN, W.: Homöopathische Arzneitherapie. 5. A. Sonntag, München 1990.